Voz • Corpo • Equilíbrio

Voz • Corpo • Equilíbrio

Mirna Rubim
Doutora em *Voice Performance* pela University of Michigan
Diretora Geral do Estúdio VOCE de 2010 a 2018
Coordenadora do Núcleo de Teatro Musical da CAL – Centro de Artes Laranjeiras desde 2009

Thieme
Rio de Janeiro • Stuttgart • New York • Delhi

**Dados Internacionais de
Catalogação na Publicação (CIP)**

R896v

Rubim, Mirna

Voz Corpo Equilíbrio/Mirna Rubim – 1. Ed. – Rio de Janeiro – RJ: Thieme Revinter Publicações, 2019.

236 p.: il; 16 x 23 cm.

Inclui Índice Remissivo, Referências e Anexos

ISBN 978-85-5465-164-0

1. Fonoaudiologia. 2. Voz. 3. Canto. I. Título.

CDD: 616.885
CDU: 616.89-008.434

Contato com a autora:
E-mail: contato@mirnarubim.com.br
Instagram: @mirna_rubim
Facebook: @mirnarubimcantora

Nota: O conhecimento médico está em constante evolução. À medida que a pesquisa e a experiência clínica ampliam o nosso saber, pode ser necessário alterar os métodos de tratamento e medicação. Os autores e editores deste material consultaram fontes tidas como confiáveis, a fim de fornecer informações completas e de acordo com os padrões aceitos no momento da publicação. No entanto, em vista da possibilidade de erro humano por parte dos autores, dos editores ou da casa editorial que traz à luz este trabalho, ou ainda de alterações no conhecimento médico, nem os autores, nem os editores, nem a casa editorial, nem qualquer outra parte que se tenha envolvido na elaboração deste material garantem que as informações aqui contidas sejam totalmente precisas ou completas; tampouco se responsabilizam por quaisquer erros ou omissões ou pelos resultados obtidos em consequência do uso de tais informações. É aconselhável que os leitores confirmem em outras fontes as informações aqui contidas. Sugere-se, por exemplo, que verifiquem a bula de cada medicamento que pretendam administrar, a fim de certificar-se de que as informações contidas nesta publicação são precisas e de que não houve mudanças na dose recomendada ou nas contraindicações. Esta recomendação é especialmente importante no caso de medicamentos novos ou pouco utilizados. Alguns dos nomes de produtos, patentes e design a que nos referimos neste livro são, na verdade, marcas registradas ou nomes protegidos pela legislação referente à propriedade intelectual, ainda que nem sempre o texto faça menção específica a esse fato. Portanto, a ocorrência de um nome sem a designação de sua propriedade não deve ser interpretada como uma indicação, por parte da editora, de que ele se encontra em domínio público.

© 2019 Thieme Revinter Publicações Ltda.
Rua do Matoso, 170, Tijuca
20270-135, Rio de Janeiro – RJ, Brasil
http://www.ThiemeRevinter.com.br

Thieme Medical Publishers
http://www.thieme.com
Capa: Thieme Revinter Publicações Ltda.

Impresso no Brasil por Zit Editora e Gráfica Ltda.
5 4 3 2 1
ISBN 978-85-5465-164-0

Todos os direitos reservados. Nenhuma parte desta publicação poderá ser reproduzida ou transmitida por nenhum meio, impresso, eletrônico ou mecânico, incluindo fotocópia, gravação ou qualquer outro tipo de sistema de armazenamento e transmissão de informação, sem prévia autorização por escrito.

AGRADECIMENTOS

Sou grata por Deus, que me dá a vida e forças, tanto para enfrentar todas as adversidades, com sabedoria e assertividade, quanto para receber as bênçãos dessa existência.

Sou grata aos meus filhos, Eduardo e Rodrigo, por sua paciência infinita com minha vida de pesquisadora, artista, professora e por todas as horas que abriram mão de minha atenção em prol dos meus estudos e *performances*.

Sou grata por meus netos Davi, Daniel e os outros que ainda virão, pois eles garantirão a minha vida eternizada em seus genes.

Sou grata aos meus pais, Arrigone e Eunice (*in memoriam*), por terem apoiado minha carreira como cantora e atriz, e dos quais recebi uma genética vocal privilegiada.

Sou grata à minha avó Maria Magdalena (*in memoriam*) por ter atendido aos meus insistentes pedidos para aprender piano aos quatro anos de idade.

Sou grata aos meus irmãos que sempre compreenderam meu jeito um tanto obstinado com os estudos, nem sempre estando presente nos eventos da família.

Sou grata a todos os meus amigos que tiveram sempre muita paciência com minha obsessão profissional e foco em minha carreira.

Sou grata à minha terapeuta Raquel O'Donnell que sempre acreditou nos meus sonhos e apoiou-me incondicionalmente nos últimos 10 anos.

Sou grata à minha *life coach* Andrea Martelotta pelo incentivo, motivação, acompanhamento no processo de planejamento e escrita deste livro e no planejamento da estratégia da minha carreira.

Sou grata a toda a minha equipe de professores e amigos Chiara Santoro, Luciana Costa e Silva, Jardel Maia, Cintia Graton, Priscila Lacerda, Hugo Kerth, Sophia Dornellas, Edvan Moraes, Cecília Einsfeld, Anna Hannickel, Roberto Montezuma, Natalia Trigo, Rafael Nascimento e Murilo Neves.

Sou especialmente grata à Marina Considera, amiga, parceira, conselheira e com quem sempre pude contar durante os últimos 20 anos.

Sou grata à Luciana Oliveira, minha fonoaudióloga, por todo conhecimento inestimável que dividiu comigo nesses treze anos de parceria.

Sou imensamente grata ao Dr. Bruno Niedermeier, por sua preciosa supervisão da parte de laringologia e voz, e por ter escrito o prefácio deste livro.

Sou imensamente grata à Mara Behlau, que tem sido meu modelo profissional na área da voz por mais de vinte anos, e cujo apoio foi imprescindível para a confecção deste livro.

Sou grata à Renata Barcellos Dias e à Editora Thieme Revinter que apostaram no meu trabalho.

Sou grata ao Leonardo Dortas por seu trabalho meticuloso na supervisão e edição deste texto e por toda a equipe da editora.

Sou grata à Márcia Barreto pela ajuda na revisão do livro e pela presença na minha vida como secretária particular.

Sou grata a todos os meus alunos, nesses mais de trinta anos como professora, que sempre confiaram no meu trabalho e tiveram toda paciência durante minhas ausências, tanto durante as temporadas quanto agora, recentemente, para escrever este livro.

Sou extremamente grata a todos os meus professores de canto, Diva Abalada, Carol MacDavitt, Nelson Portella, Diva Pieranti, Eliane Sampaio, Marvin Keenze, Martha Sheil e Daniel Washington, que fizeram parte da minha história pessoal e vocal.

Sou grata aos meus *vocal coaches* Larry Fountain, Ricardo Ballestero, Franco Bueno e Fabio Centanni por sua inestimável orientação.

Sou grata a todos os meus diretores, maestros, *coaches*, cada um que colaborou para o desenvolvimento máximo da minha carreira artística.

Sou grata à Alessandra Maestrini (atriz e produtora) pelo convite e a Miguel Falabella (texto e direção) pelo papel de Leonor Delise na peça premiada *O Som e a Sílaba*, que tem sido o ápice da minha carreira como atriz.

PREFÁCIO

A voz humana tem desafiado a compreensão de indivíduos de diversas profissões ao longo dos séculos. Artistas, como cantores e atores, buscam dominar sua emissão e desenvolver uma qualidade que lhes confira uma assinatura vocal, ou que seja flexível o suficiente para dar vida aos personagens, com identidades e emoções variadas. Professores de canto ou de oratória dedicam-se incansavelmente em oferecer regras para aperfeiçoar esse complexo instrumento e capacitar seus alunos para expressar a arte com maestria, personalidade e condicionamento. Cientistas vocais debruçam-se sobre teorias que expliquem o que nossos ouvidos consideram arte. Finalmente, profissionais da saúde, como fonoaudiólogos e médicos, buscam identificar sinais iniciais de comprometimento vocal e trabalham, de modo integrado, para restaurar limitações na funcionalidade vocal, que podem comprometer ou impedir uma carreira de sucesso. Esse time multiprofissional, com olhares de perspectivas diversas, compartilha o amor e o respeito pela habilidade excepcional de dar som aos pensamentos, sentimentos e ideias.

Vários representantes desse time são identificados como expoentes em suas especialidades e têm contribuído para que a área de voz, no Brasil, seja na pedagogia, arte, ciência ou saúde, destaque-se internacionalmente. Algumas pessoas têm uma natureza essencialmente curiosa e são determinadas na busca de ir além do conhecimento comum e ampliar a compreensão do fenômeno vocal. Entre essas, destaca-se a Dra. Mirna Rubim, cantora e professora, que transita entre arte e ciência com propriedade, sabedoria e elegância, produzindo um conteúdo interessante, sem ignorar as contribuições de outros autores. A Dra. Mirna Rubim é reconhecida pelos pares, respeitada por uma legião de alunos e validada por uma carreira de conquistas e sucessos continuados, sendo modelo para muitos e inspirando mudanças na cena artística e na pedagogia vocal.

Essa experiência de uma vida ininterrupta dedicada à voz artística está resumida no livro VOZ CORPO EQUILÍBRIO, no qual ela generosamente compila dados científicos essenciais, em um texto de fácil leitura, acrescentando impressões e relatos pessoais, observações sobre suas vivências e descrição de problemas e soluções encontrados ao longo de sua trajetória. Este não é um livro comum, com um eixo condutor definido. Cada capítulo tem em si uma unidade que permite leitura isolada sobre um tema específico. Em seus doze capítulos estão registrados múltiplos tópicos que envolvem aspectos corporais, da produção vocal, da voz profissional, do Método Mirna Rubim, da pedagogia vocal e das competências vocais com um roteiro de estudo. Além desse conteúdo, são ainda disponibilizados quatro anexos nos quais, mais uma vez, vê-se a fluidez entre a arte e a ciência: informações sobre anatomofisiologia dos músculos; voz, pistas e dados acústicos do português brasileiro; o teatro musical e o mercado de trabalho; e o

repertório para audição de teatro musical em inglês. Embora o foco maior seja o aluno e o profissional de canto, o livro é uma rica fonte de informação para aqueles que, como a Drª. Mirna Rubim, querem enfrentar o desafio de compreender a voz humana.
   Boa leitura!

Mara Behlau
Fonoaudióloga Especialista em voz
Diretora do Centro de Estudos da Voz (CEV)
Diretora do Capítulo Brasileiro da
The Voice Foundation (TVF-Br)

PREFÁCIO

Eu tive o prazer de conhecer a Mirna Rubim em 2010, quando começamos a troca de pacientes e de informações sobre a dinâmica do cantor. Eu fui convidado a participar da tese de mestrado do Mauricio Moço, na pesquisa em que ela era orientadora, e realizei as videofibroscopias funcionais durante o canto em estudantes deles. Realmente, foi uma experiência fantástica! Comecei a compreender o trato vocal, que atualmente chamamos de filtro, de uma forma totalmente nova.

Desde então, tivemos uma relação continuada, e, com a fonoaudióloga Luciana Olivera, criamos uma modalidade de atuação, sobre o cantor, abrangente e completa, sempre com troca de informações e com grandes aprendizados.

Ainda hoje, ao assistir uma aula de fisiologia vocal ministrada pela Mirna, eu aprendo muito e acredito que todos irão se saborear com essa magnífica obra.

Mirna, parabéns!

Bruno Niedermeier
Mestre em Medicina (Cirurgia Geral com Área de Atuação em Otorrinolaringologia) pela Universidade Federal do Rio de Janeiro (UFRJ)
Especialista em Otorrinolaringologia (Ênfase em Laringologia e Voz)
Diretor da Clínica OtorrinoVoz

INTRODUÇÃO

Após mais de 30 anos de carreira como cantora e professora, e mais recentemente como atriz de teatro musical, decidi registrar em um livro o que essa carreira me trouxe de experiência, tanto no que diz respeito às técnicas vocais quando às atitudes que precisei adotar nessa jornada. Apesar da existência de muitos livros sobre canto, infelizmente a grande maioria está escrita em outros idiomas e aplicada à realidade do mercado estrangeiro.

Neste livro eu procuro trazer dois aspectos principais do ensino-aprendizagem: o conteúdo científico e a maneira lúdica e fácil do meu processo de ensino. Cheguei a pensar, a princípio, que o discurso tinha um caráter autocentrado, mas agora entendo que não poderia omitir nem minha história pessoal nem meu modo de passar conhecimento, que não é nada ortodoxo para quem já está habituado a ele. Primeiramente vou contar um pouco da minha história.

Antes de entrar para a faculdade de canto, tive o privilégio de passar quatro anos na faculdade de Medicina e estudar anatomia e fisiologia humanas, clínica médica, embriologia, biofísica, bioquímica, neuroanatomia, neurofisiologia e todas as disciplinas voltadas para o funcionamento do corpo humano. Com essa base busquei mais conhecimento na neurolinguística e pesquisei profundamente a fisiologia da voz nos autores mais relevantes ainda hoje. Pesquisei as técnicas vocais contemporâneas, *belcanto* e *belting*, *pop rock* e, dentro da pedagogia, pesquisei as teorias sobre inteligência emocional, inteligências múltiplas e pedagogia vocal. Pesquisei os arquétipos de personalidades dentro da psicologia de Freud, Jung, os arquétipos do Eneagrama e fui fundo no comportamento humano.

Somado a isso, tive um pai Engenheiro Civil que me estimulou a estudar Eletrotécnica no Colégio Pedro II, o que me proporcionou uma visão mais pragmática e científica dos fenômenos, principalmente em assuntos que envolvem matemática e física, como é o caso da acústica vocal.

Na área de música propriamente dita, comecei o estudo do piano aos quatro anos de idade e mais tarde decidi abraçar com afinco a carreira de cantora e pesquisadora na área da voz. Fiz meu Bacharelado em Canto na UFRJ, Mestrado em Música na UNIRIO e meu Doutorado em *Voice Performance* na University of Michigan, em Ann Arbor com um Bolsa de Estudos da CAPES, representando o Brasil, tendo sido uma dos quatorze bolsistas agraciados em 2000. Fui fundo naquilo que acreditava, mas sempre tive uma grande curiosidade em percorrer áreas de conhecimento diversas para unir informações que não estavam diretamente comunicáveis. Eu percebia, durante os anos de Ensino Médio, que as áreas não "conversavam" entre si. E hoje fica claro que o mundo é cada vez mais globalizado e acredito totalmente na interdisciplinaridade.

Durante quinze anos, fui docente da UNIRIO e naquele tempo eu me indagava sobre a inadequação da grade curricular da academia e sua falta de correlação com mercado de trabalho. Desenvolvi, então, minha pesquisa de mestrado com base nessa questão e incluí, neste livro, um resumo sobre as principais competências que um cantor-ator/professor deve possuir.

Busco aqui conectar diversas áreas de conhecimento, como, por exemplo, 1) a acústica e a física, que são de extrema importância para a compreensão dos fenômenos ressonantais vocais – tema esse causador de pânico em muitos profissionais da área; 2) fonética e dicção, um dos grandes trampolins para a aquisição de uma técnica vocal sólida e correta, e o domínio do idioma nativo e dos idiomas estrangeiros que temos que aprender durante a carreira; 3) conhecimento de anatomia e fisiologia básica não são suficientes para compreender que o "sistema vocal" é complexo e interdependente de todo o sistema nervoso, musculoesquelético, respiratório, digestório, ou seja, que vários sistemas se integram para cantarmos.

Aliado a isso, as pesquisas em neurociência têm trazido inúmeras colaborações para o processo de ensino-aprendizagem e controle emocional. O cérebro humano hoje é considerado uma máquina plástica, aprendente e recuperável. Anos atrás, por exemplo, um paralisado cerebral era considerado alguém com um quadro irreversível. No entanto, tenho visto casos que restabeleceram grande parte de suas atividades motoras pelos estímulos precisos em outras aéreas adjacentes àquelas afetadas. Hoje, uma pessoa que perdeu todas as funções de linguagem, como, por exemplo, a neuroanatomista Jill Taylor, por conta do conhecimento que se tem, voltou a falar, escrever e dá palestras mundo afora. Jill Taylor, graças à ajuda de sua mãe, levou oito anos refazendo suas sinapses da área supostamente perdida e descreve todo processo de perda e recuperação de suas funções cerebrais no livro *A neurocientista que curou o próprio cérebro*.

Graças aos instrumentos tecnológicos que medem e registram o fenômeno vocal, as sensações subjetivas, apesar de conhecidas na prática desde o século XVII e não podiam ser comprovadas por falta de tais ferramentas, agora são cientificamente reconhecidas. A atividade cerebral atualmente pode ser medida durante uma atividade prática, como tocar um instrumento ou cantar uma ária de ópera, o que torna a pesquisa na área da neurociência muito mais eficaz. Um livro como *The Structure of Singing* de Richard Miller, escrito em 1986, só foi possível porque a tecnologia dos computadores, fibras ópticas, sistema de registro de imagem, captação dos microfones e demais recursos estavam disponíveis para os pesquisadores da área. Mesmo que não tão desenvolvidos como o são no século XXI, tais recursos possibilitaram pesquisas científicas primordiais para o estudo da voz.

Apesar de toda essa máquina e de todo o conhecimento disponível no mundo, o ser humano ainda apresenta limitações na percepção de seu corpo, seus movimentos, assim como de suas emoções. A área do autoconhecimento ainda em expansão tem se desenvolvido cada vez mais. Temos livros como *O uso de si mesmo*, de Frederick Mathias Alexander, autor da Técnica de Alexander, que descrevem o conceito de adequado *versus* inadequado, em vez de certo *versus* errado, conceito esse que me ajudou sobremaneira a superar as sensações do fracasso que novas experiências de aprendizagem me causavam no início do meu estudo de canto. Um hábito velho é considerado correto para o cérebro, que está sempre tentando poupar energia. Qualquer coisa "nova" para a mente consome muita energia e é interpretada como algo ameaçador, causando medo e ansiedade. No primeiro capítulo, eu busco discutir os aspectos da Técnica de Alexander e, no segundo capítulo, decidi incluir o sistema nervoso e sua correlação com a aprendizagem.

Para finalizar, o aspecto mais em voga para o homem do século XXI é a preocupação com sua saúde global, longevidade, aparência física, e tudo que se relaciona a isso. Estamos na era do bem-estar. E foram vários os desejos que me levaram a escrever: 1) apresentar as inúmeras possibilidades que o canto e sua prática podem promover em termos de equilíbrio e harmonia, tanto no aspecto da estimulação cerebral intelectual, emocional e artística quanto física; 2) descrever o poder transformador do ato de cantar, independentemente se isso é ou não seu foco profissional; e 3) mostrar como o canto integra várias áreas cerebrais, sendo, ao mesmo tempo um processo complexo e simples.

Cantar promove a entrega, o enfrentamento dos medos, a administração do nosso Grande Crítico, resgata pessoas de comportamentos abusivos e drogadictos, liberta e enleva o ser humano a um patamar de autoconhecimento acima da maioria de todas atividades artísticas existentes.

Quero registrar aqui, com muita gratidão, o nome de fantasia deste livro: "tudo que você sempre quis saber sobre canto e nunca teve coragem de perguntar", que foi sugestão da minha grande amiga e parceira de palco Alessandra Maestrini. Ela, inclusive, foi responsável por derrubar todos os meus preconceitos no que se refere a um cantor *crossover*. Dividindo os palcos com Alessandra por mais de dois anos seguidos em cartaz com a peça premiada de Miguel Falabella *O Som e a Sílaba*, aprendi a lidar com a voz cantada e falada, juntamente com toda a ação dramática de uma maneira livre, plena e sublime. E aprendi a conhecer os meus limites pessoais e vocais, principalmente porque foi a primeira vez na minha carreira que misturei texto falado com *arias* de ópera. Foi uma das maiores vitórias técnicas de minha jornada (pelo menos até o dia em que escrevi este livro).

O livro foi organizado em doze capítulos, sendo que o último capítulo é um roteiro de estudo com base nas quatro competências necessárias para o desenvolvimento de uma Pedagogia Vocal excelente. Este capítulo será útil tanto para professores quanto para cantores-atores, e demais interessados no assunto.

Você não precisa ser um especialista para ler este livro. Muito pelo contrário, se você tem pouco conhecimento do assunto, vai ficar instigado a saber mais. Se você já canta, provavelmente já saberá muitas coisas ditas aqui, mas talvez não da maneira como está escrita. Se você é cantor, espero que este livro se torne um divisor de águas na sua carreira. Se você é professor, espero que se identifique com a maneira como os assuntos foram abordados. Se você é preparador vocal, maestro, fonoaudiólogo, otorrinolaringologista, compositor ou outra especialidade conexa, espero trazer algumas colocações sobre tópicos que costumam estar dispersos em diversas fontes ou não cobertos pela literatura atual escrita em português.

O material utilizado neste livro tem por base inúmeros teóricos em voz consagrados como Joan Sundberg, Ralph Appelmann, Richard Miller, Oren Brown, Ileen van Doorn, Jan Sullivan. Todas as referências da área médica são obtidas de autoridades, como Gardner, Guyton, Moore. Na parte das inteligências, Howard Gardner, Daniel Goleman, Levitin, Davidson. Na área de corpo, Frederick Mathias Alexander, Barbara Conable. Na área de voz, consultei Mara Behlau e Silvia Pinho, ícones da voz falada e cantada no Brasil, e demais referências indicadas por essas autoras. Mais relevante que a revisão da literatura é compartilhar com você leitor a experiência e vivência que adquiri na prática nessa área.

Minha dissertação de mestrado teve como referencial a pesquisa de Blades-Zeller, que entrevistou onze pedagogos consagrados nos EUA, e apresento um resumo do resultado dessa pesquisa no decorrer dos capítulos. Nesses anos todos de carreira, coletei inúmeras perguntas que são feitas sistematicamente e as compilei neste trabalho.

Meu objetivo com este livro é trazer uma maneira de pensar o canto de forma estruturada e simples. Obviamente não é possível abarcar todos os assuntos possíveis em um único livro, mas espero que você encontre muita informação embasada e comprovada para esclarecer muitas de suas dúvidas. Na área do canto, há muitos termos mal definidos, ou empregados de maneiras inconsistentes, causando grande divergência entre professores e entre estes e seus alunos. Na verdade, estamos todos tentando expressar, em palavras, sensações subjetivas que podem ser percebidas de modo diferente por cada um de nós. Antes de mais nada, há o fato científico e acima de tudo, a *percepção individual* do fato – o modo como cada um compreende e descreve cada fenômeno que chega por meio dos seus sentidos. E essa percepção é única e individual. Respeitar essa individualidade é uma premissa para o estudo do canto dentro de um alto padrão de excelência.

Convido você, leitor, a mergulhar em um mar de descobertas e espero que a prática do canto possa impactar você como impactou a mim e toda a equipe de professores treinados por mim e meus alunos espalhados por todo o Brasil. Cantar é uma ferramenta de libertação, de *propriocepção* consciente e de uma integração real que transcende o corpo e irradia como a própria ressonância. Cantar é uma arte completa – a mais plena expressão do ser.

Dedico este trabalho a você, cantor e ator profissional, professor de canto, fonoaudiólogo, e demais pesquisadores desse fascinante universo da voz artística.

SUMÁRIO

1. O Corpo Integrado 1
2. Sistema Nervoso: Fisiologia, Cognição e Aprendizagem 15
3. Sistema Estrutural: Anatomia, Fisiologia, Treinamento Físico e Postura ... 37
4. Sistema Respiratório 51
5. Sistema Fonatório 61
6. Ressonância: Fonte, Filtro, Amplificação e *Vibrato* 75
7. Registros e Passagens – Uma Visão Prática do Instrumento 89
8. Fonética e Dicção – As Ferramentas Fundamentais do Canto 105
9. Voz Profissional Cantada: Cuidados, Gêneros, Gestos e Repertório 121
10. Método Mirna Rubim 143
11. Pedagogia Vocal no Brasil 155
12. Competências Vocais: Roteiro de Estudo 165

Anexos

1. Anatomofisiologia dos Músculos 195
2. VOT, Pistas e Informações Acústicas dos Sons da Fala do Português Brasileiro, segundo a Faixa de Frequências do Audiograma 201
3. Teatro Musical e Mercado de Trabalho Hoje 203
4. Repertório para Audição de Teatro Musical em Inglês 211

   Índice Remissivo 213

Voz • Corpo • Equilíbrio

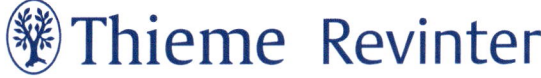

O CORPO INTEGRADO

CAPÍTULO 1

UM SISTEMA INTEGRADO

O corpo humano é uma unidade frequentemente compartimentada e fragmentada para sua melhor compreensão didática. Na verdade, somos uma unidade que veio de uma única célula que se diferenciou organizadamente e nos fez esse ser único. Foi graças ao estudo da Embriologia Humana que compreendi a interconexão do corpo como um todo. De forma simplificada, as células desenvolvem-se de um modo muito especial e fascinante. Tudo parte de uma célula única, aquela com poder genético total. Essa célula embrionária primitiva pode-se diferenciar para qualquer tipo de célula e todo esse controle é feito principalmente a partir do DNA e do RNA, cada um com sua função específica. Existe uma espécie de "mapa do destino celular", que determina no que cada célula deve-se transformar. A célula primitiva, no decorrer do desenvolvimento embrionário, começa a tornar-se diferençável, podendo se transformar em diversos sistemas, conforme descrito na Figura 1-1. Se tudo que o nosso corpo se transforma está em uma célula que já traz nossa história, nossos sistemas estão intimamente conectados por meio de nossa "memória" celular, com base em Moore.[1]

Em uma das fases do embrião, ele é dividido em tubos e bolsas. Essa visão das bolsas me ajudou a visualizar meu corpo como espaços de ressonância. Como sou muito visual, eu me utilizei dessas imagens para pensar meu corpo a partir da forma do embrião. Na Figura 1-2 está a organização tubular que vai gerar o ser humano adulto.[1] Imagine que você é um tubo, da boca ao períneo, e que nesse tubo acontecem inúmeros fenômenos, desde a estrutura da coluna vertebral até a organização do sistema nervoso periférico. Do tubo partem bolsas, mesmo na vida adulta, e, no Capítulo 3, faço a correlação entre essas bolsas embrionárias com a teoria de Keleman sobre a Anatomia Emocional.[2] Foi o trabalho de Keleman que me despertou a visão mais eficaz para meu mapa corporal.

Por que estou falando de embriologia aqui? Para mostrar a íntima correlação que o instrumento vocal e o corpo têm entre si. Separar a mente do coração, dos músculos e dos nervos é uma atitude leviana. Há teorias que defendem que todos os tecidos e órgãos, oriundos da mesoderme, são considerados tecido conjuntivo especializado e que, nestes tecidos, guardamos memórias emocionais. Não vou desenvolver esse tema, mas fica aqui o alerta para darmos mais atenção à integração de nosso corpo e às recentes pesquisas sobre as memórias emocionais registradas no corpo.

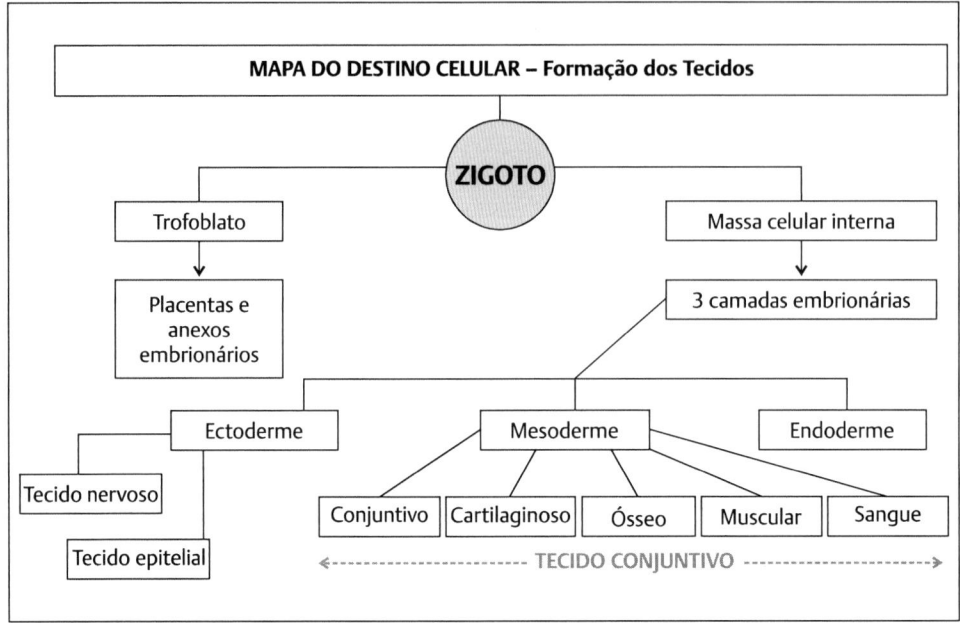

Fig. 1-1. Zigoto é o ovócito fecundado. Nesta primeira etapa é mostrada a origem dos principais tipos de tecidos do organismo. No caso, a endoderme também origina tecido similar ao tecido epitelial que, entretanto, recobrirá a parte interna do trato digestivo e tecidos envolvidos na formação de glândulas do sistema digestório.

DESCRIÇÃO DAS FERRAMENTAS DE INTEGRAÇÃO

O foco deste capítulo está na integração do corpo para o canto com base em três fontes: 1) minha pesquisa de mestrado; 2) a teoria das inteligências múltiplas de Howard Gardner[3-6] e 3) a importância da Técnica de Alexander no meu processo de estudo.[7] Estes três assuntos foram fundamentais para a integração mente-corpo durante toda a minha carreira.

Minha pesquisa de mestrado abordou o estudo emancipatório do canto e as categorias que se devem focar durante o estudo. A Teoria de Gardner desenvolve o conceito de inteligência, numa abordagem didática sobre as diversas predileções de nossas mentes. A Técnica de Alexander ajudou-me a entender e aceitar que, durante o processo de aprendizagem, a dor do fracasso, a cada dificuldade encontrada no estudo do canto, é apenas parte desse processo. Graças à Técnica de Alexander, eu não desisti de cantar.

O nosso instrumento musical, o sistema fonatório, é um sistema complexo e altamente integrado. Na verdade, o termo aparelho fonador foi trocado para sistema fonatório por sua inadequação terminológica, pois o sistema fonatório pega emprestado a estrutura de diversos outros sistemas.

O canto exige conhecimentos em diversas áreas, e, para falar de sistema integrado, poucas atividades se comparam às competências mentais exigidas pelo canto artístico. Para desenvolver o assunto, usei como base os resultados da minha pesquisa de mestrado, que foi realizada a partir do registro das percepções e de informações técnicas e filosóficas de um grupo de renomados pedagogos em voz e *performance*.[8] Foram selecionados dezesseis conceitos principais dos quais usaremos apenas sete:

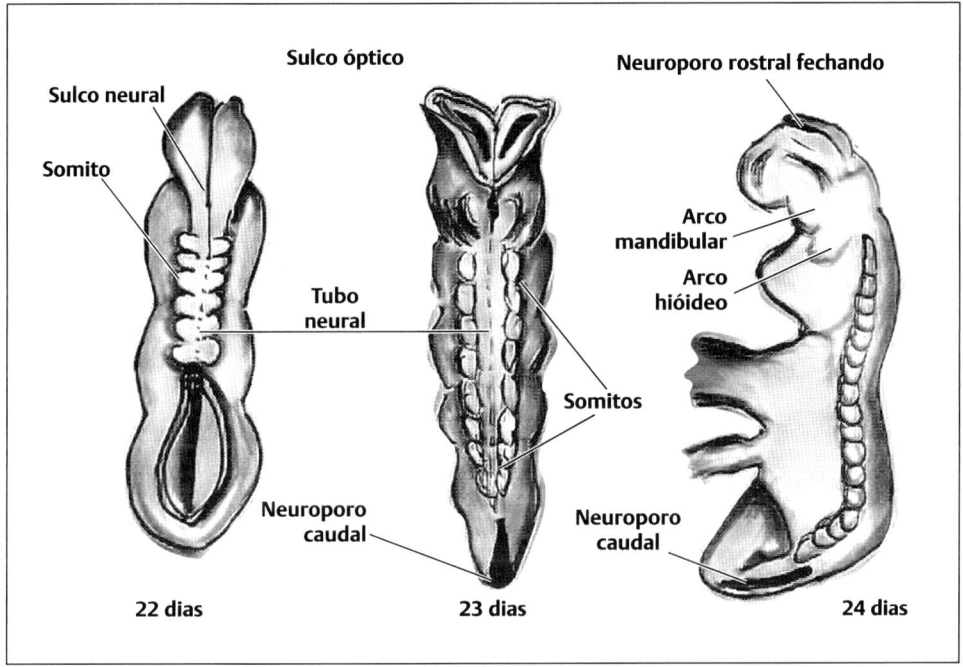

Fig. 1-2. Formação do tubo neural e origem tubular dos sistemas corporais no embrião de 4 semanas.[1]

1) postura; 2) respiração; 3) som e ressonância; 4) registros e passagens; 5) som vocal uniforme e equalização do som; 6) dicção e vogais; 7) treinamento auxiliares recomendados.

As **categorias vocais** que apresentaram caráter mais concreto e maior consenso entre os pedagogos vocais foram **postura**, **dicção** e **controle da tensão**. As que apresentaram menor consenso foram **som**, **ressonância** e **registros**, certamente devido à sua natureza subjetiva e por haver uma preferência pessoal por parte dos entrevistados.

A concepção de um **professor exemplar**, indicada pelos entrevistados, também foi obtida das entrevistas. Segundo os entrevistados, um pedagogo ideal deve ter:

A) Habilidade de diagnosticar problemas vocais e apontar soluções.
B) Habilidade de atender as necessidades do aluno e transmitir-lhe (comunicar) claramente as informações.
C) Sabedoria para tratar cada aluno como um indivíduo.
D) Uma abordagem própria e um estilo individual de ensinar que não seja uma imitação.
E) Vigor (estar envolvido e, ainda, empolgado com o ensino).

Os resultados também mostraram que todos os entrevistados expressaram um interesse vital em continuar seu próprio aprendizado e desenvolvimento profissional. Como minha dissertação e minha pedagogia pessoal prioriza a linguagem de comunicação usada em aula, coloquei entre aspas todas as expressões pessoais que foram utilizadas.

Apesar de esta parte do livro ser de interesse aos professores de canto, vários cantores profissionais que conheço afirmam que ensinar foi uma grande ferramenta de desenvolvimento profissional. No meu caso, todo o meu crescimento artístico e técnico foi engrandecido e intensificado pelo fato de eu ser professora e pesquisadora, buscando estar sempre atualizada na minha área. Um cantor profissional administra todas essas categorias de forma integrada durante sua *performance*.

DISCUSSÃO SOBRE INTELIGÊNCIAS MÚLTIPLAS

As categorias envolvidas na arte do canto estão em partes diferentes do cérebro e é necessário organizá-las de forma inteligente e consciente. Além disso, para que a aprendizagem seja efetivada, é importante executar uma ação inúmeras vezes até que os impulsos nervosos de cada novo circuito cerebral (cada aprendizagem) sejam reforçados para a fixação da informação recentemente aprendida. Antes de fixar uma informação, é necessário aprendê-la inteligentemente. Na minha busca pelo estudo inteligente e sistematizado, acabei encontrando ressonância na teoria das Inteligências Múltiplas do psicólogo especialista em cognição Howard Gardner, que apresenta nove tipos de inteligência (Fig. 1-3).[3-6]

Ele agrupa essas inteligências em quatro grupos: 1) análise de símbolos: inteligência linguística e lógico-matemática; 2) "não canônicas": inteligência musical, espacial, corporal-cinestésica e naturalista; 3) pessoais: interpessoal e intrapessoal e 4) existencial: valores espirituais e existenciais (Quadro 1-1).

Considerando a multiplicidade de competências do artista de teatro musical e da ópera, desenvolvi um modelo com base nas Inteligências Múltiplas de Gardner. Separei cinco categorias, a saber: Musical-Rítmica, Linguístico-Verbal, Técnica Vocal, Teatral e Corporal-Cinestésica e as reorganizei de modo otimizado para o cantor-ator:

1. A Inteligência Musical-Rítmica no cantor-ator refere-se ao estudo das canções com foco na melodia, ritmo, harmonia, dinâmica, andamento e todos os aspectos que se referem ao estudo "mecânico" da partitura musical. Inclui-se aqui a competência rítmica do bailarino-cantor. Tudo que está envolvido com a aprendizagem musical da canção a ser executada.
2. A Inteligência Linguístico-Verbal no cantor-ator refere-se ao estudo do texto/poesia com foco na memorização e levantamento do significado da palavra, ainda antes da

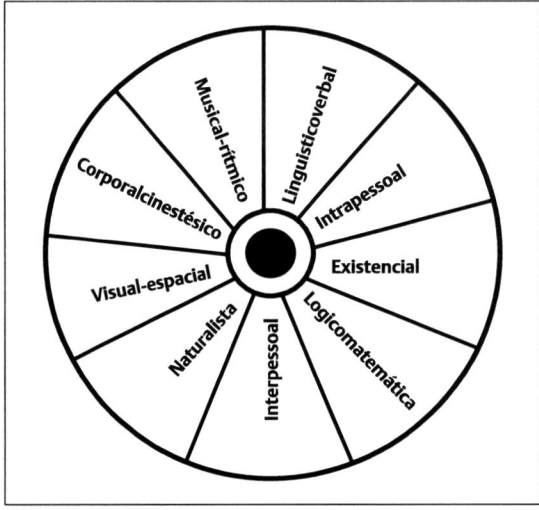

Fig. 1-3. Nove Inteligências de Howard Gardner.[3-6]

Quadro 1-1. Resumo das Inteligências de Gardner[3-6]

Inteligência	Descrição
Linguística	Facilidade no uso da linguagem falada e escrita. Poetas, escritores, oradores, poliglotas, dramaturgos
Lógico-matemática	Capacidade de abstrair e perceber a lógica e a matemática. Físicos, matemáticos, engenheiros, gerentes, estrategistas
Musical	Capacidade de compreender melodia, ritmo e harmonias, afinação, e outros elementos musicais. Compositores, cantores, instrumentistas, arranjadores
Espacial	Capacidade de criar representações ou imagens mentais e operar sobre ela de modos variados. Pilotos, navegadores, cientistas espaciais, engenheiros, escultores, pintores, enxadristas
Corporal-cinestésica	Capacidade de resolver problemas ou elaborar produtos utilizando o corpo. Cantores, dançarinos, atletas, instrumentistas, atores, artesãos, cirurgiões
Naturalista	Capacidade de fazer discriminações consequenciais no mundo natural. Biólogos, ecologistas, entomólogos, geólogos
Interpessoal	Capacidade de compreender outras pessoas. Vendedores, psicólogos, professores, pastores, palestrantes
Intrapessoal	Capacidade correlativa, voltada para dentro. Possui um bom modelo funcional de si mesma. Monges, filósofos, sábios
Existencial	Capacidade humana de formular e examinar as questões da existência. Líderes religiosos, líderes espirituais, gurus

interpretação relacional do texto com contexto e aspectos emocionais da personagem. Também se aplica à competência de cantar em idiomas estrangeiros. Tudo que está envolvido com a palavra.

3. A Inteligência Técnica Vocal neste artista completo refere-se ao estudo técnico em termos de impostação da voz, ressonância, estéticas e estilos. Trata-se das escolhas interpretativas de cor vocal, registros, passagens e demais decisões técnicas. A inteligência Técnica Vocal é um misto de várias inteligências. Tudo que está envolvido com o treinamento técnico e artístico.
4. A Inteligência Teatral é uma atribuição complexa que integra a inteligência espacial (também considerada visual) e as inteligências intra e interpessoal. Por meio do uso de imagens visuais e emocionais, o cantor-ator inter-relaciona o fenômeno artístico à personalidade da personagem. Esta inteligência é responsável pela integração e conexão do artista. As imagens subjetivas ajudam a correlacionar as inteligências técnicas com as emoções e intenções dramáticas verbais e corporais. Tudo que envolve espaço e relacionamento com o outro e com a personagem.
5. A Inteligência Cinestésica traz ao artista uma noção mais plena do seu espaço interno. Esta inteligência, em geral, é mais presente em bailarinos e atores. Os cantores, em geral, apresentam mais dificuldade em dominar sua técnica vocal por estarem mais focados em sua audição. Certamente é uma inteligência que precisa ser desenvolvida no artista de teatro musical e cantores de ópera. Tudo que está envolvido com a propriocepção.

Nas últimas duas décadas, o Brasil tornou-se a terceira maior potência mundial em produção de espetáculos de teatro musical e, por consequência, tem havido uma grande procura de alunos por aulas de canto nessa área. Por acreditar que a técnica lírica é a mais complexa de todas, e o teatro musical engloba todos os gêneros e estilos musicais, incluindo o canto lírico, o artista de teatro musical é um artista de perfil complexo e completo. Além de ter que possuir uma técnica vocal sólida e uma voz resistente, este artista tem de também atuar e dançar.

Quero acrescentar aqui que, em minha formação como cantora lírica, eu sempre defendi que a ópera deveria ser pensada como teatro e, claramente, nota-se uma tendência mundial de aproximação da ópera a estéticas mais teatrais. Exemplo disso são os cantores de ópera Jonas Kaufmann e Kristine Opolais, que são grandes atores em cena. Maria Callas foi a grande precursora dessa concepção, trazendo também a imagem da Diva, linda, elegante e atriz expressiva e intensa. Dentro deste raciocínio, considero que cantores-atores de ópera e teatro musical se encontram na mesma categoria profissional e de demanda artística.

Agora que você foi apresentado a essas categorias de inteligências, convido-o a fazer um exercício de autoavaliação do seu perfil artístico. Observe o Quadro 1-2 e dê uma nota de 1 a 5 para seu comportamento inteligente com base na teoria apresentada acima. Considere sua preocupação separadamente durante o estudo e durante a *performance*. Por exemplo, no meu caso, durante a *performance* minha maior preocupação é com a técnica vocal por causa do meu treinamento severo no canto lírico. Eu tenho uma determinada ordem ou rotina de preparo e minhas notas foram dadas de acordo com as prioridades que usei durante o meu estudo. Na *performance* a nota maior é dada para as inteligências que mais preocupam minha mente durante a execução. Dê uma nota de 1 a 5, sendo 1 "pouca preocupação com essa inteligência" e 5 "muita preocupação com essa inteligência". Use minha autoavaliação como referência para realizar a sua.

Essa autoanálise foi feita no momento que escrevi o livro e esses dados variam de tempos em tempos. Considerando isso, aqui está a descrição da análise do meu processo de estudo, que é o foco deste livro: 1) estudo muito bem a melodia, ritmo, forma das canções e/ou árias; 2) decido os ajustes técnicos que devo fazer, onde farei as trocas de registro, como farei os agudos, onde vou respirar, por exemplo; 3) depois de fazer estes ajustes que chamo de "mecânicos" – música e técnica – eu parto para o mergulho no texto. Nesse momento, eu levanto o conteúdo do texto cantado e, depois, do texto falado; mergulho a seguir nas características psicológicas da personagem para trazer a "partitura" da palavra. Aqui aparecem as diferenças mais claras entre as mentes prioritariamente musicais e as prioritariamente verbais. Os músicos de formação farão mais esforço para mergulhar no

Quadro 1-2. Avaliação: Exemplo da Autora

Inteligência	Ordem de estudo	Preocupação na *performance*
Musical	1	3
Verbal-linguística	3	4
Técnica vocal	2	5
Teatral	5	5
Cinestésica	4	4

texto. Os atores de formação farão mais esforço para mergulhar na música; 4) a inteligência cinestésica, que é a prioridade da mente dos bailarino e acrobatas, não era o meu forte no início dos meus estudos. Entretanto, por causa da demanda técnica do canto lírico, eu precisei desenvolver mais cinestesia, uma propriocepção intensificada para controlar a minha técnica (ver Propriocepção, no Capítulo 2). A inteligência cinestésica está muito correlacionada com minha inteligência técnica vocal; 5) por fim, a inteligência teatral, minha predileta. Nessa inteligência integra-se a palavra, a personalidade, as emoções e as ações, juntamente com imagens e *personas*. Aqui ocorre o que chamo de conexão plena. Podemos associar essa sensação com o conceito de fé cênica, ou seja, as demais inteligências foram exaustivamente praticadas até atingirem seu automatismo. Só então o artista pode-se entregar ao estado de transe, nome que dou a essa sensação, de não saber mais até onde vai meu próprio eu e onde começa a natureza da personagem. Nesse momento quase mágico, o artista entra em conexão plena, sua mente entra em êxtase e o hemisfério direito intuitivo domina suas ações, e ganha predominância sobre a tentativa cruel do crítico, que está no hemisfério esquerdo – nosso lado racional. No Capítulo 2, você encontrará mais detalhes sobre as funções cerebrais e a cognição.

Agora chegou sua vez de fazer a avaliação no Quadro 1-3. Lembre-se que você pode mudar sua ordem de preferência durante seus estudos e práticas. Tente uma primeira vez e, depois de alguns meses, faça de novo. Somos seres aprendentes, sempre buscamos o melhor de nós. É nisso que acredito.

Tenha em mente que o objetivo dessa autoavaliação não é o engessamento do seu processo, mas sim permitir que você observe seu estudo e possa priorizar as inteligências que estão mais fracas. Saber suas prioridades mentais ajudará você a se tornar um melhor artista e compensar aquelas inteligências que estão mais frágeis e menos cuidadas por você.

A seguir, quero discutir ferramentas de autoconhecimento. Duas delas me trouxeram muita base para pensar minha voz e meu corpo: a Técnica de Alexander e a ioga. Exercícios físicos são fundamentais para o cantor profissional, mas, neste livro, meu foco será na Técnica de Alexander. A ioga tornou-se minha ferramenta predileta de fortalecimento físico, controle de ansiedade e conexão. Pratico sistematicamente ioga para manter o tônus corporal global, alongar as articulações e praticar uma respiração serena. Entretanto, foi a Técnica de Alexander que mais colaborou para o meu estudo de canto, nos primeiros anos de prática, e foi fundamental para minha formação.

Quadro 1-3. Avaliação do Leitor

Inteligência	Ordem de estudo	Preocupação na *performance*
Musical		
Verbal-linguística		
Técnica vocal		
Teatral		
Cinestésica		

TÉCNICA DE ALEXANDER E VOZ

A Técnica de Alexander é um método racional e consciente de inibir mecanismos instintivos habituais[7]. Durante qualquer treinamento, essas ações habituais serão gradativamente substituídas por novas modalidades de uso, com o objetivo de corrigir qualquer tipo de inadequação na utilização do corpo. Trata-se de uma técnica que proporciona a todos aqueles que estão diante de um processo qualquer de aprendizagem uma maneira inteligente de atingir novos objetivos.

Um dos elementos mais importantes percebidos por Alexander em sua busca, durante nove anos, de observação do *uso de si mesmo* (termo criado por ele) foi a concepção das estruturas "corpo" e "mente", não como partes separadas do organismo, mas sim como um processo integrado, presente em todas atividades humanas, o que eu chamo de Corpo Integrado. Em todo tipo de ensino-aprendizagem devemos nos basear na unidade indivisível do organismo humano.

A Técnica de Alexander foi desenvolvida por causa da própria história de Frederick Matthias Alexander. Quando ele ainda era muito jovem, declamava peças de Shakespeare, onde dizia os textos em voz alta e esforçava-se para interpretar as personagens. Mais tarde, ao se tornar um ator profissional com uma prática mais constante, começou a ter "problemas de garganta e nas pregas vocais", segundo ele mesmo descreveu. De acordo com depoimento de seus amigos, era perceptível o ruído "ofegante" de sua respiração durante as *performances*. Os sintomas foram então piorando e aumentando sua frequência até se tornarem insuportáveis, impedindo-o de trabalhar. Alexander percorreu vários médicos e submeteu-se a muitos tratamentos. Alguns foram bem-sucedidos, desde que ele poupasse ao máximo sua voz. Mas, logo que tornava a declamar os textos shakespearianos, o mau uso da voz retornava com a mesma intensidade do período anterior aos tratamentos.

Numa determinada *performance* indagou a si mesmo: "Alguma coisa que eu fiz nesta noite, ao usar a voz, foi a causa do problema!" Após esta observação, começou a pesquisar seu comportamento vocal da seguinte maneira: ao falar normalmente, nada de mal ocorria com a voz ou as pregas vocais. Ao declamar com mais veemência, alguma mudança no uso da sua voz ocorria, que provocava rouquidão e cansaço vocais. Essa descrição de Alexander sobre sua voz falada profissional apresenta correlação direta com o uso vocal do cantor-ator de teatro musical e de ópera, pois a demanda vocal falada e/ou cantada desse profissional é ainda mais intensa.

Para esclarecer o fenômeno Alexander se auto-observou atentamente durante nove anos numa estrutura de espelhos, comparando o que ocorria com o uso de seu corpo durante a fala natural e durante o ato de declamar. Em seguida registrou toda a sua pesquisa sob a forma de um método que foi denominado Técnica de Alexander. Suas experiências iniciais apontaram os seguintes achados:

1. A tendência a inclinar a cabeça para trás estava associada ao problema de garganta.
2. Podia aliviar esse problema, até certo ponto, simplesmente evitando a inclinação da cabeça para trás, já que esse ato preventivo tendia a inibir indiretamente a compressão da laringe e a aspiração ofegante audível pela boca.
3. Essa percepção fez com que, ao tentar não levar a cabeça para trás, resultasse no exagero da inclinação oposta para frente e para baixo, o que também comprimia sua laringe.

O mais importante de todo processo de estudo de Alexander foi a percepção do binômio *uso-funcionamento* – a íntima ligação entre o funcionamento das diversas partes do corpo e seu uso adequado. Também notou que qualquer uso da cabeça e pescoço, que estivesse associado à compressão da laringe, também estava associado a uma tendência de erguer o tórax e reduzir sua estatura. Mais uma parte do corpo foi envolvida no processo: o tronco. A seguir, ele notou que, para obter um alongamento da sua estatura, era necessário que a cabeça fosse mantida para frente e para cima, de tal maneira que prevenisse a elevação do tórax e, simultaneamente, produzisse um alargamento das costas. Este foi o grande achado de Alexander. Os cantores-atores dependem diretamente dessa relação laringe-nuca-costas muito bem equilibrada. A maioria dos artistas não conhece esse fenômeno. Para ilustrar a imagem que me ajuda a estabilizar a emissão, uso o triângulo das ressonâncias no qual são unificados três elementos: 1) ressonância dos seios frontais (máscara da voz), 2) ressonância do esterno ("voz de peito") e 3) ponto primordial (conexão crânio-coluna). Alexander apontou a importância de estabilizar a base do crânio sobre C1 (Atlas), o ponto primordial, e sua consequente estabilização da faringe (Fig. 1-4).[9] Ver Ressonância, no Capítulo 6.

Para compreender a Figura 1-4, considere o seguinte: caso eu priorize a ressonância da máscara (seios frontais/*voce di testa* segundo os italianos) sem equilibrá-los com o esterno e a nuca, produzirei uma voz prioritariamente aguda e pontuda, sem profundidade e sem a conexão com as costas. Caso eu priorize a ressonância de peito (esterno), sem compensar com as demais, produzirei uma voz pesada, com timbre escuro, sem os harmônicos agudos da voz. Por isso os italianos chamam de *chiaroscuro* à mistura perfeita entre harmônicos agudos e graves. Entretanto, foi o foco na nuca, aprendido na Técnica de

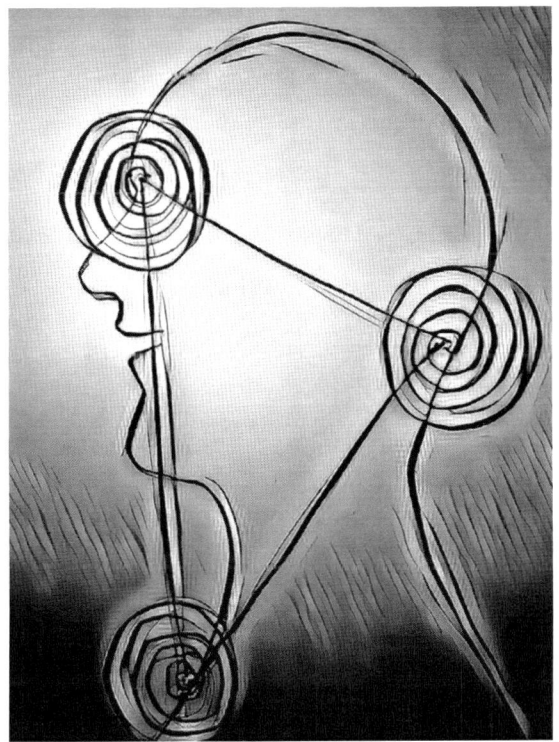

Fig. 1-4. Os pontos de concentração de ressonância: seios frontais, osso esterno e vértebra C3. Adaptada de Gansert.[9]

Alexander, que unificou todos os meus focos ressonantais e, consequentemente, os meus registros vocais. Se tenho estabilizado o ponto primordial da conexão da base do crânio--C1 (primeira vértebra cervical) e foco na vértebra C3 (que está na direção da orofaringe = boca), eu consigo conectar todas as ressonâncias: agudas, médias e graves da voz. Além disso, é na região oral que articulamos os fonemas que promovem uma adequada produção vocal para o canto e para a fala. É onde percebemos a sensação do "médio" da voz. Muitos autores falam em ajustes de formantes (ver Capítulo 6), mas eu acredito mais na percepção do desenho que damos ao trato vocal e sua relação com o triângulo das ressonâncias aqui descrito.

Resumindo, a boa articulação da palavra falada ou cantada juntamente com o equilíbrio das ressonâncias de cabeça (testa) e peito (osso esterno) farão conexão com todo o corpo por meio da percepção consciente do ponto primordial da nuca. A percepção dos pontos de concentração de ressonância da Figura 1-4 tem ajudado a mim e aos meus alunos a compreendermos a sensação corporal-cinestésica da voz.

TÉCNICA DE ALEXANDER E OS HÁBITOS
O grande foco da Técnica de Alexander é o uso de si mesmo. Tem como premissa o equilíbrio do ponto primordial da nuca e apresenta uma série de conceitos para o melhor uso do corpo. Hoje a *neuroplasticidade* explica a maioria deles, mas Alexander apresentou as ações para executá-los.

Nessa seção, você aprenderá um conceito que foi fundamental para meu estudo pessoal do canto. A partir do fato de que todos nós dependemos dos sentidos (sensações) para conduzir o uso de nossos corpos, todos estamos sujeitos ao que Alexander chama de *percepção sensorial enganosa*. Alexander explica que o cérebro percebe o uso **habitual** como **certo** ou natural. Na tentativa de mudar a direção deste uso **habitual** para uma nova direção, o cérebro reage como se estranhasse o **novo uso** e que o impulso **instintivo** para o **habitual** ou **velho** é mais forte e intenso (hoje é sabido que isso ocorre por que o cérebro está economizando energia). Tudo que é **habitual** oferece segurança psicológica, uma vez que lidar com o conhecido é mais confortável do que enfrentar novas situações (há um alto consumo de energia cerebral nas mudanças e novidades). Por exemplo, quando Alexander inclinava a cabeça para trás, achava que a mantinha dirigida para frente e para cima, prova de que sua percepção do uso era **enganosa** – o que percebemos como **certo** pode ser uma ilusão. Ele dizia que a direção que o homem imprime a seu uso, por ser baseada nos **sentidos**, é tão **irracional** e **instintiva** quanto a dos animais, por isso tão forte e complexa para controlá-la. Exceto se essa utilização se der por meio de mecanismos racionais e conscientes. Conhecer a **percepção sensorial enganosa** me ajudou a aceitar a dificuldade da mudança de um hábito velho (informações técnicas anteriores). Mais importante ainda foi saber que eram necessárias apenas algumas semanas para adquirir um novo hábito (em geral três semanas). Isso me deu esperanças constantes durante o meu processo de aprendizagem do canto.

Estratégia de Estudo com a Técnica de Alexander
Como será explicado mais detalhadamente no Capítulo 2, as atividades envolvidas no canto são atividades motoras conscientes e controladas pela vontade. Quando uma informação é **nova/não habitual**, ela cria um novo circuito. Quando ela é **velha/habitual** ela está armazenada como memória de longo prazo, e é "rechamada" (*recalled*) sempre que solicitada. No momento em que se começa a aprender um novo mecanismo, seja ele de

que natureza for, o organismo enfraquece os estímulos das respostas já automáticas da memória de velho prazo, e começa a enviar estímulos para o novo circuito de maneira gradual e lenta, até que ocorra a consolidação máxima.[10] Relembrando: os conceitos de **certo** e **errado** serão associados às sensações **velhas** e **novas** respectivamente, até que o processo em estudo seja assimilado. No instante em que estabelecemos questionamentos ao padrão **antigo/habitual**, questionamento este necessário ao processo de aprendizagem, começa o que Alexander chama de **crise** ou **momento crucial**. Neste momento temos a sensação de estarmos perdidos, sem saber que padrão seguir, já que ambas as sensações estão enfraquecidas. Eu uso o termo "estar no limbo", para definir essa sensação – momento este em que muitos artistas desistem de continuar o estudo, tamanha é a dor subjetiva de fracasso. Se eu não tivesse conhecido a Técnica de Alexander no início do meu processo de estudo, eu certamente teria desistido de cantar.

Agora precisamos compreender o conceito de **direção do uso de si mesmo** – processo de projeção de mensagens do cérebro para os mecanismos e de condução da energia necessária ao uso desses mecanismos. Alexander desenvolveu então a habilidade de *redirecionar sua percepção cinestésica* de forma mais intensa por meio de direcionamentos mentais para liberar as tensões dos músculos da parte posterior do pescoço, movendo então sua cabeça para frente e para cima, ao mesmo tempo que expandia sua estatura e alargava suas costas. Alexander aplicou este método de **inibição** e **direcionamento** para muitas atividades, incluindo falar e declamar, e durante esse processo, sua voz foi restaurada. A verdade é que esse processo se aplica a qualquer atividade que requeira o uso muscular treinado – o canto, a dança e a atuação, por exemplo. Ele achou que este método de exercitar o controle consciente sobre o padrão **habitual/velho** de resposta também aliviava sintomas de ansiedade de *performance* que estavam associados ao seu desejo de "obter resultados positivos", ou o termo que Alexander preferia "obsessão por resultados", e ser bem-sucedido como ator. Ele descobriu, a partir desses experimentos, que os seres humanos funcionam como uma unidade psicofísica sem separação entre mente e corpo: o Corpo Integrado. Isto foi um conceito visionário para sua época, deixando bases fundamentais para investigações posteriores, assim como debates sobre a conexão entre mente e corpo que se desenvolveram por todo o século XX. No século XXI, as pesquisas em neurociência e a própria programação neurolinguística usam elementos apontados por Alexander já no século XIX.

MAPEAMENTO CORPORAL

Vários autores defendem a ideia de mapeamento corporal. A fonoaudióloga brasileira Edmée Brandi também falou muito em Esquema Corporal Vocal. Mas eu vou trazer aqui o conceito de mapeamento corporal, formulado por Barbara Conable, por sua conexão com o treinamento de músicos.[11] Ela ajudou a desenvolver o mapeamento corporal para ajudar seus alunos instrumentistas a aperfeiçoarem a execução de seus instrumentos a partir da *performance* integrada de seus corpos. O conceito de mapeamento integra o sistema mental, psicológico e nervoso do corpo de um indivíduo. O mapeamento corporal tem tudo a ver com o pensamento da Técnica de Alexander. Conable fez aplicações significativas do mapeamento corporal para músicos em seus livros, *What Every Musician Needs to Know About the Body* (O que Todo Músico Deve Saber Sobre Seu Corpo) e *The Structures and Movements of Breathing* (As Estruturas e Movimentos da Respiração). Conable ampliou o mapeamento corporal para instrumentistas de sopro, percussionistas, pianistas e cantores, oferecendo ferramentas para a evolução de sua *performance*. Usando o mapeamento corporal, o artista tem maior domínio de seu corpo e economiza energia mental, que será canalizada para focar em sua arte. Ela também alega que o artista deve pensar seu corpo como uma unidade indivisível.

O mapeamento corporal de Conable e o trabalho de Alexander focam na expansão do corpo. Quanto contraímos a nuca, as costas encurtam e estreitam, e o tronco e membros retraem-se. Alexander defende o termo "estatura plena" conhecida pelos profissionais da saúde como "alongamento máximo." É este alongamento e encurtamento da coluna vertebral que é uma das funções principais do corpo que cantores e atores mapeiam inadequadamente.

Os cantores tendem a confundir o mapeamento da expansão da coluna. Depois de muita leitura, hoje, na minha prática, eu percebo o ato de inspirar como uma sensação subjetiva de "estar gorda", expandindo o tronco como um todo. Já a expiração do canto eu percebo como um "emagrecimento gradual e voluntário", uma expiração altamente treinada.

Alexander descreve em sua técnica que, durante sua pesquisa no espelho, a tentativa de manter o esterno alto e sua inspiração ruidosa estavam associados ao encurtamento de seu corpo. Apesar de parecer uma postura adequada, o osso esterno elevado dava uma aparência externa de estar ereto na inspiração, mas o que acontecia, na verdade, era um encurtamento da musculatura posterior do tronco. É comum observarmos cantores que confundem a expansão da inspiração com alongamento. A expansão ou o alargamento do tórax que ocorre quando as costelas movem para cima e para fora na inspiração pode ser confundido com alongamento por alguns cantores, cujas percepções sensoriais não são claras. Conable alega que muitos se enganam com a sensação de expansão, mas estão apenas forçando seus esternos para cima. Qualquer mapeamento inadequado da coluna e do tronco compromete a eficiência e a coordenação da resposta global do corpo ao impulso respiratório. No Capítulo 4, sobre respiração, apresento uma discussão sobre controle respiratório.

A Técnica de Alexander defende que a coluna vertebral é a alma das estruturas usadas no canto. Stanislávski também afirma que a estrutura mais importante do corpo humano, observando-se o artista no palco, é a coluna vertebral. O modo como a coluna está posicionada define a atitude emocional do artista e isso afetará diretamente sua voz e seu estado geral. A relação da coluna com o canto vai além: 1) a faringe (garganta) relaciona-se diretamente com as vértebras cervicais; somente o delgado esôfago está entre a traqueia e as vértebras; 2) os pulmões tocam a coluna posteriormente; 3) o diafragma está firmemente entrelaçado às vértebras lombares, e os músculos internos profundos da pelve relacionam-se intimamente com base posterior do diafragma. Logo, o modo como respiramos impacta diretamente os movimentos faríngeos e laríngeos. O mapeamento corporal adequado trará benefícios inigualáveis para o canto. Se não deixamos o corpo funcionar de maneira adequada, certamente esforços extras serão feitos e o som não terá a flexibilidade para ressoar artisticamente livre. Alexander afirma que, quando o **controle primário** for restabelecido de modo que a cabeça esteja equilibrada sobre a vértebra atlas, no topo da coluna vertebral, a respiração vai parecer um movimento ondulatório de cima a baixo, tanto na inspiração quanto na expiração. Como resultado, o artista terá uma integração respiratória e postural plena.

CONCLUSÃO

Você provavelmente deve estar se perguntando: muito interessante isso tudo, mas como poderei exercer esse controle sobre meus hábitos velhos ou novos? Como minha mente vai estabelecer o controle primário? Como vou controlar tudo isso? Eu respondo que, mesmo compreendendo tudo que você vai aprender em todo este livro, a integração do canto artístico por vários séculos foi obtida empiricamente. Na verdade, alguns de nós terão necessidade de saber muitos detalhes do fenômeno, outros estarão satisfeitos com o simples cantar. Outros ainda vão querer saber apenas o suficiente. E alguns poucos se interessarão por um conhecimento mais completo e terão imenso prazer em ensiná-lo a outros. Este é o caso dos mestres por vocação.

Nos próximos capítulos, você encontrará as bases para o estudo do canto, mas lembre-se sempre que seu corpo é uma unidade indivisível, seu mapeamento é fundamental para o controle consciente da voz e que é o autoconhecimento que o transformará em um artista livre e pleno.

REFERÊNCIAS BIBLIOGRÁFICAS

1. Moore KL. *Embriologia básica*. 8. ed. Rio de Janeiro: Interamericana; 2013. p. 47.
2. Keleman S. *Anatomía emocional*. 2. ed. Henao, Bilbao: Editora Desclée de Brouwe; 1997.
3. Gardner H. *Mentes que mudam*. Trad. Maria Adriana Veríssimo Veronese. Porto Alegre: Artmed/Bookman; 2005. p. 42-51.
4. Gardner H. *Inteligência: um conceito reformulado*. Rio de Janeiro: Objetiva; 1999.
5. Gardner H. *Inteligências múltiplas: a teoria na prática*. Porto Alegre: Artes Médicas; 1995.
6. Gardner H. *Estruturas da mente: a teoria das inteligências múltiplas*. Porto Alegre: ArtMed; 1994.
7. Alexander FM. *O uso de si mesmo*. Rio de Janeiro: Martins Fontes; 1984.
8. Rubim M. *Pedagogia vocal no Brasil: uma abordagem emancipatória para o ensino-aprendizagem do canto*. Rio de Janeiro. [Dissertação de Mestrado] – UNIRIO/PPGM; 2000.
9. Gansert R. *Singing energy in the Gan-Tone method of voice production*. 2th ed. New York: Gan-Tone Publishing Company; 1989.
10. Guyton, A. *Fisiologia médica*. 5. ed. Rio de Janeiro: Interamericana; 1977. p. 656-69.
11. Conable, B. *What every musician needs to know about the body*. Columbus: Andover Press; 1997.

SISTEMA NERVOSO: FISIOLOGIA, COGNIÇÃO E APRENDIZAGEM

CONSIDERAÇÕES SOBRE O CORPO E A MENTE

O corpo humano é uma máquina complexa, coordenada e administrada por muitos "setores": um setor de comando (controla tudo, mas que também delega atividades para vários subsetores), um setor hidráulico (leva e traz substâncias para e das células), um setor elétrico (leva e traz impulsos elétricos para fazer a máquina funcionar), um setor de combustível (transforma nutrientes e O_2 em energia), um setor moderador (regula inúmeras funções do organismo), um setor de vigilância externa (sensores especializados) e um setor nobre (uma função privilegiada que é a inteligência e tudo que deriva dela). Neste capítulo, o foco será no setor de comando (sistema nervoso), com suas amplas funções e principalmente do aspecto cognitivo das competências de aprendizagem, memória e inteligência.

O homem contemporâneo está sendo altamente impactado pelos avanços da neurociência e todo o nosso autoconhecimento e a otimização das funções emocionais e cognitivas estão diretamente ligadas a essa ciência. A neurociência definitivamente é a base da aprendizagem e espero despertar em você a curiosidade de estudar esse assunto fascinante. Como o estudo do sistema nervoso é complexo, decidi fazer uma recapitulação, conectando os dados da literatura com o que o cantor-ator deve saber dessa ciência e como relacioná-los ao estudo do canto.

Antes de entrar nos aspectos funcionais do cérebro, vamos recapitular o funcionamento geral do sistema nervoso.[1-3]

FUNÇÕES ELETROQUÍMICAS DO SISTEMA NERVOSO

Neurônios

O cerne do sistema nervoso está no *neurônio* e sua competência eletroquímica de transmitir impulsos. Sua membrana celular conduz a corrente elétrica, que explicaremos a seguir, e, em suas terminações nervosas (botões sinápticos), ocorre a sinapse química através dos neurotransmissores (substâncias com funções específicas e diversas).

O *neurônio* é composto de um **corpo** (soma), um **axônio** (do latim "*axis*" = eixo) e **dendritos** ("*dendro*" = árvore – pequenas ramificações). Existem várias formas e tipos de neurônios, e aqui o foco será apresentado de acordo com suas funções, que são: 1) **sensoriais** (sentidos especiais e sensores espalhados no corpo todo); 2) **motores** (enviam impulsos para os músculos e glândulas); e 3) **interneurônios** (comunicação entre os neurônios – presentes em grande quantidade no sistema nervoso, formando a grande rede neuronal). As três principais formas dos neurônios são: 1) pseudounipolar (sensoriais); 2) bipolar (interneurônio) e 3) multipolar (esse é o mais comum no corpo humano). Os desenhos dos neurônios estão relacionados ao tipo de conexão simples ou complexa que eles estabelecem na rede neuronal, exatamente como se fosse um circuito eletrônico. Apesar de não ser necessário memorizar essas informações, acho importante saber que o sistema nervoso é um grande computador, cheio de circuitos complexos e interconexos que organizam toda a informação do corpo. A Figura 2-1 ilustra a estrutura de um neurônio típico e suas partes.

O modo de conexão dos neurônios também varia: pode ocorrer entre um axônio e o dendrito do neurônio seguinte, pode ocorrer entre o axônio e um corpo celular, ou entre o axônio de um neurônio e uma célula muscular (como veremos no Capítulo 3) ou entre o axônio e as glândulas.

Sinapse

Sinapse é a via de comunicação entre neurônios, ou entre neurônios e a estrutura a ser inervada. O impulso elétrico que percorre todo o axônio, chega no seu extremo e excita as organelas do botão sináptico (Fig. 2-2) que contém neurotransmissores e estes são liberados na fenda sináptica (espaço entre o neurônio e a estrutura a ser estimulada). Com isso fica estabelecida a comunicação eletroquímica do corpo humano. Você vai me perguntar: Como assim eletricidade se não estamos ligados a nenhuma bateria externa? Pois bem, o nosso corpo produz eletricidade a partir de íons (átomos que contém carga). Você lembra quando estudou a tabela periódica e se perguntava: Para que eu preciso saber isso? Agora

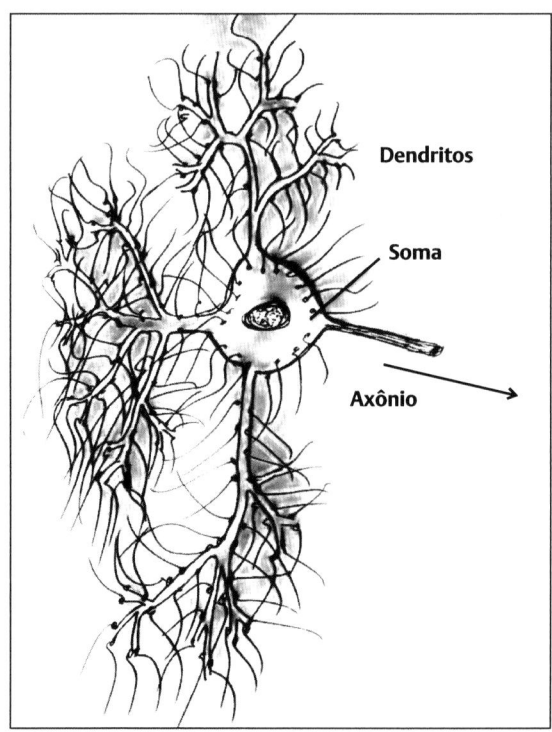

Fig. 2-1. O neurônio e suas partes.[1]

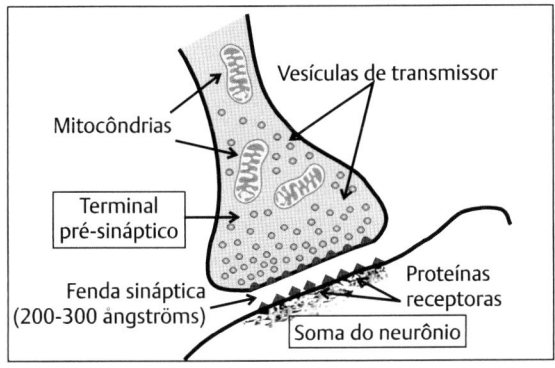

Fig. 2-2. Detalhe do botão sináptico e da transmissão elétrica do impulso.[1]

você vai entender. Os elementos da tabela periódica possuem propriedades diversas de se relacionar entre si. Dependendo do número de camadas de cada elemento da tabela, ele terá carga positiva ou negativa.

O nosso corpo é constituído prioritariamente de oxigênio, hidrogênio, carbono, nitrogênio e outros elementos em menor quantidade. Cada um deles apresenta cargas elétricas específicas para suas funções e, por conta dessa competência iônica, ocorrem as ligações químicas que controlam tudo no corpo. A Figura 2-3 apresenta uma lista dos eletrólitos e substâncias do corpo humano, suas cargas e seus comportamentos extra e intracelular que ilustram esse fenômeno.

A transmissão do impulso nervoso ocorre pela organização da carga elétrica dentro e fora da célula. De um modo bem simplificado, o corpo entende que está negativo, quando há menos íons positivos dentro do neurônio (negativo = menos positivo). E entende que

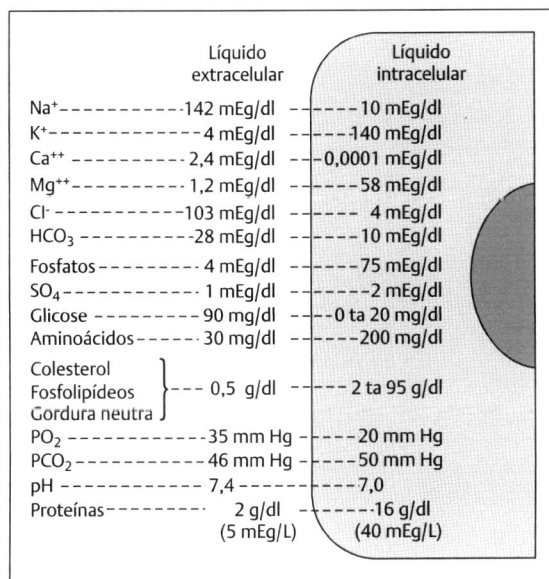

Fig. 2-3. Eletrólitos envolvidos nas funções eletroquímicas do sistema nervoso.[1]

está positivo, quando aumenta a quantidade de íons positivos dentro do neurônio (positivo = mais positivo).

Vamos pensar com números: o neurônio está em repouso quando sua carga intracelular está em torno de -70 mV (setenta milivolts negativos). O neurônio possui em sua membrana uns tipos de "bombas" que jogam para dentro ou para fora das células algumas substâncias. Veja na Figura 2-4 a ilustração desse mecanismo.

O corpo utiliza principalmente o Na^+ (íon sódio) e K^+ (íon potássio) para conduzir o impulso elétrico nos neurônios e, com isso, administra a eletricidade condutora. Por que você precisa saber isso? Porque sua mente usa essa eletricidade juntamente com seus neurotransmissores para funcionar. Por exemplo, como veremos mais adiante, os circuitos de dor e prazer estão muito próximos. Os circuitos nervosos que também são dependentes dos neurotransmissores são altamente impactados pelas emoções. Então, se você quer se tornar uma pessoa melhor e otimizar sua mente e sua aprendizagem, estude a fundo como a mente e o sistema nervoso funcionam. Aqui estou oferecendo apenas uma noção para você poder aprofundar ainda mais seu conhecimento.

Há também uma estrutura especial chamada *camada de mielina*, que reveste os axônios, cuja função é isolá-los (como se fosse uma camada de isolante de borracha como a que envolve os cabos elétricos). Essa camada é composta pelas células de Schwann e entre elas estão situados os nódulos de Ranvier, que funcionam como estações de reforço do impulso elétrico. Cada nódulo possui uma espécie de bomba que amplifica o sinal nervoso para que ele não enfraqueça no decorrer do seu trajeto através do comprimento dos nervos, principalmente, se eles são longos (Fig. 2-5).

Aproveito para explicar aqui que a maconha (*Cannabis*) age diretamente na *camada de mielina*, destruindo-a gradualmente. Por consequência, esta perde sua função de isolamento e aceleração do impulso. Os usuários de maconha alegam que sentem uma sensação subjetiva de tranquilidade, mas, na verdade, a maconha desacelera a velocidade dos

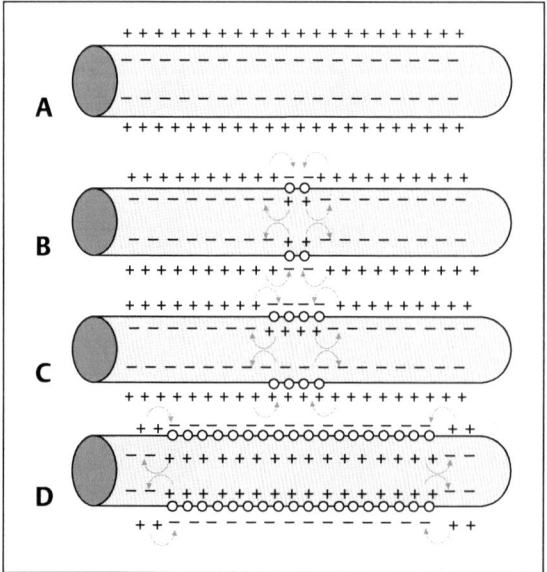

Fig. 2-4. (A-D) Despolarização e "potencial de ação".[1]

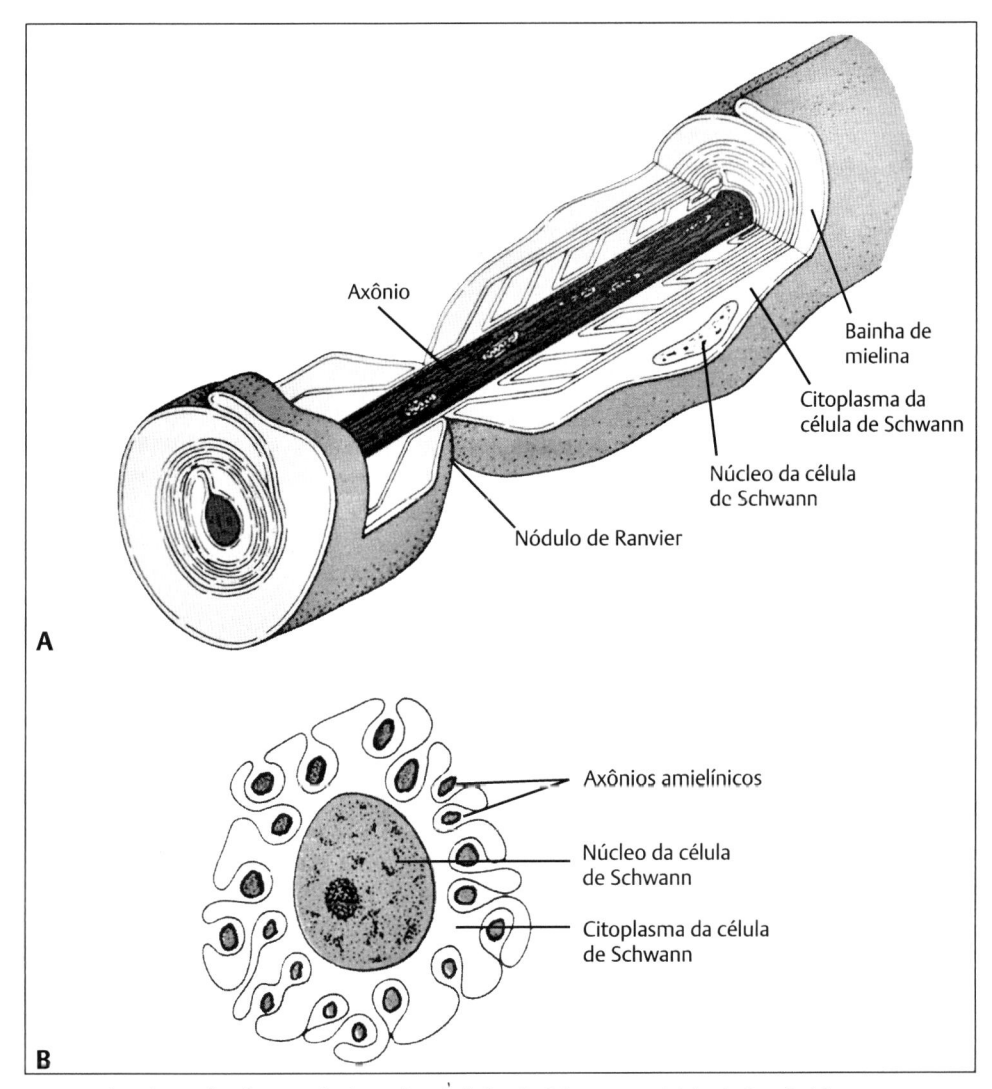

Fig. 2-5. (A, B) Detalhe da camada de mielina (células de Schwann e nódulo de Ranvier).[1]

impulsos e também compromete a atividade mental global do usuário, incluindo a perda de memória de curto prazo. Com o uso de *Cannabis* por um longo período de tempo, as funções intelectuais, diretamente dependentes da memória de curto prazo, também estarão seriamente comprometidas.

Voltando à sinapse, nas extremidades dos neurônios, independente de sua forma, existem os *botões sinápticos* (Fig. 2-2), onde ocorre a transmissão química da informação. Repetindo, os impulsos elétricos, que são propagados por todo o *axônio*, chegam no *botão sináptico* e excitam as vesículas cheias de *neurotransmissores*, que se abrem e liberam essas substâncias na fenda sináptica (espaço entre o neurônio pré e pós-sináptico), como explicado a seguir.

Neurotransmissores

Os neurotransmissores, que estão nas vesículas, são substâncias cujas ações específicas resultarão em respostas diversas nos circuitos neuronais, músculos e glândulas. Podem ser organizadas em **aminas** (dopamina, serotonina, melatonina, epinefrina e norepinefrina), **aminoácidos** (glutamato, aspartato, glicina, ácido serina e gama-aminobutírico – "GABA") ou **proteínas complexas** (calcitonina, glucagon, vasopressina, oxitocina e betaendorfina).

A transmissão da informação no sistema nervoso é complexa. O mais importante é saber que esses neurotransmissores podem ser afetados pela emoção e por muitos medicamentos tais como ansiolíticos (clonazepam, bromazepam, cloxazolam), eutímicos (carbolitium, ácido valproico), anti-histamínicos (loratadina, cloridrato de fexofenadina, bilastina), antivertigem (difenilidramina+B6, dicloridato de betaistina), bloqueadores adrenérgicos (cloridrato de propanolol), hormônios sexuais (estrogênio, progesterona, testosterona), hormônios tiroidianos (T4, T3) e corticosteroides (prednisolona, dexametasona). Estes foram selecionados por serem muito usados por artistas. Além disso, o consumo de álcool afeta o desempenho do cérebro, afeta a memória, causa confusão mental, sobrecarrega o fígado e leva à desidratação celular. Apesar de algumas síndromes/patologias frequentes, tais como alergias respiratórias, hipo/hipertireoidismo, transtorno da ansiedade, síndrome bipolar, dentre outras, exigirem o uso de medicação para sua estabilização, é importante conhecer o impacto real que esses tratamentos causam no cantor-ator, para que esse possa equilibrar seu uso vocal e sua medicação. Procure esclarecer com seu médico o impacto que cada um desses medicamentos podem ter sobre sua voz e busque seu autoconhecimento ao lidar com cada situação específica.

Neurotransmissores e suas Funções

Os neurotransmissores apresentam diversas funções para o corpo e dependem dos receptores no qual irão se acoplar. Um mesmo neurotransmissor pode resultar em reações diferentes, dependendo desses receptores. Os mais importantes a serem aprendidos aqui são[1,4-6]:

A **serotonina**, sintetizada no SNC, é o neurotransmissor mais vinculado ao humor. Dependendo do receptor no qual se acopla, pode resultar em *prazer* (Receptor 1) ou em *dor* (Receptor 2). A **serotonina** também tem uma ação positiva na neuroplasticidade cerebral. Ou seja, manter o humor, a autoestima elevada e buscar prazer e felicidade estimulam a plasticidade cerebral. E cantar é uma atividade importante para o desenvolvimento do cérebro, pois por meio do estímulo do prazer causará maior produção de **serotonina**.

A **dopamina** tem uma função importante na *psicomotricidade* do corpo e nos *ânimos* da mente. Os receptores 2 no tálamo excitam os circuitos de humor. A **dopamina** tanto pode excitar circuitos de *prazer* quanto de *dor*. A **dopamina** em excesso pode causar agitação mental. As alterações dos níveis de **dopamina** no corpo podem desencadear diversas doenças, como, por exemplo, Parkinson e esquizofrenia. Enquanto o mal de Parkinson é resultante da falta desse neurotransmissor, a esquizofrenia, ao contrário, é gerada pelo seu excesso no corpo.[4-6]

A **acetilcolina** é fundamental para a memória e para aprendizagem, mas também pode estimular a *dor* se estiver em sinergismo com os receptores tipo 2 da **serotonina**. A **acetilcolina** em excesso pode causar *depressão*, por ativação do circuito da dor. Por outro lado, sua falta pode causar um estado de baixo sofrimento e perda dos limites de medo e culpa, levando a quadros psicóticos. A **acetilcolina** está envolvida diretamente no mecanismo de contração muscular, como será visto no Capítulo 3. Insisto que os neurotransmissores são os mediadores químicos dos circuitos neuronais e extremamente importantes para o equilíbrio emocional e físico dos cantores-atores.[4-6]

A **noradrenalina** (também chamada *norepinefrina*) é importante para o raciocínio. Em estado ideal faz com que não nos preocupemos com eventos irrelevantes. Mas, caso ocorra um excesso desse neurotransmissor, ele sofrerá um fenômeno químico chamado metilação e transforma-se em **adrenalina** (também chamada epinefrina), que vai para a corrente sanguínea, gerando medo e ansiedade, podendo causar depressão. Para o cérebro, excessos de estímulos com muitas "novidades" e "mudanças" causam um grande estresse mental. Esse excesso de **adrenalina** resultante da metilação da **noradrenalina** também pode levar a quadros alucinógenos. A **adrenalina** (epinefrina) é sintetizada nas glândulas suprarrenais (ou adrenais) e da metilação da **noradrenalina**. Está relacionada à excitação, e é liberada como um mecanismo de defesa do corpo em diversas situações que envolvem **medo**, **estresse**, **perigo** ou **fortes emoções**. É o neurotransmissor liberado no estresse das audições e ansiedade pré-*performance*. Os medicamentos conhecidos como betabloqueadores (inibidores do receptor Beta) impedem a ação da adrenalina nos seus receptores, que deflagraria os sintomas de fortes emoções.[4-6]

O **GABA** (**Á**cido **G**ama-**A**mino**B**utírico) é um neurotransmissor que inibe respostas emocionais da amígdala (estrutura cerebral envolvida em aprendizado social e ansiedade) e freia as excitações dos circuitos cognitivos e psicomotores do cérebro.

Vou incluir aqui as **endorfinas**, o "hormônio do prazer", que são produzidas no cérebro pela glândula hipófise e estão relacionadas diretamente à redução da dor. Estudos têm apontado que exercícios físicos estimulam a produção desse hormônio e que são fundamentais para o equilíbrio emocional do corpo. Daí a importância da atividade física regular para manutenção do humor, bem estar geral e redução da dor.

Isso posto, agora podemos falar sobre a estrutura e organização do sistema nervoso.

SISTEMA NERVOSO

Quando você ouvir falar em sistema nervoso, lembre-se que é nossa máquina de comando que recebe e transmite sinais e informações de e para todo o corpo. O sistema nervoso pode ser dividido de várias maneiras, dependendo da localização das estruturas e suas funções. A primeira divisão é por localização:

1. O **sistema nervoso central** (SNC) tem esse nome porque se encontra protegido pelo crânio e vértebras, constituído pelo encéfalo e medula espinhal (detalhes sobre medula mais adiante) (Fig. 2-6A).
2. O **sistema nervoso periférico** (SNP) (Fig. 2-6B) recebe esse nome porque forma a rede de "fios elétricos" que nossa máquina usa para se comunicar com os músculos, órgãos e demais estruturas do corpo. É constituído pelos *nervos espinhais* e *gânglios nervosos*.

Outra categoria é o **sistema nervoso autônomo** (SNA) cuja função é controlar as funções vegetativas de sobrevivência do corpo humano. Ele não se enquadra na classificação por localização, mas sim por função, pois suas fibras estão presentes tanto no SNC quanto no SNP. É dividido em simpático e parassimpático e a Figura 2-7 resume as funções principais que devemos guardar.

O **sistema simpático** é ativado em situações de estresse físico ou emocional e prepara o corpo para matar ou fugir. São as ações do sistema simpático que causam os sintomas de pânico de palco e o estado físico alterando durante as audições e antes das *performances*. O uso de betabloqueadores, como falado anteriormente, tem sido muito usado por

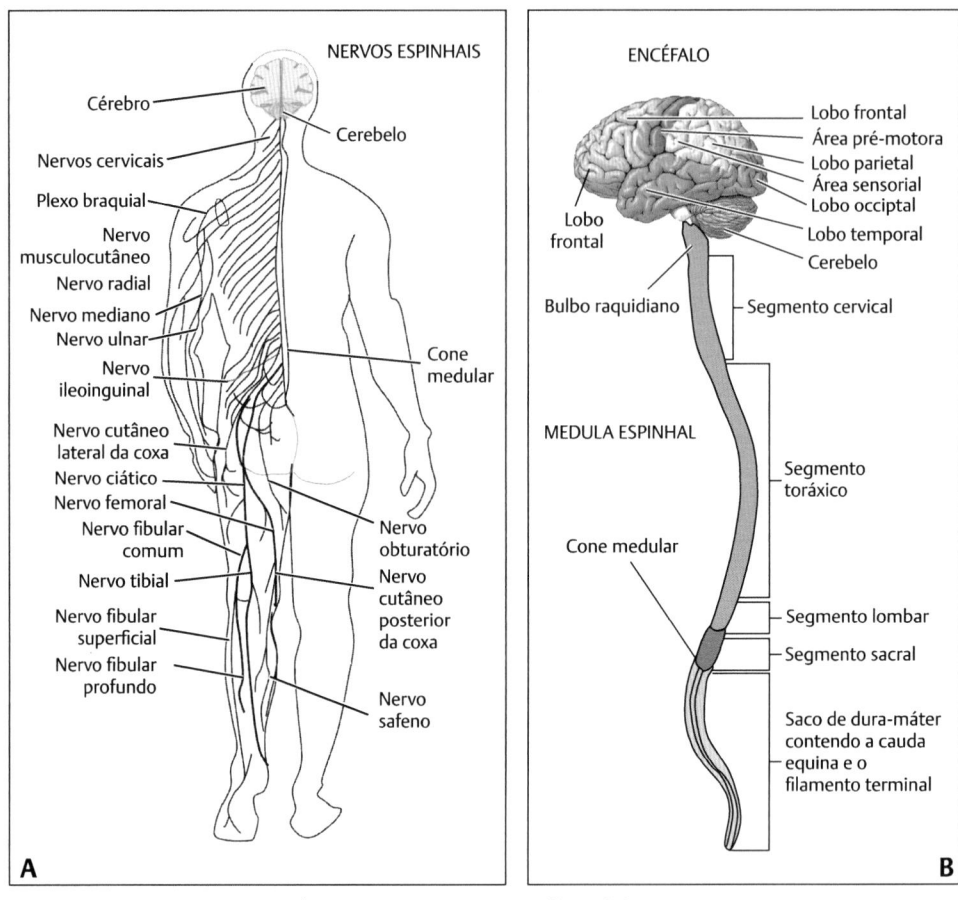

Fig. 2-6. Sistema nervoso central (**A**) e sistema nervoso periférico (**B**).[1]

performers na atualidade, mas esses betabloqueadores são medicamentos utilizados para tratar indivíduos com hipertensão arterial. Logo, não se trata de uma medicação com pouco efeito colateral. Melhor do que se automedicar para não perder o controle, é estudar muito para sua *performance* ou audição e trabalhar sua autoconfiança. Não deixe de procurar um médico especialista da área para cuidar dos seus sintomas de ansiedade. A medicação que age sobre o SNA requer muito controle e somente o seu médico deve indicar.

Sistema Nervoso Central (SNC)

O sistema nervoso central é formado pelo **encéfalo** (cérebro, cerebelo e tronco encefálico) e **medula espinhal**.

Encéfalo

O encéfalo (do grego "*en*", dentro; "*kephalon*", cabeça) é formado pelo *cérebro, cerebelo* e *tronco encefálico*. É constituído por cerca 35 bilhões de neurônios com um peso em torno de 1,4 kg.

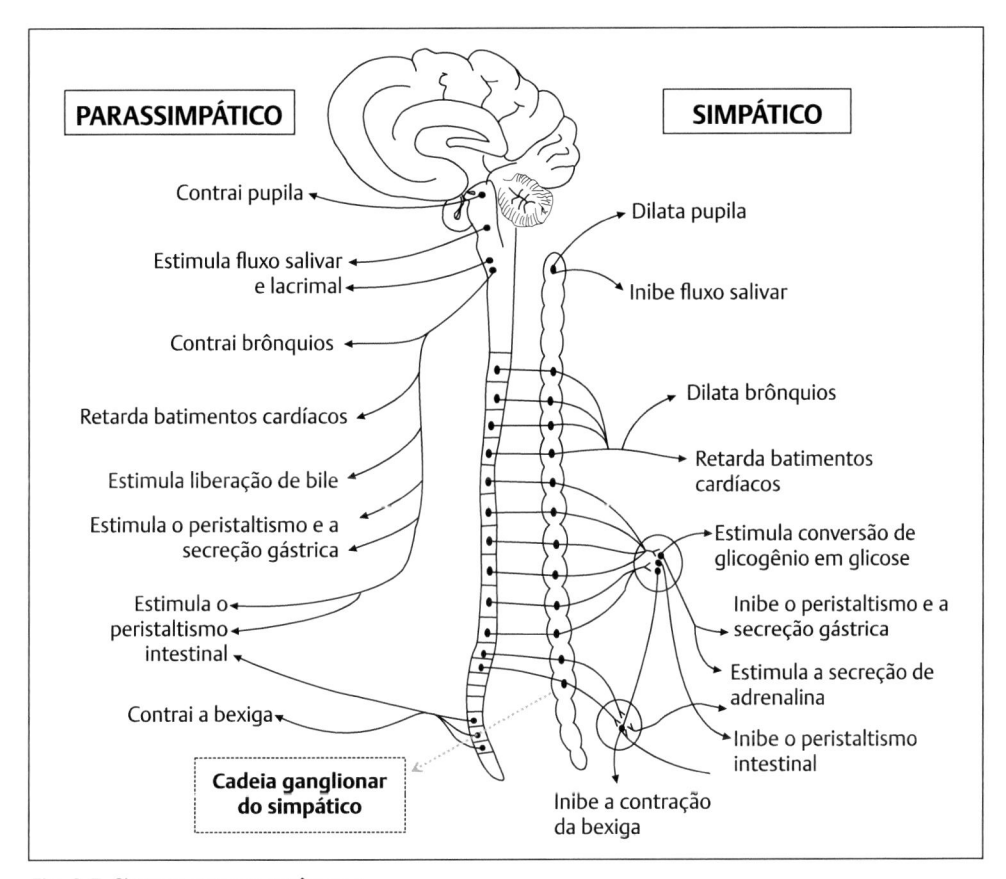

Fig. 2-7. Sistema nervoso autônomo.

Cérebro
O cérebro ou telencéfalo (do grego "*tele*", distante; "*kephalon*", cabeça) é a estrutura na posição mais alta de todo o sistema nervoso. Ele é o real setor de comando e controla as ações motoras, estímulos sensoriais e as funções neurológicas superiores, tais como memória, aprendizagem, pensamento e fala. O cérebro é organizado em dois hemisférios, direito e esquerdo, separados como o nariz, por uma espécie de "septo", chamado fissura longitudinal.

Apesar de separados, trabalham em conjunto e algumas funções são específicas de cada lado. Com relação à funções motoras, o hemisfério direito controla o lado esquerdo do corpo e o hemisfério esquerdo controla o lado direito. Isso porque entre os hemisférios existe uma estrutura chamada corpo caloso, como um feixe de fibras que se cruzam e trocam as informações entre os lados do hemisfério.

Cerebelo
O *cerebelo* ou *metencéfalo* (do grego "*meta*", união, mudança; "*kephalon*", cabeça) representa 10% do volume do encéfalo. O cerebelo é muito importante para nosso estudo, pois

ele é responsável pela manutenção do equilíbrio corporal, o controle do tônus muscular e a aprendizagem motora. Também é organizado em dois hemisférios separados por um tipo de "septo"chamado **vérmis**.

Tronco Encefálico

O tronco encefálico é uma estrutura de formato cilíndrico irregular que possui três partes: *mesencéfalo* (do grego "meso", meio; "*kephalon*", cabeça), *ponte* e *bulbo*. O tronco encefálico é responsável principalmente pelos controles primários do ser humano, tais como fome, saciedade, sede, impulso sexual e tudo que se relaciona à preservação da espécie.

Medula Espinhal

A medula espinhal (miolo da espinha) é o conjunto de estruturas nervosas longas que percorrem todo o centro das vértebras. Sua função principal é receber e enviar os sinais nervosos para o corpo e coordenar respostas reflexas rápidas. O corpo possui 31 pares de nervos espinhais que se conectam com os músculos através dos nervos **a**ferentes (do latim "*a*", aproximação), que **trazem** impulsos do corpo para o cérebro, e dos nervos **e**ferentes (do latim "*e*", movimento para fora), que **levam** impulsos do cérebro para o corpo. Todo o sistema nervoso central é revestido por três membranas que o isolam e o protegem, as chamadas meninges. Nessas membranas, quando ocorre algum tipo de infecção, esta recebe o nome de **meningite**.

Cérebro Trino (Divisão Funcional do SNC)

A organização do SNC que mais me impressionou foi a Teoria do Cérebro Trino (Fig. 2-8), apresentada pelo neurocientista Paul D. MacLean.[7] Ele defende a hipótese de que nós temos o cérebro dividido em três unidades funcionais distintas: o **cérebro reptiliano**, o **sistema límbico** e o **neocórtex**, com base na evolução, desde os cérebros animais mais primitivos até a evolução máxima do *homo sapiens*. Essa divisão funcional é excelente para pensarmos o comportamento emocional do ser humano e suas preferências mentais.

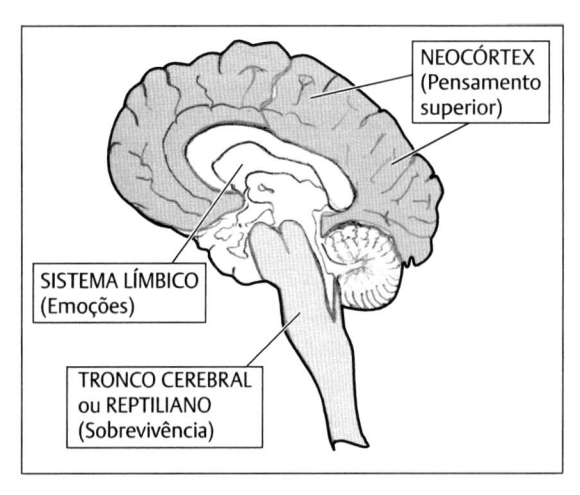

Fig. 2-8. O cérebro trino: reptiliano, límbico e neocórtex.[7]

1. O **cérebro Reptiliano**, ou **cérebro Basal** ou **tronco cerebral**, é constituído pela **medula espinhal** e pelas porções basais do **prosencéfalo** (do grego "*pro*", antes de; "*kephalon*", cabeça), a saber (ponte, cerebelo, mesencéfalo, globo pálido e bulbo olfatório). Essa estrutura, localizada imediatamente acima da medula espinhal, tem a função de gerenciar reflexos simples, muito semelhantes aos animais primitivos, por isso o nome "reptiliano". É a parte cerebral das respostas instintivas, cuja função principal é a sobrevivência, incluindo a regulação de funções básicas e automáticas do corpo, tais como: fome, saciedade, sede, sono, apetite sexual, ou seja, as funções de manutenção da espécie. Os indivíduos com prioridade do cérebro reptiliano terão maior conexão com sua sexualidade e subsistência.
2. O **sistema límbico** ("*limbus*", borda) ou **cérebro emocional** é uma estrutura muito complexa, ainda em estudo, constituída pela amigdala, hipocampo, córtex para-hipocampal, giro do cíngulo, hipotálamo e núcleo ventral estriado. Pelos nomes das estruturas você percebe o quanto ainda precisa ser pesquisado nessa área. O importante é guardar que este setor administra o comportamento emocional dos indivíduos. A inteligência emocional está intimamente relacionada à competência do indivíduo em administrar essa estrutura e sua conexão com as estruturas superiores do **neocórtex**, como explicado a seguir.
3. O **neocórtex** ou **cérebro racional** tem o nome "neo" por ser o mais "novo" na evolução dos mamíferos. É nossa grande máquina pensante e o que nós estamos mais habituados a chamar de "cérebro". O **neocórtex** é o que conhecemos como **córtex cerebral**, **massa cinzenta** e outros possíveis nomes que a literatura usa. É no **neocórtex** que está o nosso grande arquivo, que armazena toda a informação que recebemos e guardamos, e é dividido em quatro lobos, com suas funções específicas, além de administrar todas as nossas funções intelectuais, sensoriais e motoras. Aproximadamente 75% de todos os corpos celulares neuronais do ser humano encontram-se no **neocórtex**. Os indivíduos com prioridade no neocórtex serão aqueles cuja competência intelectual é altamente desenvolvida.

O **neocórtex** é o que coloca o ser humano numa posição superior aos animais inferiores. Segundo MacLean, é por causa do **neocórtex** que o homem pode abstrair e criar invenções e, graças a ele, somos capazes de estudar e aprender novas competências, como o canto, por exemplo. Mais adiante eu mostro o córtex do cantor e suas competências correlacionadas (Fig. 2-9).

O **neocórtex** é subdividido em **lobos** e abaixo está uma lista muito resumida de suas funções principais para sua compreensão didática. No Quadro 2-1, há um resumo de funções cognitivas correlacionadas à aprendizagem.[1,8]

- *Lobo frontal:* responsável pela elaboração do pensamento, planejamento, decisão, programação de necessidades individuais e emoção.
- *Lobo parietal:* responsável pela recepção sensorial de dor, tato, gustação, temperatura, pressão. A área motora está situada no lobo parietal imediatamente atrás da área sensorial e nela ocorre o gerenciamento dos movimentos musculares voluntários. Também está relacionado com a lógica matemática.
- *Lobo temporal:* é relacionado primariamente com o sentido de audição, incluindo o reconhecimento de frequências (tons) e amplitude (intensidade) dos sons. Esta área também participa no processamento da memória e emoção.
- *Lobo occipital:* responsável pelo processamento da informação visual.

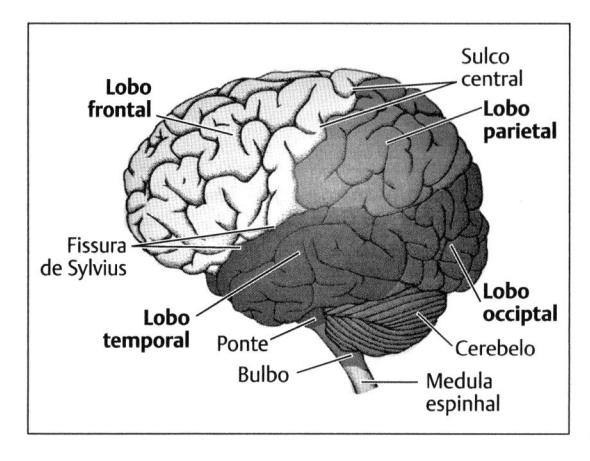

Fig. 2-9. Estrutura do neocórtex.[1]

Quadro 2-1. Localização Inter-Hemisférica e Concomitantes Funções Corticais Superiores (Citado a partir de [1,8])

	Hemisfério esquerdo	Hemisfério direito
Global	▪ Organização e seriação ▪ Análise ▪ Funções tudo ou nada ▪ Processo elaborativo ▪ Processo conceitual ▪ Categorização das alterações do envolvimento ▪ Vigilância primária ▪ Atenção auditiva ▪ Ritmo ▪ Organização volitiva e consciente	▪ Organização gestáltica ▪ Síntese ▪ Funções difusas e graduadas ▪ Processo imediato e emocional ▪ Sustentação da situação do envolvimento ▪ Vigilância secundária ▪ Atenção visual ▪ Música ▪ Organização involuntária e automática
Lobo frontal	▪ Fluência verbal ▪ Regulação do comportamento pela fala ▪ Praxias ▪ Escrita ▪ Consciencialização ▪ Julgamentos verbais	▪ Detecção de erros? ▪ Consciência social? ▪ Julgamentos recentes de tipo verbal
Lobo temporal	▪ Raciocínio verbal ▪ Memória verbal-auditiva ▪ Vocabulário	▪ Padrões do ritmo ▪ Memória visual de longo termo ▪ Memória auditiva não verbal ▪ Memória para faces
Lobo parietal e occipital	▪ Cálculo ▪ Leitura ▪ Escrita ▪ Praxias construtivas ▪ Praxias ideacionais ▪ Síntese Percepção da forma ▪ Aquisições associativas ▪ Apreensão de sequências de objetos e figuras	▪ Percepção do espaço ▪ Percepção de fundo ▪ Discriminação ▪ Praxia construtiva espacial ▪ Memória de curto termo ▪ Reconhecimento visual

Quanto ao sistema de **processamento de conteúdo**, estudos diversos têm assegurado que o hemisfério direito é responsável pelos conteúdos não verbais,[9] enquanto o esquerdo, pelos conteúdos verbais e, de modo global, podem ser agrupados segundo o Quadro 2-1, que mostra as principais atividades dos dois hemisférios com relação às atividades nobres da mente, relacionadas com aprendizagem.

Observe com atenção o Quadro 2-1 e a quantidade de informações que o **neocórtex** precisa administrar. Isso caracteriza a complexidade da aprendizagem de qualquer nova atividade e requer: 1) uma percepção intelectual clara das ações e 2) muita repetição para a fixação das informações verbais, ou não, nos centros de memória. Repetindo: os mecanismos da aprendizagem estão diretamente relacionados com o processo claro, a repetição constante e a motivação emocional.

O sistema de processamento sensorial processa conteúdos não verbais que se distribuem pelos sentidos do tato (tatilcinestesia), da audição e da visão. Ou seja, este sistema capta as informações vindas do exterior. Podem funcionar de modo independente, interrelacionadamente ou integrados. A informação auditiva é processada principalmente nos lobos temporais; a visual, nos lobos occipitais e a tatilcinestésica, nos lobos parietais (Fig. 2-10). O ato do canto e sua aprendizagem utilizam de forma intensa essas áreas, e cada indivíduo pode apresentar diferentes formas de predileção no uso de cada uma delas. Isso faz com que nossas inteligências sejam múltiplas e peculiares a cada cantor.

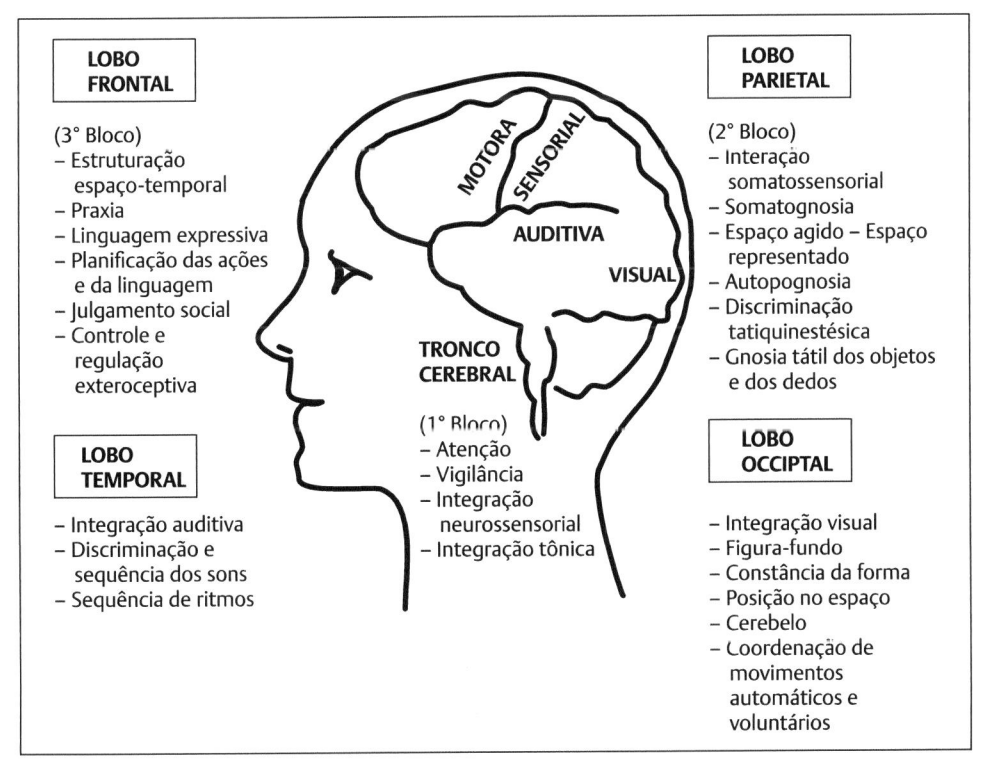

LOBO FRONTAL
(3° Bloco)
– Estruturação espaço-temporal
– Praxia
– Linguagem expressiva
– Planificação das ações e da linguagem
– Julgamento social
– Controle e regulação exteroceptiva

LOBO TEMPORAL
– Integração auditiva
– Discriminação e sequência dos sons
– Sequência de ritmos

LOBO PARIETAL
(2° Bloco)
– Interação somatossensorial
– Somatognosia
– Espaço agido – Espaço representado
– Autopognosia
– Discriminação tatiquinestésica
– Gnosia tátil dos objetos e dos dedos

LOBO OCCIPTAL
– Integração visual
– Figura-fundo
– Constância da forma
– Posição no espaço
– Cerebelo
– Coordenação de movimentos automáticos e voluntários

TRONCO CEREBRAL
(1° Bloco)
– Atenção
– Vigilância
– Integração neurossensorial
– Integração tônica

MOTORA / SENSORIAL / AUDITIVA / VISUAL

Fig. 2-10. Áreas de processamento especializado no cérebro.[8]

O Córtex do Cantor-Ator

Quando decidi ser cantora profissional e deixar a faculdade de medicina, foi porque eu havia percebido o poder que o estudo do canto tinha sobre o cérebro e sua organização. As inúmeras competências mentais que um cantor-ator precisa ter para exercer sua profissão me fascinaram. Além disso, também percebi a importância dessa arte para a manutenção de um cérebro saudável, jovem, motivado e feliz, no sentido de pleno. A Figura 2-11 mostra as várias áreas cerebrais que são altamente estimuladas durante a prática do canto.[10-14]

No caso do artista de teatro musical, ainda mais, pois a atividade motora é altamente estimulada no ato de dançar. Tenho certeza que é por isso que o público fica muito impactado ao assistir um espetáculo com tantos estímulos: visuais, auditivos, emocionais, cinestésicos. Ouso dizer que Richard Wagner, quando falou em *Gesamtkunstwerk* (Trabalho de Arte Total), já estava prevendo a criação do teatro musical como evolução da ópera.

As evidências das atividades cerebrais, sejam corticais ou mais profundas, são muito difíceis de ser mapeadas. Grande parte das atividades foram descobertas casualmente pela perda da função (acidentes, derrames, aneurismas, tumores) e não pela análise direta das mesmas. Para se provar uma função específica de uma área cerebral seria necessário colocar eletrodos em uma pessoa acordada e ativa. Muitas pesquisas têm sido feitas por meio de exames não invasivos, mas muito ainda deve ser pesquisado nessa área.

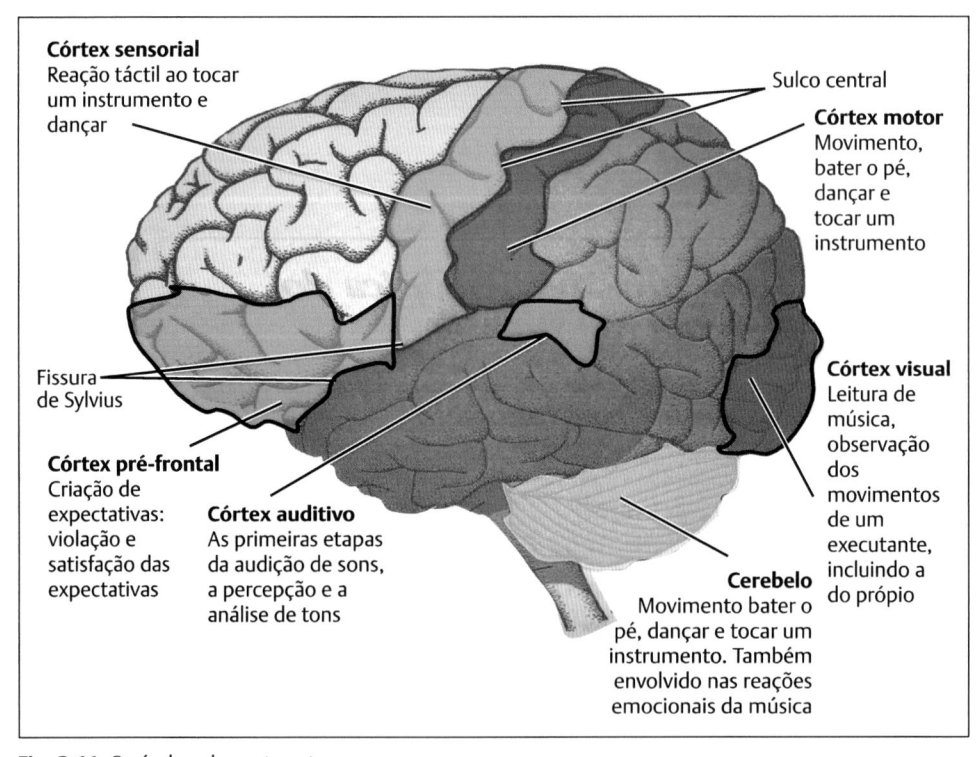

Córtex sensorial
Reação táctil ao tocar um instrumento e dançar

Sulco central

Córtex motor
Movimento, bater o pé, dançar e tocar um instrumento

Fissura de Sylvius

Córtex pré-frontal
Criação de expectativas: violação e satisfação das expectativas

Córtex auditivo
As primeiras etapas da audição de sons, a percepção e a análise de tons

Cerebelo
Movimento bater o pé, dançar e tocar um instrumento. Também envolvido nas reações emocionais da música

Córtex visual
Leitura de música, observação dos movimentos de um executante, incluindo a do próprio

Fig. 2-11. O cérebro do cantor-ator.

Sistema Nervoso Periférico (SNP)

O SNP é formado por **nervos cranianos**, **nervos espinhais** e **gânglios**, que são os responsáveis pela conexão eletroquímica entre o SNC e o corpo. Lembre que os nervos são longos "fios" de axônios que conectam o SNC aos órgãos e músculos através do impulso nervoso.

Os nervos podem ser classificados de acordo com a direção do impulso da seguinte maneira:

1. **Nervos aferentes (sensitivos):** chegam da periferia do corpo trazendo impulsos para o SNC.
2. **Nervos eferentes (motores):** enviam impulsos do SNC para o corpo, principalmente músculos ou glândulas.
3. **Nervos mistos**: são nervos compostos tanto por fibras sensoriais quanto motoras, por exemplo, os nervos espinhais e o nervo vago.

Nervos

1. **Nervos cranianos:** são compostos por 12 pares e fazem a conexão entre o encéfalo e as estruturas do corpo.
2. **Nervos espinhais:** são compostos por 31 pares e fazem a conexão entre a medula espinhal e as estruturas do corpo.

Nervos Cranianos

Os nervos cranianos são os nervos nobres do corpo e estão altamente relacionados com o ato de cantar. Enquanto os 31 pares de nervos espinhais vão cuidar do sistema estrutural, algumas funções sensoriais e dos reflexos, os nervos cranianos, que são 12 pares, vão se ocupar de funções motoras e sensoriais especiais. Eles se originam diretamente de diversas estruturas do **encéfalo** (lembre que encéfalo é o conjunto de cérebro, cerebelo e tronco encefálico). Cada par recebe o nome de acordo com sua função, o que facilita bastante a sua compreensão, e são numerados da parte mais superior para inferior de sua origem no encéfalo. Todas as correlações como as estruturas usadas no canto estão indicadas em seu nervo correspondente.

  I. **Nervo olfatório**: os nervos que se originam das células ciliadas especializadas na fossa nasal, passam pela lâmina crivosa do crânio (osso cheio de perfurações) formam o **nervo olfatório**. São exclusivamente **sensitivos** e conduzem os impulsos do olfato para várias regiões cerebrais responsáveis por sua interpretação. A olfação tem conexão com paladar e memórias olfativas emocionais.
 II. **Nervo óptico**: são os nervos formados a partir dos feixes de fibras nervosas oriundos da **retina**. São exclusivamente *sensitivos* e conduzem os impulsos para o lobo occipital no cérebro.
III. **Nervo oculomotor**: como o próprio nome descreve, é o nervo que controla os movimentos mecânicos dos olhos, movimento **motor**. É importante para o estudo do canto, tanto para o posicionamento para leitura e estudo de partitura como para o posicionamento do olhar (foco no sentido teatral) durante a *performance*.
 IV. **Nervo troclear**: assim como o oculomotor, relaciona-se com a movimentação dos olhos, mas também é **sensitivo**. Tróclea é uma região pelo qual o nervo passa.
  V. **Nervo trigêmeo**: é **motor** e **sensitivo**. A função motora controla a mastigação e a função sensitiva explica o nome "tri", pois apresenta três ramos: o oftálmico, o maxilar e o mandibular. De forma bem simplificada, ele inerva a face, parte do couro cabeludo

e regiões mais internas do crânio. Este par mostra interferência considerável no controle da musculatura facial relacionada com a psicomotricidade oral, extremamente importante para o canto.
VI. **Nervo abducente** (do latim "ab", que abre): nervo **motor** que inerva o músculo reto lateral do olho, afastando-o para o lado.
VII. **Nervo facial**: é **sensorial** e **motor**. Sua parte motora cuida das expressões faciais, secreção de saliva e produção da lágrima. Sua porção sensorial age na sensibilidade muscular e gustatória (recebe o nome de nervo intermédio). Muito relevante para as expressões artísticas no canto.
VIII. **Nervo vestibulococlear**: somente **sensorial**. Seu nome é oriundo de sua inervação do **vestíbulo** (anéis do ouvido interno, responsáveis pelo equilíbrio) e da **cóclea** (o "caracol" do ouvido interno), estrutura responsável pela captação dos sinais auditivos. Altamente prioritário para o estudo do canto e sua realização.
IX. **Nervo glossofaríngeo**: ação **sensitiva** e **motora**. Sua parte **sensitiva** age na língua (glosso), faringe e tuba auditiva. Sua parte **motora** controla os músculos faríngeos, extremamente relevantes para o desenho do trato vocal, que é um tubo acima das pregas vocais, responsável pelos ajustes acústicos da voz (detalhes nos Capítulos 5 e 9).
X. **Nervo vago** (inverva várias regiões distintas): ação **sensitiva** e **motora**. É o nervo que acalma a ansiedade da *performance*, pois tem ação parassimpática nos órgãos internos que inerva. Mantem nossas funções vitais (respiração, frequência cardíaco, peristaltismo), e vale ressaltar que o nervo laríngeo recorrente e o superior, que inervam pregas vocais, são ramos deste nervo. Uma ação muito comum do nervo vago é a sensação de baixa energia em dia de *performance*, economizando nossa energia para ser usada no momento real da *performance*.
XI. **Nervo acessório**: exclusivamente **motor**, controla a deglutição e os movimentos de cabeça e pescoço. Com certeza, os cantores com ansiedade de *performance* sentirão a ação do nervo acessório enviando estímulos excessivos para a região que este inerva.
XII. **Nervo hipoglosso** ("abaixo da língua"): exclusivamente **motor**. É o nervo do controle pleno da movimentação da língua. Essa ação está diretamente correlacionada com a articulação dos fonemas e com os ajustes acústicos da voz influenciados pela língua.

Gânglios
Os gânglios nervosos são aglomerados de células nervosas. Quando localizados no SNC, são chamados de núcleos. São dois os tipos principais de gânglios: o grupo cranioespinhal (**sensitivo**) e o gânglio visceral motor (SNA). Parecem constituir um centro de redistribuição complexa dos impulsos nervosos, como se fossem "provedores de internet" espalhados pelo corpo para organizar o fluxo de informação.

ÁREAS CEREBRAIS FUNCIONAIS
Nesta parte do livro está a essência da aprendizagem. Apesar de haver uma discussão sobre aprendizagem no Capítulo 11 sobre Pedagogia Vocal, é aqui que apresento o mecanismo de aprendizagem dentro do processamento cerebral.

A percepção do mundo exterior é captada pelos sentidos e o "mundo interior" é captado pelos sensores do corpo, e tudo é administrado na área sensitiva. As ações motoras, que se referem aos movimentos corporais que o cantor-ator e bailarino vão utilizar em sua profissão, são administradas pelas áreas motoras. A memória é fundamental para a aprendizagem e está distribuída por todo córtex. Entretanto, as áreas de associação cerebrais são as áreas de interconexão entre os diferentes lobos cerebrais e administram todas as atividades correlacionadas com o canto e sua execução. Nessas áreas de associação está o grande mistério da memória e aprendizagem humanas ainda em estudo.

Função Motora e Sensorial
A função motora será discutida no Capítulo 3, o sistema estrutural. Nesse capítulo, abordarei a percepção sensorial através dos receptores distribuídos em todo corpo.

Função Sensorial
São muitos os tipos de receptores do corpo humano. É preciso entender sua função e sua localização. Podem estar na parte externa do corpo, monitorando pressão, temperatura, dor, ou podem estar na parte interna, monitorando também a movimentação do corpo, dor, pressão sanguínea, pH do sangue etc. Como são muitos precisamos organizá-los por função. A Figura 2-12 ilustra alguns dos receptores do corpo.[1,2]

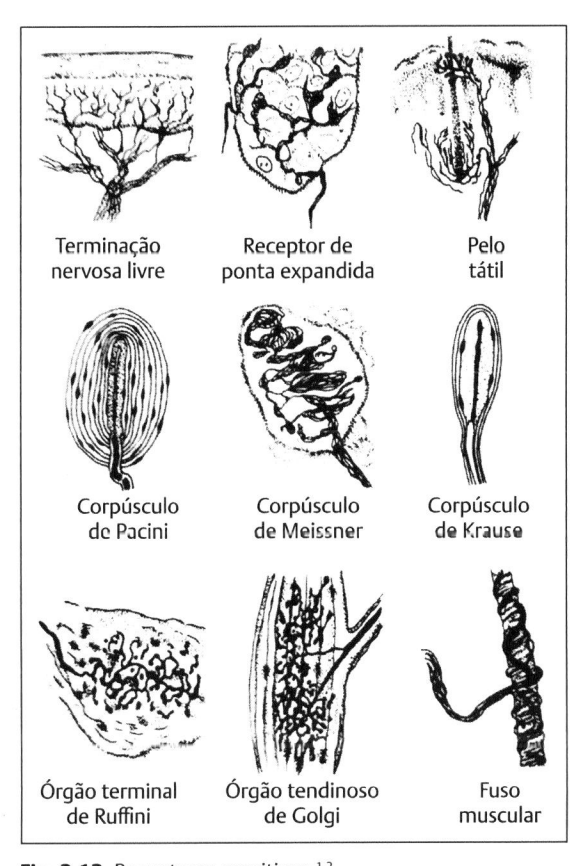

Fig. 2-12. Receptores sensitivos.[1,2]

PROPRIOCEPÇÃO

Para o cantor-ator este é um dos aspectos sensoriais mais importantes da relação corpo-voz. **Propriocepção** é um termo que significa a percepção do próprio corpo. Nós tendemos a prestar atenção apenas nos grandes cinco sentidos principais, que são conscientes: visão, audição, tato, olfato e paladar. Entretanto, muitos outros "sensores" estão distribuídos por todo o corpo informando sensações automáticas. No nosso caso, a **propriocepção** é a capacidade que o corpo tem de monitorar todas as informações posturais através do sistema nervoso central, e, para fazer esse monitoramento, existem vários receptores especializados que mandam informações o tempo todo para o cérebro.

Os **proprioceptores** são **mecanoceptores** que são encontrados em músculos, tendões, ligamentos e articulações. Também são encontrados no ouvido interno (labirinto) com a função de manter o cérebro informado sobre as posições em que estamos: deitados, de pé, alinhados, curvos, por exemplo. Em outras palavras, **propriocepção** é a consciência dos movimentos produzidos pelo nosso corpo e membros.

Os receptores sensoriais são células especializadas cuja função é transcodificar bioquimicamente a linguagem recebida do mundo exterior e interior do corpo para a linguagem que o sistema nervoso central compreende. Esses receptores são de diversos tipos. Nós estamos familiarizados com as células dos sentidos, mas nossos sentidos são muito mais complexos que isso.

Mais detalhes da inervação das estruturas do sistema fonatório são descritos no Capítulo 5.

COGNIÇÃO E APRENDIZAGEM

Guyton registra a essência dos mecanismos,[1,2] que se conhecem hoje, sobre **pensamento**, **memória** e **aprendizagem**. Ele diz que o **pensamento** seria cada instante de **atenção** a um determinado assunto ou imagem e a própria **atenção** pode ser definida como **consciência**, no sentido "ter consciência" ou "ter conhecimento". Com base nisso, Guyton afirma que **memória** é capacidade de lembrar de um **pensamento** pelo menos uma vez e **aprendizado** é a capacidade do sistema nervoso de armazenar **memórias**, e todos esses aspectos estão absolutamente intrincados entre si.

Para ocorrer qualquer aprendizagem, é preciso captar as informações externas por meio dos sentidos. Os mais importantes são **visão** e **audição**, seguidos do **tato** (incluindo aqui a **propriocepção**), principalmente no caso do canto e da dança. Os sentidos de olfato e paladar não tem relação direta com a arte do canto, mas podem ser relevantes para os atores e sua relação emocional com memórias de olfato e paladar. Relembrando, nas áreas de associação cerebral, que integram as diversas regiões cerebrais, estão as memórias mais importantes no processo cognitivo. São tão importantes que tenho usado essa informação para estimular o córtex de dois alunos com paralisia cerebral. Por meio de estímulos associados com memória afetiva, visual ou outras áreas, tenho obtido resultados muito positivos no processo de aprendizagem deles. Entretanto, eu precisaria desenvolver uma pesquisa muito mais abrangente para provar o que estou dizendo. Considere isso um *feedback* para exemplificar a importância da exploração das áreas de associação cerebral no ensino-aprendizagem de qualquer atividade corporal ou mental.

O funcionamento do cérebro avançou muito nos últimos anos, mas ainda apresenta restrição em função da invasividade dos procedimentos. Como dito anteriormente, a maioria das descobertas tem sido feita com base em lesões, traumas de guerra, indivíduos que autorizam pesquisas no tecido cerebral *post mortem*, e em pesquisas em primatas.

Apesar disso, o resultado parcial dessas pesquisas nas diversas áreas cerebrais pode ser visto no Quadro 2-2. Enquanto o Quadro 2-1 foi organizado por um pedagogo, o Quadro 2-2 é fornecido pela maior autoridade em Fisiologia Médica.

Quadro 2-2. O Cérebro[1,2]

Parte	Localização e função
Lobos Cerebrais	
Frontal	Anterossuperior
Parietal	Superior na parte média
Occipital	Posterior
Temporal	Lateral
Ínsula	Na profundidade da fissura lateral
Principais fissuras e sulcos	
Fissura longitudinal	Separa os dois hemisférios cerebrais
Sulco central	Separa os lobos frontal e parietal
Fissura lateral	Separa o lobo temporal do lobo frontal e de parte do lobo parietal
Sulco parietoccipital	Separa as partes superiores dos lobos parietal e occipital
Principais componentes estruturais	
Córtex cerebral (substância cinzenta)	Fina cama superficial, formada, principalmente, por bilhões de corpos celulares neuronais
Núcleos profundos (também de substância cinzenta)	
Gânglios basais	Os mais importantes são: 1) núcleo caudado; 2) putame; 3) globo pálido
Algumas estruturas límbicas	
Substância branca	Formada por bilhões de fibras nervosas, mielinizadas em sua maioria
Áreas funcionais	
Áreas motoras	Localizadas na parte posterior do lobo frontal
Córtex motor	Controla as atividades musculares individuais
Córtex pré-motor	Controla os padrões das contrações musculares coordenadas
Área de Broca	Controla a fala
Córtex somestésico	Lobo parietal: detecta as sensações táctEis e proprioceptivas
Área visual	Lobo occipital: detecta as sensações visuais
Área auditiva	Lobo temporal superior: detecta as sensações auditivas
Área de Wernicke	Lobo temporal superoposterior: analisa a informação sensorial de qualquer tipo
Área de memória a curto prazo	Partes inferiores do lobo temporal
Área pré-frontal	Metade anterior do lobo frontal – "elaboração do pensamento"

CONCLUSÃO

Neurociência é a ciência do futuro. Se você acha complexo o tema, leia este capítulo algumas vezes e complete seu conhecimento pelos inúmeros vídeos que estão difundidos na *web*. Vivemos num momento privilegiado, onde o acesso à informação é vasto e democrático. Uma autoridade na área de inteligência emocional que oferece muitos dados confiáveis e uma vasta literatura extra para consulta é o neurocientista brasileiro Pedro Calabrez. O canal dele está repleto de indicações de livros nessa área para quem quer pesquisar mais profundamente o assunto. Quando pesquisar, procure um autor confiável e siga suas indicações.

Meu maior objetivo é que você possa compreender a inervação das estruturas envolvidas na fonação (pregas vocais e trato vocal), respiração e postura. Compreenda a importância do conhecimento das estruturas do cérebro envolvidas nos mecanismos da aprendizagem, memória e emoção, e sua interconexão profunda. Este capítulo prepara você para entender com mais facilidade os Capítulos 4 e 5. Não é possível fazer uma carreira sólida como cantor-ator sem cuidar do seu corpo integrado e obter autoconhecimento suficiente para administrá-lo de modo ideal. Por isso, o nome deste livro é: Voz, Corpo, Equilíbrio.

REFERÊNCIAS BIBLIOGRÁFICAS

1. Guyton A. *Neurociência básica*. Rio de Janeiro: Guanabara Koogan; 1993. (Anatomia e fisiologia. p. 93. Evidências sobre canto. p. 217. Funções cerebrais. p.15. Eletrólitos e substâncias e relação com a membrana celular. p. 69).
2. Guyton A. *Fisiologia médica*. Rio de Janeiro: Interamericana; 1977. (Evidências sobre o canto e aprendizagem. p. 656. Receptores. p.93).
3. Leeson & Leeson. *Histologia*. Rio de Janeiro: Interamericana; 1977.
4. Blyth L. *O poder do cérebro e da mente*. Rio de Janeiro: Qualitymark; 2007.
5. Póvoa H. et al. *Nutrição cerebral*. Rio de Janeiro: Objetiva; 2005.
6. Barbosa C. *Equilíbrio e resultado*. Rio de Janeiro: Sextante; 2012.
7. Maclean PD. *The triune brain in evolution*. New York: Plenum 1990. In: Goleman D. Inteligência Emocional. Rio de Janeiro: Ed. Objetiva; 2012.
8. Fonseca V. *Introdução às dificuldades de aprendizagem*. 2 ed. Porto Alegre: Artes Médicas; 1995. p. 173.
9. Fonseca V. *Introdução às dificuldades de aprendizagem*. 2 ed. Porto Alegre: Artes Médicas; 1995. p. 141.
10. Jourdain R. *Música, cérebro e êxtase*. Rio de Janeiro: Ed. Objetiva; 1998.
11. Levitin D. *A música em seu cérebro*. 2 ed. Rio de Janeiro: Civilização Brasileira; 2010.
12. Davidson R. J. *O estilo emocional do cérebro*. Rio de Janeiro: Sextante; 2013.
13. Ostrower F. *Criatividade e processos de criação*. 24 ed. Petrópolis: Editora Vozes; 1977.
14. Chomsky N. *Linguagem e mente*. Editora UNESP; 2009.

LEITURAS SUGERIDAS

Ajuriaguerra J, Hecan H. *Le Cortéx cérébral*. Paris: Ed. Masson & Cie; 1964.
Diamond S. *The double brain*. London: Ed. Churchill Livingstone; 1972.
Eriksson PS. et al. Neurogenesis in the adult human hippocampus. *Nat Med* 1998 Nov;4(11):1313-7.
Gage FH. Como nascem os neurônios. *Mente & cérebro*. ed. 178, nov. 2007.
Goleman D. *Inteligência Emocional*. Rio de Janeiro: Objetiva; 2012.
Gould E, Beylin A, Tanapat P, Reeves A, Shors TJ. Learning enhances adult neurogenesis in the hippocampal formation. *Nat Neurosci* 1990 Nov;2(3):260-5.
Kempermann G, Kuhn HG, Gage FH. More hippocampal neurons in adult mice living in an enriched environment. *Nature* 1997 Apr;386(6624):493-5.

Pendield W, Roberts L. *Speech and brain mechanisms*. New Jersey: Ed. Princeton University press; 1959. In: Fonseca V. *Introdução às Dificuldades de Aprendizagem*. 2. ed. Porto Alegre: Artes Médicas; 1995.

Rehen S, Paulsen B. A fonte da renovação. *Mente & Cérebro* ed. 178, nov. 2007.

Van Praag H, Schinder AF, Christie BR, et al. Functional neurogenesis in the adult hippocampus. *Nature* 2002 Feb;415(6875): 1030-4.

SISTEMA ESTRUTURAL: ANATOMIA, FISIOLOGIA, TREINAMENTO FÍSICO E POSTURA

CAPÍTULO 3

MÚSCULOS, OSSOS E CARTILAGENS

No primeiro capítulo, eu abordei o conceito de corpo integrado. No segundo, discutimos a máquina cerebral, cognição e aprendizagem. Neste capítulo, você terá uma visão anatômica geral do corpo humano com foco no sistema musculoesquelético, pois este é o sistema responsável por nossa atividade motora, controlado pela vontade. A voz humana para ser produzida depende de um sistema complexo do qual o sistema muscular e seus subsistemas formam efetivamente a base do treinamento. Não podemos separá-los, mas didaticamente compreenderemos melhor o todo identificando suas partes. No capítulo anterior, compreendemos como a mente gerencia toda essa máquina. Aqui, partimos para a ação, literalmente.

O sistema estrutural do corpo humano é composto pelo sistema ósseo e o sistema muscular, que estão em total integração. Embriologicamente falando, o sistema ósseo e o muscular são especializações do tecido conjuntivo. Inclusive, as células sanguíneas são diferenciações do tecido conjuntivo. Logo, osso, músculo e sangue são "primos entre si".

No embrião, começam a aparecer a partir do **mesênquima** (oriundo da **mesoderme**) e sofrem processos de condrificação (transformação em cartilagem) até ossificarem totalmente na vida adulta.[1] A Figura 3-1 mostra esquematicamente a evolução tecido ósseo.

Por que faço questão de falar no desenvolvimento do osso? Porque muitos cantores, professores, maestros e familiares não sabem do impacto que um estudo vocal abusivo com excesso de peso pode interferir no desenvolvimento dos ossos e cartilagens laríngeas de cantores jovens. Os músculos estão fixados aos ossos através de algum tipo de estrutura fibrosa e a contração com uso de peso impede o crescimento ósseo. Tenderão a ser adultos de estatura baixa. Assim como no jovem ocorre restrição de crescimento, no processo de envelhecimento (após os 60 anos de idade), ocorrem alterações osteomusculares que devem ser conhecidas e observadas com atenção para serem minimizadas. A mais comum é a osteoporose, que fragiliza a ossatura. A outra é a perda de massa muscular.

Quero incluir também muitos casos de fratura óssea por excesso de peso na musculação, por treinamento abusivo. Assim como o excesso de peso afeta os músculos estruturais do corpo, também afeta diretamente as pregas vocais, como será discutido mais adiante neste capítulo.

DESENVOLVIMENTO DA VOZ

Para ilustrar o que afirmei acima, apresento uma discussão sobre as fases de desenvolvimento da voz fundamental para o cantor-ator profissional e o professor de canto para o estabelecimento de um processo de estudo saudável e consciente:

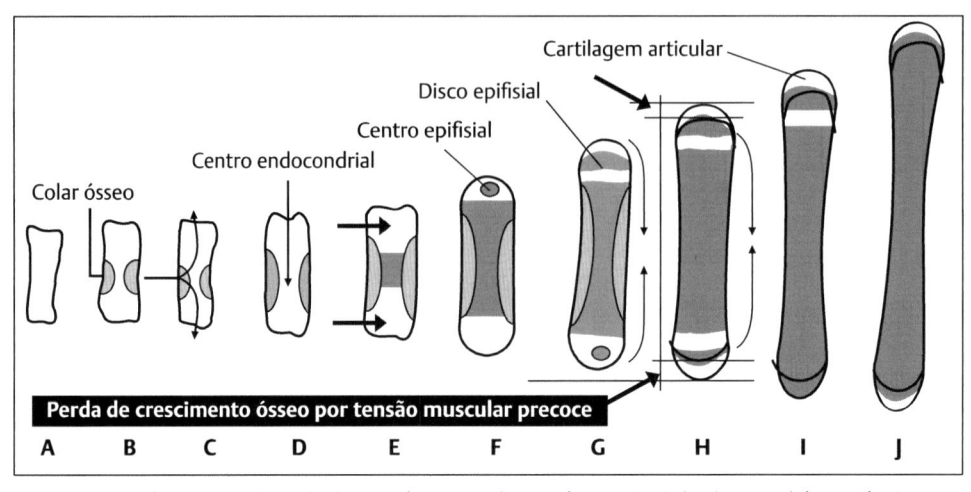

Fig. 3-1. Desenho esquemático do desenvolvimento do osso longo: **(A-J)** desde o modelo cartilagíneo até a ossificação completa.¹

1. **Voz jovem:** a primeira fase da voz jovem termina em torno dos 21 anos de idade. Esta é a primeira fase de maturação da laringe. A voz adolescente tanto masculina quanto feminina enfrenta a muda vocal, muito importante nesse período. É importante registrar que a muda na voz masculina dura cerca de seis meses de conflito mais evidente. Mas tanto rapazes quanto moças enfrentam uma instabilidade vocal suficiente para que o professor de canto a perceba. Há uma oscilação e um conflito nos ajustes leves e pesados, e a presença de uma disfonia sutil, que deve ser administrada com exercícios de leveza para evitar qualquer dano laríngeo indesejável.
2. **Voz adulta:** dos 21 aos 35 anos, a voz adulta encontra-se em pleno vigor físico. Nesse período, a voz já apresenta resposta vocal estável, maior resistência ao estudo e à prática. No treinamento lírico, espera-se que, em torno dos 24 a 27 anos de idade (alguns cantores são mais precoces), o cantor profissional já esteja preparado para fazer papéis protagonistas em óperas cuja orquestração não seja tão densa. Quanto mais agudas e leves as vozes, mais cedo o cantor deve começar sua carreira profissional. No canto popular, isso também pode ser aplicado, mas não é um fato obrigatório ou tão relevante como no estudo do canto lírico.
3. **Voz madura:** dos 36 aos 59, nos casos de cantores que mantêm um uso vocal bem treinado, executando repertório adequado, o cantor vai usufruir de seu período de maior consciência e controle vocal. Nessa faixa de idade, espera-se que o cantor-ator esteja no auge de sua carreira. A musculatura estará treinada e as cartilagens já terão se formado e começam a se calcificar.
4. **Voz senil:** a literatura aponta a senilidade vocal a partir dos 60 anos, quando dois fatores principais afetam a voz nesse período: flacidez muscular e desidratação das mucosas. Entretanto, observa-se que alguns cantores muito treinados conseguem manter a voz em condições de uso profissional até seus 70, 80 anos. E alguns grandes nomes, como Bibi Ferreira (cantora-atriz) e Nisa de Castro Tanque (cantora lírica), são exemplos de longevidade vocal por sabedoria na escolha de repertório e cuidados vocais permanentes.

Durante o desenvolvimento do ser humano, ocorre um lento processo de ossificação das cartilagens laríngeas que, com exceção das cartilagens cuneiformes e corniculadas, termina por volta dos 65 anos. A estrutura laríngea, nessa fase, encontra-se mais ossificada e calcificada.

No recém-nascido, a laringe encontra-se no nível da vértebra C3. A descida da laringe no pescoço chega até as vértebras C5 e C6 por volta dos 5 anos. Essa descida fisiológica continua até vértebra C7 (vértebra proeminente), entre os 15 e 20/21 anos de idade. Vários abaixamentos perceptíveis ocorrem até cerca dos 65 anos de idade.[2,3] Durante minha prática, percebi nitidamente um abaixamento entre os 36 e os 40 anos de idade. Nesse período, a voz profissional atinge seu apogeu de maturidade, no qual o timbre ganha uma cor mais escura e plena de ressonâncias (nas vozes treinadas). Após os 70 anos de idade, a literatura aponta para uma queda de *pitch*, uma masculinização na voz feminina em oposição a uma feminilização do *pitch* masculino. O treinamento vocal e a prática de exercícios físicos certamente retardam a descida da laringe, em função do tônus corporal global do cantor profissional.

As pregas vocais apresentam tamanhos variados conforme idade e sexo: elas medem entre 6 e 8 mm na infância; 12 a 17 mm em mulheres adultas e 17 a 23 mm em homens adultos. Estas dimensões aumentam progressivamente até cerca dos setenta anos para ambos os sexos.[2,3]

As articulações, ligamentos e cartilagens vão perdendo massa e tamanho, assim como sua mobilidade. A perda de massa muscular é notória em todo o corpo, e perceptível muito antes dos sessenta anos. Junta-se a isso a desidratação tecidual global, que reduz a massa das pregas vocais, dificultando o fechamento completo das mesmas, presentes principalmente nas passagens de registro médio da voz feminina. Em contrapartida, os homens perdem potência nos graves e capacidade de sustentação.

Histologicamente, ocorre uma perda visível das fibras colágenas e elásticas da lâmina própria (ver Capítulo 5). A partir dos quarenta anos, as fibras elásticas sofrem adelgaçamento e inicia-se um processo de fibrose e desorganização das camadas intermediárias da prega vocal. Entretanto, eu insisto, os cantores que procuram manter o uso vocal saudável, praticam atividades físicas regulares e cantam profissionalmente o repertório adequado à sua natureza vocal retardam consideravelmente o processo de envelhecimento da voz.

Outras alterações que podem estar presentes no processo da senilidade incluem as alterações neurais do nervo laríngeo recorrente, resultando em tremores, debilidade vocal e instabilidade do *pitch*. As perdas hormonais alteram a produção de muco, incluindo espessamento e escassez. Também é frequente a instabilidade de deglutição por flacidez geral da musculatura da faringe. É aconselhável o acompanhamento de um otorrinolaringologista com atuação em voz, assim como fonoterapia de acompanhamento e de tonificação vocal, e, principalmente, atividade física regular, incluindo exercícios aeróbicos e de fortalecimento muscular global.

TREINAMENTO FÍSICO

O músculo pode estar em repouso, alongado ou encurtado. Na contração muscular, entretanto, pode haver encurtamento do músculo (contração isotônica) ou não encurtamento (contração isométrica). Estudos atuais apresentam divergências de opinião principalmente com relação ao treinamento pesado.[4] Mas outros estudos apontam dados tais como o exercício que se faz numa área do corpo, mesmo pequena, como causa de estresse em todo o corpo. Esse fato vem corroborar minha opinião sobre o corpo integrado e como as atividades físicas abusivas comprometem a voz – uma atividade física pesada vai certamente impactar na laringe. Há evidências de que a ausência do fechamento glótico impede que o indivíduo levante qualquer peso. Logo, o excesso de peso irá sobrecarregar diretamente a laringe. Algumas pessoas me perguntam: "Cantores devem ou não malhar?" Eu afirmo que, segundo as pesquisas mais recentes, cantores devem praticar exercícios regulares, evitando abuso de peso, para não haver hipertrofia da musculatura laríngea. Eu costumo usar a expressão: "Hulk não dança *ballet*". A hipertrofia da musculatura da laringe e pregas vocais resultarão numa voz robusta, mais grave, com muita resistência, mas pouca flexibilidade. Dependendo do gênero de música que se canta, pode até ser possível manter-se uma voz robusta, mas para canto artístico, que exige sutilezas, o peso excessivo não será aconselhável.

Por outro lado, a falta de exercício vai impactar negativamente sobre o canto, pois um corpo sem atividade física é um corpo sem resposta muscular adequada. É um corpo sem vida, sem jovialidade e sem resistência. Uma carreira profissional como cantor de ópera ou de teatro musical, ou como solista de *pop*, *rock*, axé e outros gêneros de alta demanda vocal e física exige certamente uma resistência física enorme. Exercitar é palavra de ordem.

Como nós cantores somos atletas, nossos músculos precisam de muita energia e eu sempre tive curiosidade de entender por quê. E a explicação está na fisiologia da **célula muscular**, principalmente no papel das **miofibrilas** (ver detalhes no Anexo 1).

Uma das coisas mais importantes sobre a fisiologia dos músculos é compreender o uso de energia nas fibras musculares e que elas apresentam desenvolvimentos diferentes conforme o treinamento feito pelo indivíduo. Primeiramente, segundo a literatura, cada indivíduo nasce com um número determinado de fibras dos tipos pré-definido geneticamente, como mostrado a seguir no Quadro 3-1.

Quadro 3-1. Tipos de Fibras de Acordo com Aspectos e Função[5]

Tipo I	Tipo IIa	Tipo IIx
Vermelha	**Intermediária**	**Branca**
Altamente irrigada	Menos irrigada que a do Tipo I	Pouco irrigada e adaptativa
Altamente resistentes à fadiga	Resistentes à fadiga	Contração muito rápida. Baixa resistência à fadiga
Diâmetro reduzido	Diâmetro normal	São as de maior diâmetro
Contração lenta	Contração rápida	Contração muito rápida
Metabolismo aeróbico oxidativo; muitas mitocôndrias. Energia é O_2	Metabolismo principalmente oxidativo; algum consumo de glicose	Metabolismo aeróbio por glicose, baixos níveis de enzimas oxidativa; alto consumo de glicogênio
Caminhar, malhar, exercícios aeróbicos	Maratonas, natação, ciclismo	Levantamento de peso, 100 metros rasos
Alta resistência vocal para sustentação e longo uso vocal	Voz flexível, adaptável para sustentação e agilidade	Baixa resistência vocal para sustentação e facilidade para agilidade

O conhecimento dos tipos de fibras do corpo humano nos ajudam a compreender o fenômeno da potência e resistência vocais. O Quadro 3-1 mostra que as fibras vermelhas apresentam alta resistência e resposta lenta. As fibras brancas são rápidas, porém entram em fadiga rapidamente.[5,6]

Os músculos intrínsecos da laringe organizam-se basicamente da seguinte maneira[5]:

1. Músculos rápidos são TA, CAL e AA, sendo TA e CAL os mais rápidos da laringe por sua função adutora com objetivo de preservar a vida pelo fechamento glótico – mais ricos em fibras do tipo II.
2. Músculos resistentes à fadiga são CT e CAP – mais ricos em fibras do tipo I.

A prega vocal, cujo corpo é formado pelo músculo tireoaritenóideo, é composta principalmente, na verdade, por duas camadas musculares (ainda não existem evidências claras sobre a sofisticação do TA). Considerando a natureza genotípica, alguns indivíduos possuem uma mistura de fibras mais resistente e toleram mais tempo de estudo, outros indivíduos, com outra mistura de fibras, entram em fadiga mais rapidamente. Na minha prática, tenho observado que as vozes mais graves (pregas vocais mais espessas e laringes maiores e mais robustas) demoram mais a entrar em fadiga. Quanto mais aguda a voz, mais frágil, em geral, é o sistema laríngeo e maior é a tendência à fadiga ao peso devido às proporções menores de fibras de alta resistência.[5] Ao mesmo tempo que sopranos agudos de vozes leve fadigam com o excesso de peso, também são as vozes que apresentam maior resistência ao tempo de uso vocal, provavelmente pela adequação do repertório a esse tipo vocal. Mas é fato que cantar repertório de agilidade causa muito menos impacto vocal e permite maior tempo de uso.

Os tipos de fibra muscular interferem tanto na musculatura laríngea quanto no tônus corporal global. Relembrando que cada indivíduo apresenta uma quantidade de fibras de cada tipo predeterminadas geneticamente.

Há evidências na literatura de que cantores e atores podem desenvolver suas vozes com base no treinamento muscular vocal específico.

Com base no conceito de Percentagem de Recrutamento Motor de Henneman,[7] na Figura 3-2, observamos a descrição do processo gradual de distribuição de uso das fibras musculares proporcionalmente à demanda utilizada (primeiro tipo I, seguido de tipo IIa e IIx).

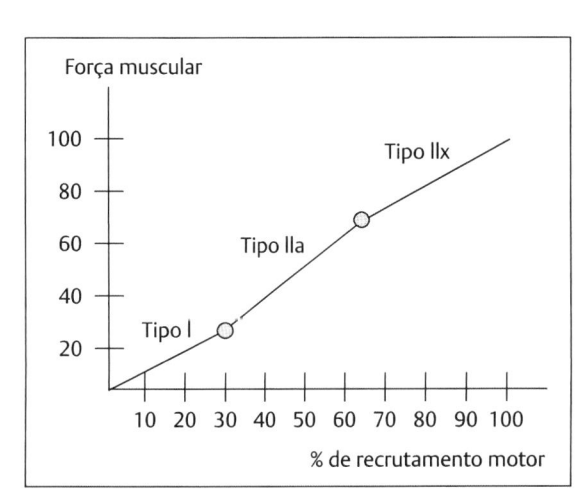

Fig. 3-2. Tipo I = As unidades motoras com menores fibras musculares de alta resistência são recrutadas primeiro; Tipo IIa = as unidades motoras com fibras musculares gradualmente maiores são recrutadas assim que o estímulo cresce; Tipo IIx = as unidades motoras maiores são solicitadas apenas para as contrações mais intensas e bruscas.[7]

Ou seja, durante o treinamento físico, o corpo vai selecionando as fibras a serem desenvolvidas seguindo este padrão de recrutamento. O mesmo se aplica ao treinamento vocal: as primeiras fibras a serem recrutadas são as de alta resistência e resposta lenta, a seguir as intermediárias e, por último, as de baixa resistência e resposta rápida. Com base nesse fato, podemos inferir que o treinamento vocal com uso de exercícios de sustentação do tipo trato vocal semiocluído são imprescindíveis para o desenvolvimento da musculatura de todo o sistema fonatório. O que também vai contribuir para o desenvolvimento da agilidade vocal.

Propriocepção na Prática

Por último, quero incluir que as fáscias são membranas macroscópicas que revestem os músculos e apresentam uma importância sensorial primordial. Elas contêm receptores sensoriais que nos permitem saber a posição do músculo, dos membros, de todas as estruturas musculoesqueléticas e informam ao cerebelo e ao cérebro nossas posições. Conforme foi dito no Capítulo 2, a propriocepção é o nome desse fenômeno que permite que, através dos mecanorreceptores, o cérebro tome ciência da nossa posição em relação a nós mesmos. Por meio da propriocepção teremos mais foco no que estamos fazendo e, juntamente com o conhecimento da fisiologia das fibras musculares, faremos um melhor uso de nosso corpo e da voz.

No aprendizado do canto a musculatura esquelética tem papel fundamental na respiração e postura, cujo papel estrutural é fundamental para o apoio respiratório, como mostrado no Capítulo 4. A musculatura esquelética também é parte primordial nos fenômenos laríngeos, como discutido no Capítulo 5. Estudar o mecanismo muscular é a base de qualquer treinamento voluntário e é imprescindível no treinamento do cantor-ator de teatro musical e ópera. Na próxima seção, eu quero trazer uma reflexão sobre o impacto da postura no corpo do cantor-ator.

ANATOMIA EMOCIONAL DE KELEMAN[6]

Para discutir estratégias de treinamento postural no canto, quero compartilhar com você o trabalho de Keleman, que forneceu imagens que influenciaram positivamente a minha visão do corpo e sua base estrutural para a técnica vocal.

Como falado no Capítulo 1, com base no desenvolvimento embrionário, o feto desenvolve-se a partir de bolsas de camadas celulares que vão se diferenciando e acabam por dividir o corpo em cavidades distintas. Tais cavidades podem ser associadas às áreas subjetivas de ressonância, analogamente à teoria de Keleman.

Com base nos quatro esfíncteres que dividem a cabeça e o tronco em cinco bolsas, passei a pensar minhas ressonâncias a partir dessas bolsas. Keleman desenvolve toda uma análise de comportamento emocional a partir do desenho corporal que os indivíduos adotam e eu tomei desse autor os vetores posturais do corpo, consequência sim de nossos estímulos emocionais durante a vida, que passam a impactar o nosso som vocal.

Algumas imagens impactaram mais o meu estudo como, por exemplo (Fig. 3-3): 1) as bolsas concêntricas; 2) o sistema de sanfonas pulsantes entre os esfíncteres do corpo; e 3) a interconexão da estrutura crânio-medula-diafragma-pelve. A maneira de pensar o corpo emocional de Keleman e a concepção de bolsas flexíveis trouxe ao meu estudo, juntamente com a Técnica de Alexander, as ferramentas de autoconhecimento que me fizeram sentir meu corpo, minha voz de maneira plena, livre e estruturada, e também me ajudaram estabelecer uma linguagem de comunicação professor-aluno mais eficaz.

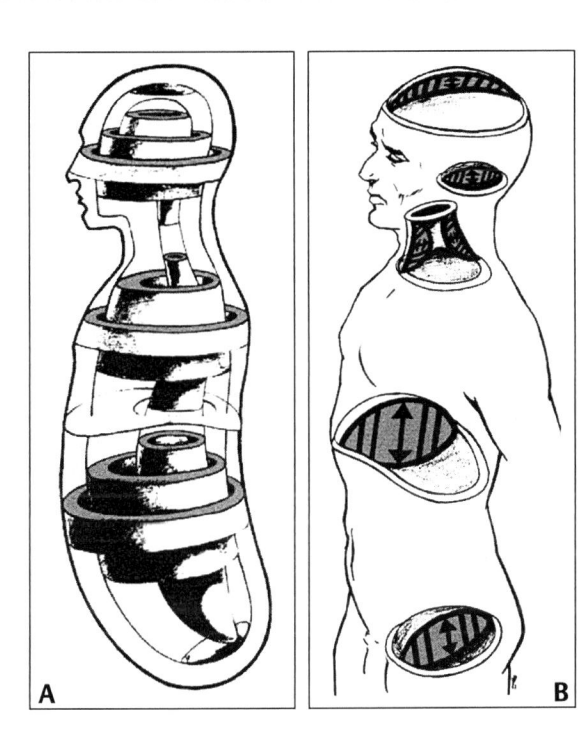

Fig. 3-3. Bolsas concêntricas (**A**) e os quatro esfíncteres horizontais (**B**) (Keleman, p. 56, 72).[6]

Assim como no desenvolvimento embriológico do feto há tubos concêntricos, esta ideia pode ser analogamente preservada no adulto, como mostrado na Figura 3-3A, com base na teoria da anatomia emocional de Keleman. Na Figura 3-3B, ele desenhou a percepção dos esfíncteres horizontais que permanecem dividindo o corpo em bolsas pulsáteis. Dependendo da forma como nos posicionamos posturalmente, os tamanhos dessas bolsas variam por conta das tensões musculares diferentes de cada região. Uma atitude "militar" resultará em uma postura diferente de uma atitude "tímida" ou "medrosa". Ou seja, a atitude mental e/ou emocional reflete na postura do indivíduo. Daí buscarmos o equilíbrio postural a partir de um trabalho de autoconhecimento.

Durante o canto, eu tenho a nítida sensação de núcleo central (vários pedagogos vocais referem-se a esse núcleo – *core*), que, na vida adulta, é realmente o nosso centro gravitacional. Mas em termos da sensação cinestésica da ressonância, eu sinto como se esse "miolo" do meu corpo fosse uma estrutura "oca", na qual o som gira, vibra e irradia por todos os ossos do corpo. Fisiologicamente esse "miolo" não é oco ou vazio, mas, como as estruturas moles do corpo não possuem receptores táteis, essas estruturas dão ao cérebro uma sensação subjetiva de "oco". Quero que você compreenda que estes são termos que uso para descrever minha própria sensação. Você certamente encontrará os seus. Quero registrar que as sensações cinestésicas de um indivíduo são expressas em palavras de maneira que faça sentido para ele. Inclusive, na minha dissertação de mestrado, eu trago essa discussão: a importância de se estabelecer uma linguagem de comunicação clara, verbal, mas que varia de pessoa para pessoa e precisa muito ser respeitada. Na minha opinião isso é muito relevante no estudo do canto ou qualquer outra aprendizagem que use estruturas musculares treináveis.

Continuando a observação das bolsas, na Figura 3-4A, elas são representadas por sanfonas, pois são flexíveis à musculatura postural, dividindo o corpo em: 1) bolsa craniana (que associo à ressonância de cabeça); 2) bolsa faríngea (cavidade oral); 3) bolsa laríngea (sensação subjetiva de pescoço expandido – "gola aperta"); 4) bolsa torácica (sensação de ressonância de peito) e 5) bolsa abdominal (a percepção da respiração abdominal baixa e sua conexão com o assoalho pélvico). Vários autores, cantores e professores de canto relatam essa forte conexão do períneo com produção vocal e sua sensação no corpo. Robert Gansert falava na necessidade de percebermos a laringe conectada à pelve e, a partir daí, conectarmos todo o corpo.[8] Eu acredito que cantar envolve, subjetivamente, desde o couro cabeludo até a planta do pé, porque somos um todo. Na Figura 3-4B, Keleman apresenta esta figura na qual observamos a íntima conexão desde a parte posterior do crânio até o períneo através da estrutura óssea. A irradiação da ressonância pelos ossos da coluna é uma sensação fundamental para o cantor profissional, principalmente para o cantor lírico. Nessa imagem, também estão indicados os músculos diafragma abdominal e psoas maior, que fazem uma conexão da coluna vertebral com o assoalho pélvico e chegam até as pernas. Essa imagem foi fundamental para meu mapeamento corporal vocal, pois mostra como temos conexões desde o crânio até as pernas e, consequentemente, até os pés através das inúmeras cadeias musculares interconectadas de nosso corpo. Novamente, decidi dividir essas informações com os leitores, pois, muitas vezes, uma determinada imagem visual pode produzir incríveis *insights* em nossa mente de cantores-atores.

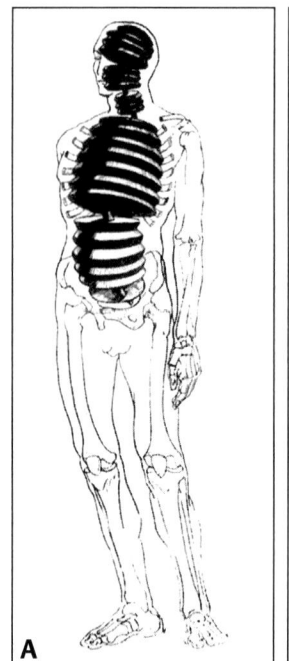

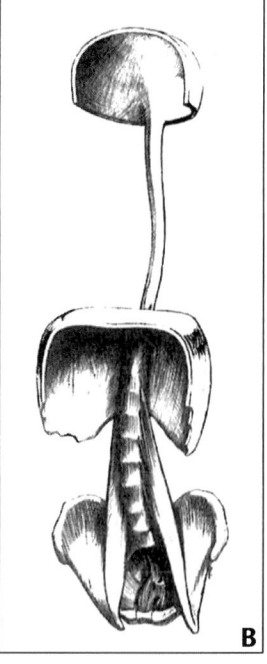

Fig. 3-4. Sanfonas pulsantes (**A**) e a estrutura posterior do corpo (**B**) (Kelleman, p. 58, 73).[6]

DISCUSSÃO SOBRE POSTURA

Seguindo a linha da compreensão de que o movimento do nosso corpo depende de ossos e músculos, que o estudo do comportamento do músculo e suas fibras nos permite obter um treinamento adequado, agora vamos aplicar isso, de maneira prática, à postura. Um corpo bem estruturado interfere positivamente no apoio e na respiração do cantor-ator.

Com base na discussão apresentada na minha dissertação de mestrado,[9] várias expressões foram utilizadas pelos pedagogos entrevistados, tais como: *Uma posição flutuante e elástica. O corpo se sente alto e alongado. O corpo se sente centrado e solidamente enraizado. O tronco não abaixa ou colapsa. A caixa torácica se sente aberta e expandida. O alinhamento do corpo envolve a espinha, pescoço e ombros, com peso distribuído até o pé. Uma posição de nobreza.*

Princípios Gerais

Nessa seção serão usadas expressões que ilustram o que eu disse acima sobre a linguagem de comunicação individual de cada cantor. A partir das expressões descritas abaixo, você fará o seu próprio dicionário daquelas que façam sentido para você. Aí está a beleza da diversidade das mentes de cada indivíduo e suas inteligências múltiplas, como eu disse no Capítulo 1.

A postura é pré-requisito para um bom apoio e para as costelas expandidas. Os pedagogos citados na minha dissertação usam termos tais como "ombros amplos" ou "ombros expandidos" em vez de "peito alto" para evitar uma postura com o esterno mais alto do que se deve adotar, muito semelhante a uma atitude "militar" indesejável para o canto. É boa a sensação de "coluna alongada" ou sensação de estar mais "alto" em estatura. Uma sensação de "corpo alinhado" é compatível com termos usados na Técnica de Alexander. Podemos adotar o desenho de um "tripé" como a imagem e a "postura nobre" que Richard Miller defende – que eu costumo chamar de "postura elegante". Se a postura for mais do que uma "postura elegante", será uma postura arrogante e tensa, quase "militar".

A postura deve começar pela base, com joelhos livres de tensão, pés paralelos ao quadril, as costelas expandidas (o que as eleva sutilmente) e afastadas da pelve, os ombros para baixo e para trás e a cabeça elevada, nos padrões da Técnica de Alexander. A sensação de uma "atitude de inspiração" manterá uma sensação de espaço interno. Uma boa postura deve ser elástica e resistente, que permita uma inspiração flexível e adequada no palco.

ESTRATÉGIAS PARA ESTUDAR POSTURA

Muitos professores de canto usam exercícios tanto de pé quanto no chão, incluindo a posição chamada **semissupina** adotada pela Técnica de Alexander (Fig. 3-5A). Nesta posição deve-se deitar com as costas no chão, mãos em repouso sobre a as bordas da costela de cada lado, na direção do estômago, pernas semiflexionadas com os pés no chão paralelos ao quadril. Na Figura 3-5B está um exercício postural que uso diariamente para fortalecimento da musculatura profunda, o que contribui para a saúde da coluna vertebral, abdome e, por consequência, do apoio.

Além das ferramentas da Técnica de Alexander, outras atividades proporcionam a percepção do eixo central, o centro gravitacional, tais como dança de salão, *ballet*, sapateado, patinação, dentre outras. Com um alinhamento postural adequado, o cantor sente uma sensação de estar "pronto para cantar", com uma sensação de "espaço interno livre", e terá uma condição respiratória ótima.

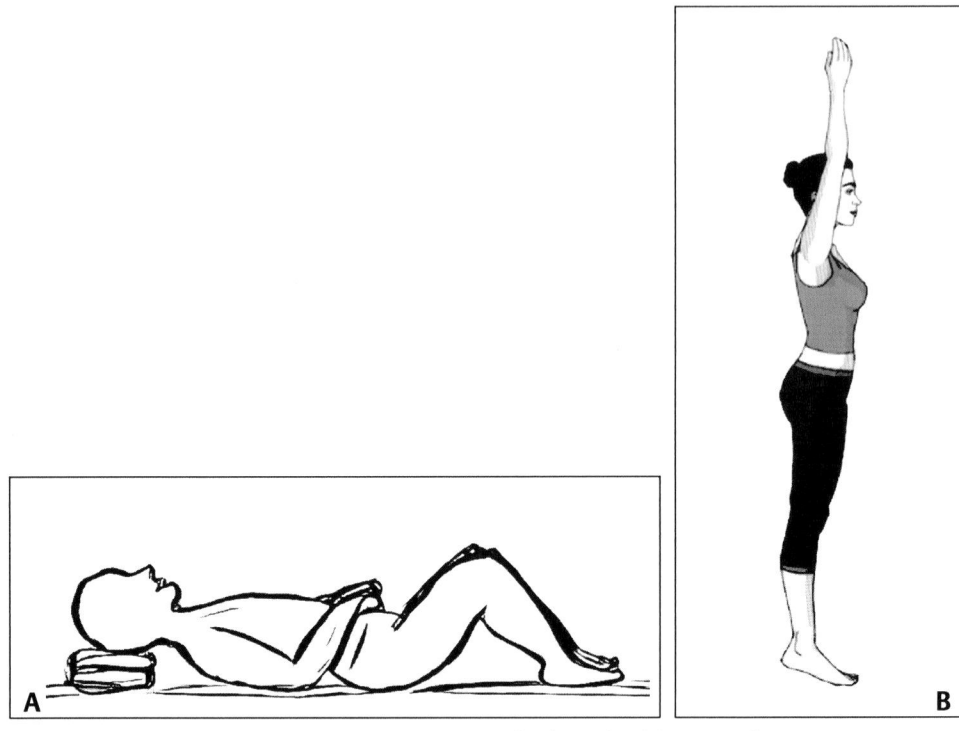

Fig. 3-5. (A) A posição semissupina adotada na técnica de Alexander. **(B)** Postura de ioga para fortalecimento postural.

Eu costumo dizer que um bom alongamento começa primeiramente por lubrificar todas as articulações. A seguir, deve-se liberar os músculos do pescoço, o que deflagra a flexibilidade de toda a coluna vertebral. No caso dos cantores profissionais é imprescindível liberar a nuca, cintura escapular e manter o corpo todo alongado, com as articulações lubrificadas e flexíveis, e um tônus global permanentemente cuidado. Isto resultará em um maior equilíbrio, autocontrole, leveza e disponibilidade para cantar.

Continuando, nenhum trabalho de postura e alongamento pode desprezar o exercício que começa de pé, com as pernas estendidas, flexionando-se o corpo e levando as mãos até ao chão e vice-e-versa. Sem dúvida a ioga, posteriormente reestruturada por Frederick Mathias Alexander e Joseph Hubertus Pilates, traz os "pilares" para o bom trabalho postural global de qualquer pessoa. Cuide do seu corpo que sua voz agradecerá. Por exemplo, todas as vezes que estou aquecendo minha voz e sinto que os agudos estão difíceis, eu paro de cantar e alongo mais o corpo e todos os agudos liberam e ficam flexíveis. Lembre, somos uma unidade – o corpo integrado.

APOIO
Em relação ao chamado apoio, há muita controvérsia na literatura e nas falas dos professores de canto. As melhores definições que encontrei estão no livro *The Structure of Singing* escrito por Richard Miller.[10] Apesar de seu foco claramente na técnica lírica, todas

as afirmações fisiológicas que ele faz são corroboradas por experimentos científicos altamente confiáveis. Ele define que o apoio é um estado de prontidão e uma "tensão" (no sentido positivo) de origem muscular abdominal e intercostal, que sustenta a coluna de ar. Na verdade, postura e respiração estão absolutamente intrincadas como função e os músculos laterais e dorsais do tórax são os grandes protagonistas do apoio para o canto. A Figura 3-6 mostra algumas tendências posturais da maioria das pessoas, sendo que a opção A mostra a postura ideal conforme descrito neste capítulo e no próximo.

Todos os teóricos consultados no relatório da minha dissertação, cada um à sua maneira, afirmam que um corpo sem tônus postural não pode respirar ou cantar bem. Tônus, atitude, prontidão são palavras-chave para o canto artístico e mais ainda para aqueles que desejam produzir uma voz mais rica em ressonância, fator fundamental para a amplificação vocal.

Eu tenho adotado os ensinamentos pedagógicos de Oren Brown em seu livro *Discover your voice*,[11] que tem sido um dos meus principais referenciais durante muitos anos. No seu livro ele aborda o alinhamento do corpo e também me mostrou como a parte posterior do diafragma estava situada bem no centro do corpo e sua íntima relação com a pelve

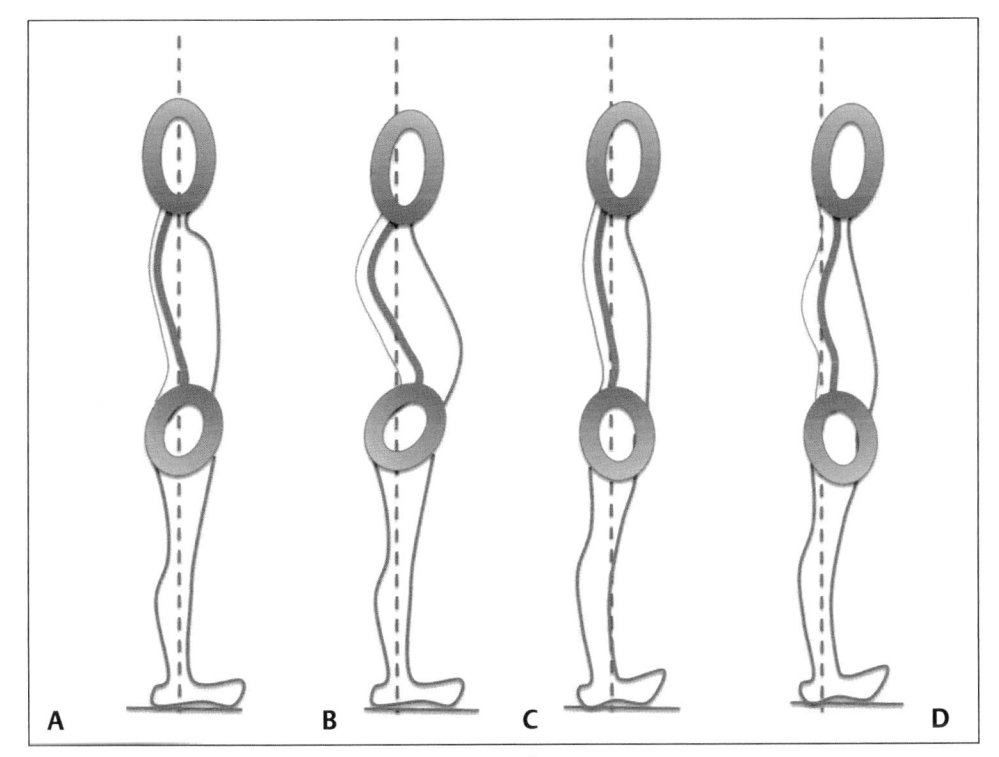

Fig. 3-6. (**A**) Este é o alinhamento postural correto. (**B**) É importante manter seu estômago livre de pressão, o que ocorre nessa postura inadequada. (**C**) Este tipo de postura falsa é a mais comum, no entanto, quando estamos de pé, não podemos retificar totalmente a curva lombar; como a posição do centro de massa do nosso corpo muda, temos que mover a cabeça para frente para compensar.
(**D**) Além disso, muitas vezes, há casos em que uma pessoa coloca a bacia muito à frente. Então a corcova é formada.

(ver figuras do Capítulo 4, e mais detalhes no Capítulo 12). Esta constatação me auxiliou na construção de uma estrutura postural alinhada que relacionava toda a coluna vertebral com a voz, considerando-se as vértebras como elementos estruturais sobre os quais se constrói a sensação da postura. Apoiada nessa postura se encontra a coluna de ar, que é perceptível como uma energia vibrante e vigorosa. Essa coluna de ar preenche todo o centro do corpo (o *core* ou "miolo") e, como resultado, constrói-se o som vocal sobre essa coluna de ar. Sem uma boa estrutura postural balanceada, não é possível construir uma respiração adequada para o canto.

CONCLUSÃO

Para trabalhar postura tenho utilizado a Técnica de Alexander, praticando a posição semissupina e os conceitos de "não fazer" e "não ajudar". Entretanto, como o próprio Miller alerta, não existe canto sem tônus. Alguns alunos que recebem o treinamento da Técnica de Alexander podem interpretar equivocadamente os relaxamentos propostos. Isso pode levá-los a passar do limite do tônus ideal e os deixa com baixa energia para cantar. Muito pelo contrário, a Técnica de Alexander foi uma das melhores informações que eu recebi na minha formação e que me forneceu a real ideia do que é "deixar acontecer", "cantar simplesmente", "o corpo já sabe o que fazer". Por outro lado, não pode haver exagero no relaxamento. Miller diz que a aparência apática do cantor equivocadamente "relaxado" raramente causa prazer em quem o está assistindo ou ouvindo, mas que uma presença dinâmica e vívida são atributos de uma personalidade artística: "Canto com alegria é canto com vitalidade!".[10]

Por fim, postura e respiração estão intimamente ligadas e podem ser consideradas uma função coordenada que precisa ser primeiro entendida cientificamente para, então, poder ser trabalhada com controle voluntário consciente. Como dito no Capítulo 1, F. M. Alexander afirma que o sistema estrutural humano é guiado pelo controle primário, por meio do qual as relações de equilíbrio crânio-nuca deflagram a coordenação nuca-tronco e todo o sistema. Keleman corrobora esse dado e novamente fortalecemos o conceito de Corpo Integrado.

Neste capítulo, eu busquei trazer visões sobre musculatura, treinamento e postura raramente encontrados nos livros de técnica vocal convencionais. No próximo capítulo, discutiremos respiração e apoio com mais detalhes e sua correlação com os capítulos anteriores.

REFERÊNCIAS BIBLIOGRÁFICAS

1. Gardner E. et al. *Anatomia*. Rio de Janeiro: Guanabara Koogan; 1971. p. 14-6.
2. Behlau M (org.). *Voz: O livro do especialista*. Rio de Janeiro: Revinter; 2001, 2 v.
3. Meirelles CR, Bak R, da Cruz FC. Otorrinolaringologia Geriátrica. *Presbifonia Rev Hupe* 2012 Jul/Set;11(3).
4. Henneman E, Mendell LM. *Handbook of physiology, the nervous system, motor control. Functional organization of motoneuron pool and its inputs.* Hoboken: John Wiley & Sons; 1981. p. 424–507. In: Dideriksen JL, Farina D. Motor unit recruitment by size does not provide functional advantages for motor performance. *J Physiol* 2013;15;591:6139-9156.
5. Pinho S, Pontes P. *Músculos intrínsecos da laringe e dinâmica vocal. Série Desvendando os Segredos da Voz*. v. 1. Rio de Janeiro: Revinter; 2008. p. 62-6.
6. Keleman, S. *Anatomía emocional*. 2 ed, Henao, Bilbao: Editora Desclée de Brouwer; 1997.

7. Henneman E, Mendell L. M. *Handbook of physiology, the nervous system, motor control. Functional organization of motoneuron pool and its inputs*. Hoboken: John Wiley & Sons; 1981. p. 424–507. In: Dideriksen JL, Farina D. Motor unit recruitment by size does not provide functional advantages for motor performance. *J Physiol* 2013;15;591:6139-9156.
8. Gansert R. *Singing energy in the Gan-Tone method of voice production*. 2th ed. New York: Gan-Tone Publishing Company; 1989.
9. Rubim M. *Pedagogia vocal no Brasil: uma abordagem emancipatória para o ensino-aprendizagem do canto*. Rio de Janeiro [Dissertação de Mestrado] – UNIRIO/PPGM; 2000.
10. Miller R. *The structure of singing: system and art in vocal technique*. New York: Schirmer Books; 1986. p. 254.
11. Brown O. L. *Discover your voice – How to develop healthy voice habits*. San Diego: Singular; 1996.

SISTEMA RESPIRATÓRIO

CAPÍTULO 4

CONSIDERAÇÕES SOBRE RESPIRAÇÃO

Quando se fala de respiração e apoio, vem-me à mente uma alegoria que ilustra muito bem os conflitos sobre esse assunto. Cinco cegos foram desafiados a tocar e descrever uma determinada estrutura, sem saber o que era. O primeiro disse que parecia um poste, o segundo disse que estava tocando uma parede áspera. O terceiro afirmou que era uma mangueira de jardim. O quarto disse que era uma corda. O último descreveu uma bandeira. Obviamente que este animal bizarro era simplesmente um elefante sendo tocado em suas diversas partes: patas, barriga, tromba, cauda e orelha, respectivamente. Assim como os cegos, nós que supostamente "vemos", somos vítima de um fenômeno que Alexander chamou de **percepção sensorial enganosa**. Como foi dito no Capítulo 1, na descrição da Técnica de Alexander, nossos sentidos não são confiáveis. Como tal, nossa descrição da respiração pode ser descrita de inúmeras formas: para dentro, para fora, para cima, para baixo... Tudo depende do ponto de vista, ou seja, da percepção própria de quem a descreve (**propriocepção**).

O controle respiratório é um mecanismo dinâmico cuja percepção e descrição são individuais. O que a fisiologia comprova não se discute, mas a maneira de perceber o fenômeno da respiração varia e, por causa disso, há muita confusão e inconsistência na sua descrição.

Primeiramente, evito explicar respiração nas primeiras aulas que ministro. Parto do princípio de que, assim como os bebês, nós devemos saber respirar perfeitamente e livremente. Entretanto, as emoções no decorrer da vida vão moldando nossa psique e acabam por levar nossa respiração a padrões inadequados de uso. Todos sabemos que o mundo contemporâneo gera ansiedades, medos, expectativas que impactam diretamente nossa respiração, e ainda mais no caso dos artistas de *performance*. Na minha prática profissional defendo que precisamos administrar inteligentemente essas interferências e desenvolver uma relação própria e livre com nossa respiração.

Voltando à Técnica de Alexander, por conta dessas modificações do padrão respiratório, antes natural e agora modificado, tornam-se necessários novos direcionamentos para resgatar a respiração original de quando éramos criança. Alexander acreditava que, para treinar hábitos respiratórios, deve-se compreender: 1) os verdadeiros princípios da pressão atmosférica e como eles trabalham dentro dos pulmões; 2) o equilíbrio do corpo; 3) o centro de gravidade e 4) os verdadeiros movimentos primários em cada componente do mecanismo respiratório. Esse assunto será exatamente o foco desse capítulo mais adiante. Antes quero mostrar como Alexander lidava com essas questões.

Alexander também sentia que os exercícios respiratórios provocavam expansões abdominais e torácicas, enquanto outras partes do corpo que deviam compartilhar dessa expansão, especialmente na região lombar, eram contraídas. Ele notou em muitas pessoas a tendência de deixar a parte alta do tórax (região do esterno) cair durante a expiração, aumentando assim a pressão intratorácica.

Alexander era contrário ao abaixamento intenso do diafragma e também se opunha a essas técnicas. Ele também notou que muitas pessoas praticavam exercícios respiratórios regulares com expansão lateral excessiva das costelas inferiores (respiração baixa). Alexander apontava que certos exercícios usados por professores de canto causavam usos respiratórios indesejáveis. Ele observou um excesso de atenção colocado nestes exercícios, causando uma grande expansão do tronco na inspiração, sem dar a atenção adequada à sua gradual contração durante a expiração. Declarou que, para um aluno desenvolver o máximo funcionamento da expansão e contração da cavidade torácica, as atividades psicofísicas que são responsáveis pelos gestos corporais inadequados devem ser evitadas por meio da habilidade de inibir. Os praticantes da Técnica de Alexander definem o termo inibir como a habilidade de reconhecer respostas habituais e condicionadas a estímulos, e aprender a interrompê-las. O único modo, então, pelo qual se pode prevenir os velhos hábitos subconscientes de atingir resultados é recusar agir diante daquela ideia. Isto significa que, assim que a ideia ou desejo se manifesta, definitivamente interrompe-se a ação e diz-se a si mesmo: "Não. Eu não irei fazer o que eu gostaria de fazer para aumentar minha capacidade torácica, porque, se eu fizer o que eu sinto, não irei aumentá-la, eu irei somente usar meus mecanismos como eu os usava antes. Eu sei que eu os tenho usado incorretamente até agora, logo passarei a assumir o novo ajuste respiratório." Em outras palavras, ele inibe seu desejo de agir. Usando este método com seus estudantes, ele criou um aumento na capacidade intratorácica na inspiração e uma diminuição na capacidade intratorácica na expiração, com esforço mínimo por parte do estudante. Alexander então passou a ajudar os alunos a aplicarem esta nova coordenação do mecanismo respiratório à fonação. Conforme descrito, você deve perceber que Alexander foi o precursor da Programação Neurolinguística em uma época em que os estudos sobre Neurociência ainda estavam pueris.

Por outro lado, segundo Miller,[1] podem ocorrer alguns exageros ou equívocos interpretativos no comportamento dos alunos em relação à questão do relaxamento. *Release* não é *relax*, ou seja, liberar não é estar relaxado, no sentido abandonado, diz ele. O treinamento lírico e o uso vocal em muitos gêneros musicais profissionais contemporâneos são vigorosos, intensos. Não será possível cantar esses gêneros numa atitude passiva ou relaxada. O que Alexander defende é que é possível cantar com economia, usando o conhecimento da postura e mecânica respiratória com sabedoria, e otimizando seu uso a favor de uma voz bem emitida e com a energia necessária a cada gênero e/ou estilo.

MECANISMO RESPIRATÓRIO

Primeiramente, quero colocar alguns temas controversos. A mecânica respiratória apresenta fatos científicos indiscutíveis. Entretanto, nossa **percepção sensorial enganosa** nos leva a descrever as sensações corporais da respiração de maneira diversa e confusa. Primeiramente, não é a quantidade de ar que se inspira que reflete a competência respiratória de um cantor, mais sim sua habilidade treinada em administrar o ar que inspirou. Em parte, esse controle é responsabilidade do treino respiratório sim, mas a outra parte é a habilidade do controle de fechamento glótico, oferecendo maior resistência à saída do ar, e, consequentemente, economizando seu uso (impedância retroflexa – ver Capítulo 6).

Seguindo o conselho de Alexander, devemos compreender os movimentos primários da mecânica e demais aspectos da respiração, ou seja, como se dá a respiração fisiológica à luz da ciência. A principal função da respiração é a troca gasosa de CO_2 para O_2, mas são quatro os processos envolvidos na respiração:

1. Ventilação pulmonar: entrada e saída de ar.
2. Difusão de O_2 e CO_2 entre alvéolos e o sangue.
3. Transporte de O_2 e CO_2 no sangue para o interior e exterior das células.
4. Regulação da ventilação: por meio do controle do pH sanguíneo principalmente.

A parte mecânica da respiração, responsável pela ventilação pulmonar, é formada por duas partes: 1) um tubo diferenciado e 2) a musculatura que executa os movimentos torácicos para criação da pressão negativa intratorácica resultando na entrada passiva do ar nos pulmões. A Figura 4-1 ilustra o trajeto do ar.[2]

No canto, devemos considerar o ciclo respiratório que consiste em inspiração-fonação-expiração. Atualmente, os termos inspiração e expiração têm sido substituídos por inalação e exalação, respectivamente. Vamos entender primeiro a estrutura da parede torácica e, depois, a musculatura envolvida na mecânica respiratória.

A caixa torácica, cuja principal função é proteger os pulmões, é formada por 12 costelas, ligadas a 12 vértebras na parte posterior e ao osso esterno na parte anterior. São 7 as costelas verdadeiras, 3 as costelas chamadas falsas, por se unirem por uma única cartilagem ao esterno, e 2 flutuantes, que não se comunicam com o esterno. Esse desenho da caixa torácica permite maior mobilidade nas bordas da costelas e cintura, por isso as cinco últimas costelas são desenhadas dessa maneira. A Figura 4-2 ilustra o arcabouço da caixa torácica e suas subdivisões.[3]

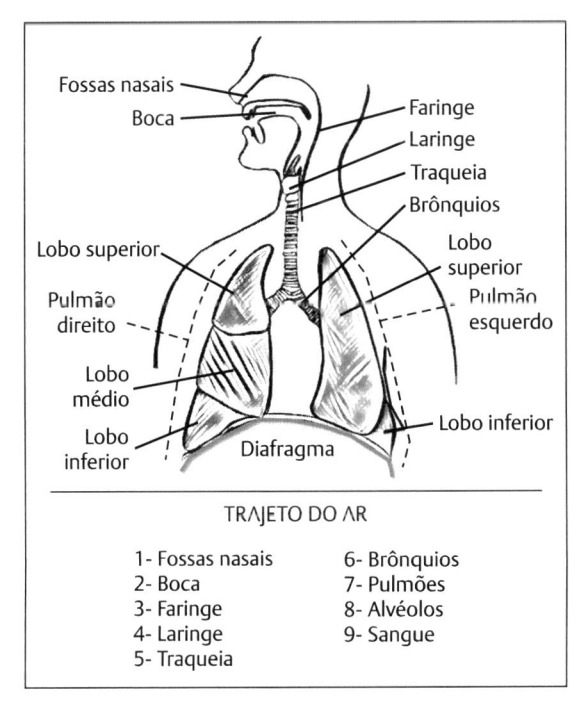

Fig. 4-1. O trajeto do ar da boca e fossas nasais até a corrente sanguínea nos alvéolos.[2]

Costelas
verdadeiras
1 a 7

Costelas
falsas
8 a 10

Costelas
flutuantes
11 e 12

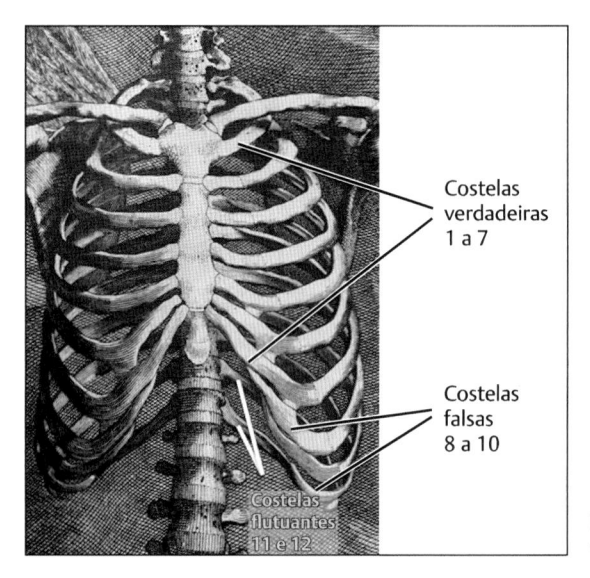

Fig. 4-2. Organização das costelas verdadeiras, falsas e flutuantes.[3]

O osso esterno ocupa um lugar de suma importância no sistema de controle respiratório no estudo do canto. É importante frisar que, quando o esterno é elevado, toda a região torácica será influenciada por essa ação. E, segundo Alexander e Conable, o excesso de elevação do esterno implica no encurtamento das costas.

Segundo Miller,[1] em algumas técnicas, a elevação do esterno ideal é alta, enquanto, em outras técnicas de canto, o abaixamento do esterno altera consideravelmente a conformação global do sistema fonatório. O tórax e as vias aéreas superiores trabalham integrados de forma que tudo que ocorre em um, repercute no outro. Ele é a favor de uma elevação sutil do esterno e descreve uma postura apenas elegante e altiva.

MÚSCULOS DA RESPIRAÇÃO

Os **músculos respiratórios** são divididos em dois grandes grupos, de acordo com sua função principal, que são: **inspiratórios** e **expiratórios** (Quadro 4-1).[4]

Destes, vamos focar a nossa atenção nos que Miller considera ser mais relevantes.[1] Dos músculos inspiratórios, os mais importantes são os músculos intercostais, divididos em internos e externos. Os **internos** (mais profundos) **elevam** as costelas e trabalham em sinergismo (em coordenação) com os **externos** (mais superficiais), que **deprimem** as costelas. O conjunto harmônico desses músculos é responsável pela expansão costal e sua retração. Apesar dos músculos intercostais externos terem função expiratória, eles trabalham juntamente com os internos.

Há três tipos principais de respiração, caso pudessem ser separadas, que são:

1. **Clavicular:** respiração alta somente usada na respiração forçada. É inadequada para o canto.
2. **Costal:** refere-se à respiração feita pela movimentação lateral das costelas.
3. **Abdominal:** refere-se à respiração semelhante a do bebê, onde a inspiração é feita pela expansão do abdome e a expiração pela sua retração elástica passiva.

Quadro 4-1. Descrição dos Músculos, Origens, Inserções, Ações e Inervação

Músculo	Origem	Inserção	Ação	Nervo
Diafragma	Circunferência interna do tórax	Tendões centrais	Principal: eleva as costelas, deprime tendão	Frênico (C3, 4 e 5)
Intercostal externo	Face inferoexterior de cada costela	Face superoexterior de cada costela	Eleva costelas na inspiração	Intercostal (T1-11)
Intercostal interno	Face superointerior de cada costela	Face inferointerior de cada costela	Deprime as costelas na expiração	Intercostal (T1-11)
Escaleno	C3 a C7	Face superior das costelas	Eleva e fixa as costelas	Fibras de C4-C8
Torácico transverso	Face interna do esterno e processo xifoide	Cartilagem costal e costelas 2 a 6	Deprime as costelas	Intercostal T2-T6
Quadrado lombar	Crista ilíaca, L1-5, lig. ileolombar	Borda inf. da costela; músc. abdominais	Empurra costela 12 e fixa o diafragma	Fibras de T12, L1-2
Peitoral maior	Úmero	Clav. est. cart. 2-6	Eleva as costelas	Fibras de C5-T1
Peitoral menor	Escápula	Costelas 2-5	Eleva as costelas	Fibras de C7-C8
Reto abdominal	Crista e sínfise pubiana	Processo xifoide, cartilagens costais 5, 6 e 7	Sustenta e comprime as vísceras	Intercostais inferiores (T7-T12)
Oblíquo externo	Bordas externas das costelas 5-12	Crista ilíaca, linha alba, ligamento inguinal	Sustenta e comprime as vísceras; eleva o tórax	Intercostais inferiores (T8-T12, L1)
Oblíquo interno	Crista ilíaca, fáscia lombar, ligamento inguinal	Linha alba, cart. cost. 8, 9, 10 e aponeurose abdominal	Sustenta e comprime as vísceras	Intercostais inferiores (T9-T12-L1)
Abdominal transverso	Ligamento inguinal; crista ilíaca; costelas 6-12; fáscia lombar	Processo xifoide, linha alba, crista ilíaca	Sustenta e comprime as vísceras	Intercostais inferiores (T7-T12, L1)

Baseado em Behlau, 2001.[4]

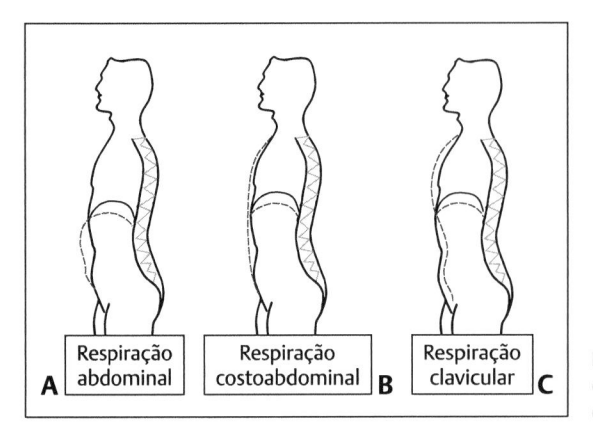

Fig. 4-3. Tipos de respiração: (**A**) abdominal, (**B**) costoabdominal e (**C**) clavicular.

Alguns autores organizam a respiração de diversas maneiras, mas o importante é considerar uma respiração baixa, uma intermediária e uma alta, e a Figura 4-3 ilustra estes três casos da respiração abdominal, costoabdominal e clavicular, respectivamente. No canto, deve-se adotar a mistura equilibrada – **respiração costoabdominal**.

DIAFRAGMA NÃO CANTA

O diafragma tem sido o grande vilão da técnica vocal, pois há muita confusão na compreensão da função desse músculo. O diafragma não possui resposta proprioceptiva, ou seja, não pode ser sentido diretamente. Também não apresenta resposta eletromiográfica na expiração e, no entanto, ainda assim, tem sido chamado de o "músculo do canto". Os estudos demonstram claramente que o diafragma só está ativo (há contração) durante a **inspiração**,[5] e que o controle do apoio respiratório, que é uma espécie de "atraso da retração elástica do tórax" à sua posição original de repouso, é realizado por diversos músculos abdominais, sendo o oblíquo externo o mais importante.[6] As posições do diafragma são determinadas pelos músculos abdominais que o circundam. Empurrar ou encolher o abdome não irá manipular diretamente o diafragma. Durante o canto, um ato **expiratório**, o **diafragma** permanece **eletricamente silencioso** e sua localização é mais alta que a maioria dos cantores imagina. A Figura 4-4 mostra que, na inspiração, a pressão nos pulmões diminui, o ar começa a entrar e o diafragma contrai e desce; e, na expiração, a pressão nos pulmões aumenta, o ar é empurrado para fora e o diafragma relaxa (sobe).

O ar entra no corpo pelas vias aéreas superiores (fossas nasais, boca e faringe), e viaja através da laringe e traqueia para os pulmões. Durante a inspiração, uma contração ativa (voluntária) dos músculos intercostais eleva as costelas e as puxa para cima e para fora, e o diafragma retifica o assoalho do tórax. Essas ações aumentam o volume dos pulmões e criam uma queda de pressão (pressão negativa) nos pulmões, permitindo que o ar corra passivamente para dentro das vias aéreas abertas.

No canto, o controle da musculatura respiratória (**inalatória** e **exalatória**) é de primordial importância. Deve-se utilizar a respiração silenciosa, e a capacidade pulmonar é crucial para a duração máxima das frases do canto. Estas competências devem ser adquiridas por meio de treinamento sistemático durante todo aprendizado do canto. Enquanto na música popular, em geral, os cantores usam somente um volume respiratório pouco acima daquele usado na fala cotidiana (gêneros de baixo impacto), os cantores de ópera

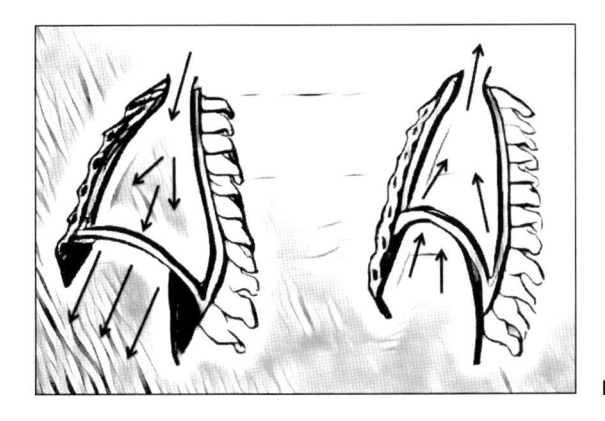

Fig. 4-4. O movimento do diafragma.

profissionais usam altas porções de sua capacidade vital. Essas diferenças certamente variam de um gênero musical para outro.

Eva Björkner[7], em sua tese de doutorado, estudou as diferenças em tipos de canto diversos, abordando aspectos característicos vocais em ópera e teatro musicado (musicais), incluindo as diferenças de capacidade pulmonar de homens e mulheres. A autora relata que, em um grupo de cantores de ópera, o gasto da capacidade vital pulmonar em uma frase variou de modo que, nas cantoras, foi de 40 a 50%, e, nos cantores, de 20 a 30%.

Na comunicação cotidiana, a maioria das frases tem duração breve, geralmente cinco a seis segundos. Entretanto, no canto, pode-se sustentar uma frase pela duração de até dez segundos (ou mais). Extensas passagens melismáticas podem ultrapassar os quinze segundos. O **processo** respiratório no canto e na fala é o mesmo; no entanto, as diferenças são maiores no que se refere ao **controle** e **gerenciamento** da saída do ar.

DISCUSSÃO SOBRE RESPIRAÇÃO

As expressões obtidas no relatório da minha dissertação são:[8] uma boa postura ao cantar é pré-requisito para boa respiração, que é a energia do fluxo aéreo que se torna som útil. Por meio da expansão da caixa torácica e da contração do diafragma, um vácuo parcial é criado nos pulmões e o ar irá correr para dentro dos pulmões para encher este vácuo parcial. O controle da respiração é um equilíbrio dinâmico, usando o fluxo aéreo e um "apoio" de caráter baixo (esta percepção do apoio varia entre os cantores). O controle da respiração requer distribuir a respiração de acordo com a demanda da frase. E, por fim, a respiração envolve uma "libertação" (*release*). Estas foram as colocações mais adotadas pelos pedagogos vocais pesquisados.

Alguns termos usados por eles foram "posição inspiratória o maior tempo possível", o que os italianos chamam de *appoggio*. Devemos praticar exercícios específicos que desenvolvam tanto a musculatura quanto a coordenação para obter a "posição inspiratória". A literatura também fala do conceito de "*luta vocale*", para manter as costelas expandidas durante o curso de uma frase. A estrutura básica da luta vocal está na postura. Como é difícil separar o fluxo aéreo e a ideia de "colocação" da voz, é necessário desenvolver a percepção de ressonância alta (máscara) e tirar o som da região da garganta. Uma vez equalizada a pressão aérea interna e externa e criado o espaço interno, o ar entrará nos pulmões passivamente. Deste modo, a respiração acontece sem esforço ou ruído.

Na verdade, há várias maneiras de cantar e várias maneiras de trabalhar o controle respiratório e umas funcionam melhor que outras. É necessária uma tensão dinâmica (com *nuances*) para cantar, e esta tensão deve estar mais sutil e o mais longe possível da garganta, da mandíbula e da língua. Os termos "costelas permanecendo cheias", "respiração livre, não empurrada", "a pressão é contra o corpo e não contra a voz", "o ar não é interrompido entre as notas", "a respiração é um gole não um arfar", por exemplo, são expressões lúdicas que ajudam na compreensão do mecanismo respiratório.

A respiração nunca deve ser usada como peso, é uma energia sempre em movimento, sempre rítmica e relacionada à música.[9]

ESTRATÉGIAS PARA ESTUDAR RESPIRAÇÃO

Para desenvolver a coordenação do controle respiratório são bons os exercícios de "*staccato*", como exercícios iniciais de respiração em arpejos de diferentes tipos ou em única nota com "i-e-a-o-u" para desenvolver a sustentação do som.

O uso de consoantes sonoras tais como [v] prolongado gera o apoio necessário – o guia é o som que cria o nível dinâmico adequado para o apoio.

Para desenvolver adequadamente a "origem" da respiração com fonação (*onset*),[10] indicamos alguns exercícios no final deste capítulo e também arpejos em *staccato*. Na coordenação fonorrespiratória, a "vibração labial" (*lip trills*) gera uma sensação de que o ar está "enganchado" com o som. Exercícios de *staccato* em "ss-ss-ss-ss" ou "ff-ff- ff-ff" estimulam muito a musculatura do apoio.

Na minha prática, o trabalho com respiração torna-se bem mais claro associado a fonemas. Tenho usado *staccatos* em "s" ou "sh". Uso amplamente a vibração de lábios e de língua com "r" vibrante, variando da forma da vogal [u] para [i].

Appleman fala dos exercícios pulsáteis e eu tenho usado exercícios com [u] pulsado,[10] parecendo um latido, para mulheres, ou um [a] que pulsa no núcleo do corpo em direção à pelve, para homens. Estes são exercícios intensos para tornar as sensações corporais mais evidenciadas. Neles podemos perceber como se estabelecem os espaços corporais internos, realizados por todos os músculos envolvidos direta ou indiretamente na produção vocal. Podemos sentir que a expansão respiratória é toracoabdominal e que se manifesta como uma sensação de "inflar para dentro". Este "inflar" se relaciona com o que Miller chama de "manutenção da posição inspiratória".[1] Em minha prática, uso termos como "galinha gorda", "*chester*" ou qualquer sensação de expansão confortável do tórax e abdome, gerando uma sensação de espaço interno – as bolsas de Keleman comentadas no Capítulo 3.

Uma constatação frequente nos cantores e principalmente bailarinos é o "trancamento da cintura" na tentativa de sustentar o ar inspirado. Para que não haja "trancamento da cintura", desviamos tal energia para a pelve, seguindo a orientação da Técnica de Alexander: "Roupas têm cintura! Pessoas não! Cintura não é boa coisa! Sem a cintura o tronco se torna mais longo! O meio do seu corpo (de cima pra baixo) é onde você faz contato com a cadeira, quando você está sentado. O meio não está na cintura" diz Conable.[11] Esta observação vem fortalecer a ideia de afastar as tensões da laringe. Ao trabalhar com o meio do corpo na pelve, nós criamos uma nova relação de tensão – a pelve como referência para o controle da postura e da coluna de ar. Segundo o pensamento oriental, a pelve é o polo de concentração básico de energia do ser humano. Não é à toa que os orientais prezam tanto o equilíbrio do corpo por meio do conhecimento desses dados.

Discussão sobre Apoio

Uma questão que precisa ser discutida é o **apoio**. É necessário acabar com as opiniões divergentes a esse respeito. Não há uma única possibilidade de apoio, ele é dinâmico. Ele está a serviço da frase musical e das diversas regiões da voz. Depende do gênero, da demanda vocal, das intenções psicofísicas. Não se pode generalizar a discussão sobre **apoio**. Não é possível definir se ele é para dentro, para fora, para cima ou para baixo, pois ele ocorre em todas as direções, dependendo do efeito que se queira dar. Nossa parede abdominal é um fole pneumático. Toda a cintura trabalha dispondo a coluna de ar a serviço do cantor e qualquer excesso de pressão e tensão é mais nocivo que a falta dos mesmos. Também não é a quantidade de ar que se inspira que vai determinar a capacidade do cantor em utilizá-lo bem, mas sim sua habilidade em administrar sabiamente este ar que, como uma coluna vibrante, serve de combustível para a produção vocal. E como apoiar? Bom, a descrição mais simples e lúdica de apoio é manter uma sensação prazerosa dentro de um estado de inspiração permanente, porém com as paredes do tórax e abdome em total equilíbrio, nem para dentro nem para fora. É a mais profunda sensação de "nada", um "nada" que leva uns 10 anos para ser entendido e assimilado. Para mim o apoio é uma consequência de um trabalho integrado de postura-respiração-fonação. É o nosso querido elefante que será paulatinamente desvendado nesse processo fascinante.

EXERCÍCIOS DE RESPIRAÇÃO

Sugiro os seguintes exercícios que adoto na minha prática sistemática:

1. [s] longo usando metrônomo. A partir de 30 segundos de duração, o exercício torna-se muito eficaz. Deve-se estar em lugar calmo, respirar profundamente e soltar o [s] suave e duradouro. O importante é manter a sonoridade do sopro constante e estável.
2. 4 × 4 é um exercício excelente para aulas em grupo. São 1 contagens em *staccato* e 4 em *legato* (o tempo de contagem é ligeiramente menor que 1 segundo). A seguir, aumentamos apenas as contagens em *legato* em múltiplos de 4. Atingir 40 contagens em *legato* é uma excelente meta.
3. *Staccato* intenso em [ʃ] (como em **ch**uva) permite-nos perceber claramente quais estruturas musculares estão sendo usadas.

Estes exercícios paulatinamente estimulam os músculos do mecanismo respiratório e apoio. Quando menos esperamos, a voz torna-se cada vez mais estável e flexível.

CONCLUSÃO

Considerando-se os quatro fatores principais para a produção vocal: energia respiratória, vibração, ressonância e articulação, concluímos que o primeiro fator de amplificação vocal é a capacidade vital pulmonar associada à energia oferecida pela musculatura expiratória, que tanto fornecem uma pressão aérea ideal quanto a sustentação de longas frases musicais. Soma-se a isso a impedância retroflexa, ou seja, a contrarresistência oferecida pelo trato vocal à pressão aérea pulmonar, fenômeno este discutido no Capítulo 6.

Por fim, a respiração no canto profissional requer mais treinamento porque sua demanda é maior. Ao mesmo tempo, o excesso de preocupação com o mecanismo respiratório pode gerar tensões indesejáveis. O trabalho individual de cada artista requer uma constante auto-observação e uma libertação do "fazer", do excesso de empenho. O que mais me trouxe benefícios no estudo da respiração foi a simplificação da ação em si e o estabelecimento de sua correlação com o fraseado artístico, musical e teatral. Quanto mais me afasto da ação respiratória técnica, mais me aproximo do estado de transe que descrevi no Capítulo 1. Por essa razão, por mais importante que o mecanismo respiratório seja na produção do som, ele será tanto melhor quanto mais se buscar a respiração como consequência do fraseado, não como causa. Trata-se, entretanto, de um processo individual. Descubra o seu e usufrua dele de forma artística e plena.

REFERÊNCIAS BIBLIOGRÁFICAS

1. Miller R. *The structure of singing: system and art in vocal technique*. New York: Schirmer Books; 1986. Cap. 2.
2. Guyton AC. *Tratado de fisiologia médica*. 5. ed. Rio de Janeiro: Interamericana; 1977.
3. Hale RB, Coile T. *Albinus on anatomy (with 80 original Albinus Plates)*. New York: Dover Publicashions Ltda; 1988. p. 85.
4. Behlau M (org). *Voz: O livro do especialista*. Rio de Janeiro: Revinter; 2001. 2 v.
5. Miller R. *The structure of singing: system and art in vocal technique*. New York: Schirmer Books; 1986. p. 264-5.
6. Miller R. *The structure of singing: system and art in vocal technique*. New York: Schirmer Books; 1986. p. 277.
7. Martins J. *Aspectos acústicos e fisiológicos do sistema ressonantal vocal como ferramenta para o ensino-aprendizagem do canto lírico*. Rio de Janeiro. [Dissertação de Mestrado] – UNIRIO; 2010.
8. Rubim M. *Pedagogia vocal no Brasil: uma abordagem emancipatória para o ensino-aprendizagem do canto*. Rio de Janeiro. [Dissertação de Mestrado] – UNIRIO/ PPGM; 2000.
9. Appleman R. *The science of vocal pedagogy*. Indiana, Indiana University Press; 1986.
10. Miller R. *The structure of singing: system and art in vocal technique*. New York: Schirmer Books; 1986. p. 1-19.
11. Conable, B. *What every musician needs to know about the body*. Columbus: Andover Press; 1997.

SISTEMA FONATÓRIO

CONSIDERAÇÕES SOBRE FISIOLOGIA DA VOZ

Este é o tema que, a meu ver, mais colabora para que um cantor profissional tenha domínio de seu instrumento e discernimento para usá-lo de maneira inteligente. Acredito que, sem conhecer o funcionamento do instrumento vocal e o fenômeno da fonação, fica mais distante tornar-se um profissional excelente. O foco deste capítulo será direcionado para o canto, uma vez que na área da voz falada já existe literatura abundante em português.

Até bem pouco tempo atrás, se é que ainda não é presente hoje em dia, havia muito preconceito contra o ato de "estudar canto". Acreditava-se que o estudo tiraria a espontaneidade e a "identidade" vocal do cantor. Essa argumentação fica ainda mais evidente no universo do canto popular. Vou falar em mais detalhe sobre isso no Capítulo 9, sobre gêneros e estilos. Aqui eu quero realmente defender o autoconhecimento como a grande ferramenta de transformação do cantor profissional. Por meio do conhecimento da fisiologia do sistema fonatório, o cantor profissional saberá como colaborar com o funcionamento de seu instrumento e aprenderá que atitudes prejudicam, ou vão contra a natureza de sua voz. Há certos preceitos ou pilares a serem seguidos, que eu gosto de chamar "dogmas" de tão importante que são (não necessariamente rígidos ou engessados, como se poderia pensar).

A fisiologia da voz, nome esse questionável, vai cuidar de explicar como é a estrutura do instrumento, seu controle voluntário, variação de ajustes mecânicos e suas inúmeras possibilidades. Muitos de nós não sabemos quantas facetas nosso instrumento possui. Você vai aprender isso neste capítulo.

DESENVOLVIMENTO DA LARINGE

Relembrando o que foi falado no Capítulo 3, as fases de desenvolvimento da laringe são: 1) ao nascimento, encontra-se alta entre as vértebras C3 e C4, a cartilagem tireóidea encaixada no osso hióideo, enquanto, na puberdade, elas descem para a posição da C6 e C7 e continuam a descer durante toda a vida; 2) aos dois anos de idade, o hioide começa a ser ossificado; 3) em torno de 23 a 25 anos, as cartilagens tireóidea e cricóidea são ossificadas; 4) só por volta dos 38 anos, as cartilagens aritenóideas são ossificadas; e 5) em torno dos 65 anos, todas as cartilagens estão ossificadas, sendo que, aos 70, até as corniculadas e cuneiformes são afetadas.[1] A Figura 5-1 ilustra o processo de descida da laringe. Lembre que o desenvolvimento da laringe e a conscientização de sua descida são fundamentais para compreender fenômenos como a muda vocal na adolescência e as mudanças de comportamento vocal que acompanham a carreira de um cantor profissional.

LARINGE ADOLESCENTE

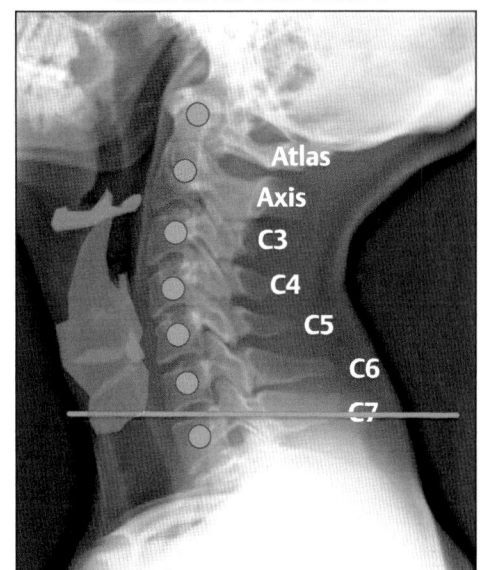

LARINGE MADURA

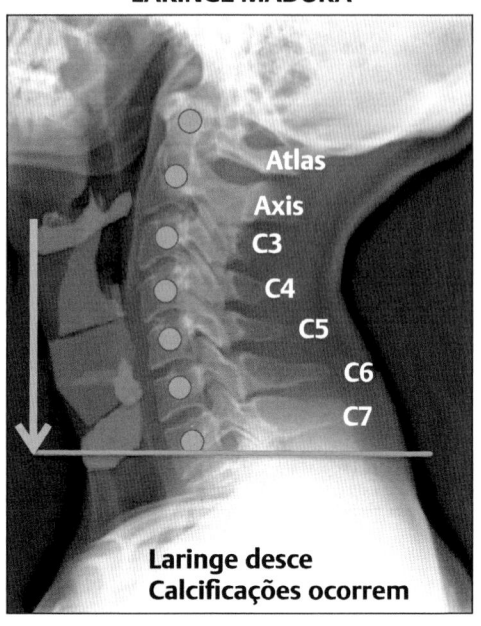

Laringe desce
Calcificações ocorrem

Fig. 5-1. Diferença da posição da laringe humana adolescente e madura (ilustrativa).

COMO FUNCIONA O INSTRUMENTO

Primeiramente, não adianta conhecer todas as estruturas anatômicas sem antes compreender o funcionamento global do instrumento voz. Pense no sistema fonatório como um instrumento de sopro, de paredes móveis, que é capaz de tomar diversas formas pelo controle consciente e voluntário dessas paredes. Eu criei um conceito lúdico de formato "ganso" (Fig. 5-2) onde a parte vazia do nosso tubo se assemelha ao formato de um ganso, ilustrado por nossa mão e punho. Ao visualizar nossa própria mão temos uma visão mais concreta de um espaço vazio. A mente humana não gosta de vazios, gosta de estruturas concretas, materializadas.

Imagine que sua mão nessa posição representa a anatomia do instrumento. Observe a correlação das estruturas anatômicas em sua própria mão. Isso vai facilitar muito você a relacionar as paredes que se movem e que você pode controlar. O "céu da boca" se move (o véu palatino). A "garganta" (faringe) pode aumentar ou diminuir seu calibre. A laringe sobe e desce de posição. A língua pode apresentar inúmeras formas, inclusive muitas que atrapalham a boa emissão. Ou seja, você vai conhecer as estruturas que fazem parte dessa máquina que são possíveis de controlar e conhecer as que você move conscientemente, mas nem percebe, porque não há receptores de movimento nessas regiões (ainda bem, pois não seria nada agradável perceber as pregas vocais vibrando todo o tempo e sua laringe se movimentando para falar, cantar ou deglutir).

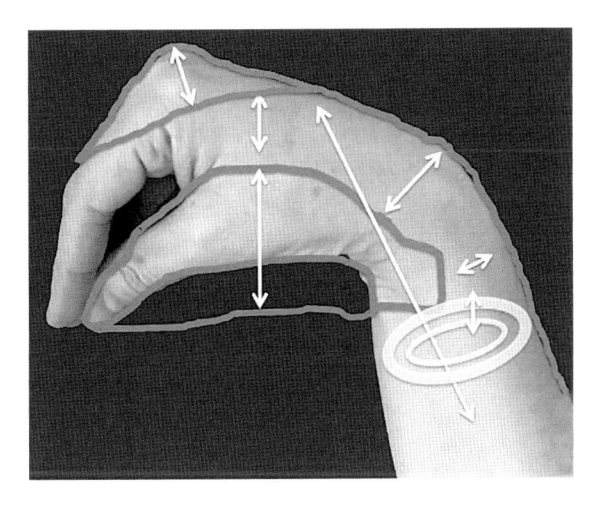

Fig. 5-2. A mão ilustrando o desenho do "ganso".

ESTRUTURA DA LARINGE

Bom, o sistema fonatório toma emprestado estruturas de vários sistemas: estrutural, respiratório e digestório (eu sei que você está estranhando esse nome, mas é como se chama atualmente). Vamos estudar a estrutura primeiramente (Figs. 5-3 e 5-4). A laringe é formada por um osso e diversas cartilagens, conforme descrito a seguir.

- **Epiglote:** lâmina em forma de raquete cuja função é cobrir a glote para impedir que alimentos sólidos entrem nos pulmões (*epi*, sobre; *glote*, abertura entre as pregas vocais).
- **Osso hioide:** osso em forma de "chifre"; o único osso do corpo humano que não se articula com outro osso em nenhuma das extremidades. Isso lhe garante mobilidade e flexibilidade de ação.
- **Cartilagens corniculadas:** par de pequeninas cartilagens secundárias também em forma de "chifre" que podem estar inseridas sobre as cartilagens aritenoides.
- **Cartilagens aritenóideas:** par de cartilagens em forma de "pirâmide" que se encontram na parte posterior da cartilagem cricóidea. O músculo vocal insere-se nessas cartilagens.
- **Cartilagem cuneiforme:** par de pequenas cartilagens secundárias em forma de "cunha" que servem para prolongar a extremidade superior das cartilagens aritenóideas.
- **Cartilagem tireóidea:** cartilagem em forma de "escudo" na qual a prega vogal se origina. É aberta na parte posterior que se comunica com a laringofaringe, que segue para o esôfago.
- **Cartilagem cricóidea:** cartilagem em forma de "anel" sobre a qual se encontra a cartilagem tireóidea numa relação de báscula (Fig. 5-5).
- **Traqueia:** tubo formado por anéis cartilaginosos (anéis traqueais) separados por ligamentos que ligam a laringe aos brônquios.
- **Anel traqueal:** cada anel cartilaginoso que forma a traqueia.

LARINGE ADULTA

- Osso hioide
- Epiglote
- Glote
- Cartilagem tireóidea
- Cartilagem cricóidea

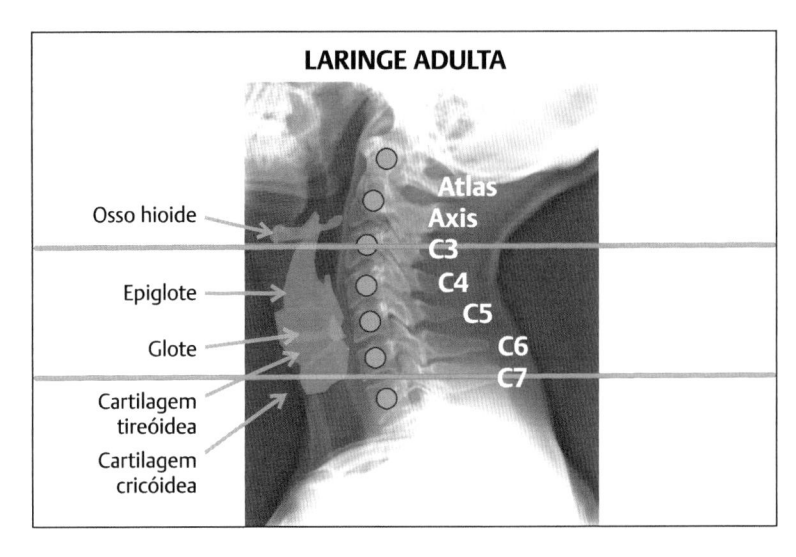

Atlas / Axis / C3 / C4 / C5 / C6 / C7

Fig. 5-3. Estruturas da laringe adulta e sua correlação com as vértebras cervicais.

ESTRUTURA DA LARINGE

- Epiglote
- Osso hioide
- Tireoide
- Aritenoide
- Cricoide

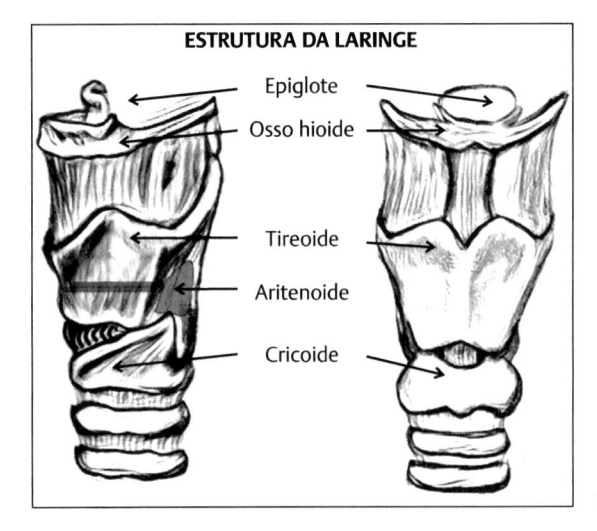

Fig. 5-4. Detalhes da estrutura da laringe.

MÚSCULOS DA LARINGE

Esse assunto assusta a maioria dos cantores que começam a pesquisar nessa área. Eu sei que são muitos nomes, mas vale a pena compreender a lógica dos músculos intrínsecos e extrínsecos da laringe e pensar neles como "elásticos", cuja função é colocar a laringe e a faringe numa determinada posição. Como tudo relativo à medicina, os nomes usados são de origem latina ou grega. Sabendo os prefixos, que em geral se repetem com frequência, você acabará entendendo como "traduzir" todos esses nomes. Todo músculo descreve sua **origem** e sua **inserção**, e seu nome recebe o nome da estrutura onde **começa** e onde **termina**.

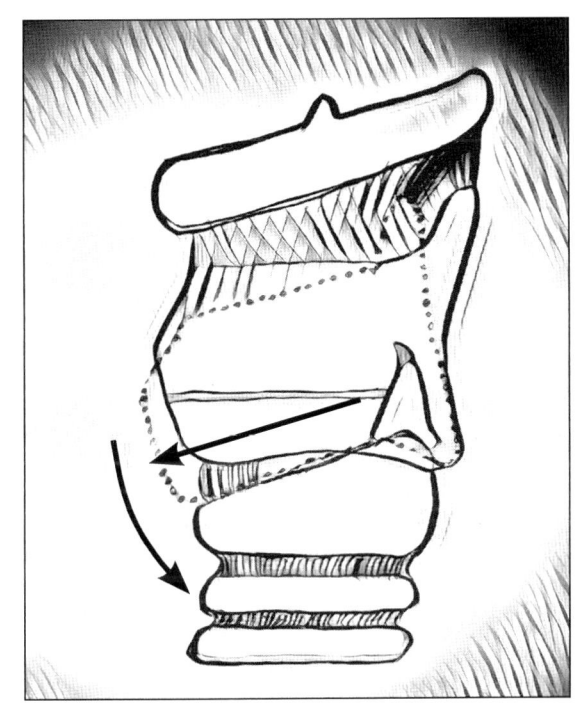

Fig. 5-5. O basculamento da cartilagem tiróidea sobre a cricóidea, alongando o músculo TA.

Músculos Intrínsecos da Laringe

São aqueles que estão diretamente envolvidos com a laringe e participam de sua função fonatória, direta ou indiretamente. O segredo da produção vocal é a aproximação das pregas vocais e o ar pressurizado que passa entre elas e gera o chamado **Som Fundamental** (um som baixo de pouca intensidade que será amplificado nas estruturas **supraglóticas**, ou seja, acima das pregas vocais). Eu demorei muito tempo para entender que glote e fenda são espaços vazios. Logo, **glote** é um espaço entre as pregas vocais e **fenda** é um espaço produzido por alguma alteração nas pregas vocais que impede que elas se fechem. Por consequência, ninguém tem uma **fenda**, tem uma **alteração** da prega vocal, pois fenda é um espaço vazio.

Para que as pregas vocais sejam ajustadas para a fonação, elas apresentam algumas funções primordiais: **abrir**, **fechar**, **encurtar** e **alongar**. Com a combinação dessas funções, os músculos intrínsecos da laringe farão todos os ajustes necessários para a produção do som.

A outra parte da fonação, executada pelo ar que passa nas pregas vocais de baixo para cima, está relacionada com um fenômeno conhecido como **Efeito Bernoulli**, que será explicado mais adiante, juntamente com as funções da prega vocal.

Agora vamos aprender a memorizar os músculos intrínsecos. Observe as letras em negrito que serão usadas para representar a sigla de cada músculo e sua correspondência com o nome por extenso logo ao lado. Isso será fundamental para seu estudo.

- **TA** – **T**ireo**a**ritenóideo: começa na cartilagem tiróidea e termina na cartilagem aritenóidea. Possui dois feixes principais – **medial** (ou interno, chamado *Vocalis*) e **lateral**. A função fonatória é realizada prioritariamente pelo *Vocalis* (TA interno). O TA externo tem papel estrutural e ajuda no fechamento glótico por meio de seu espessamento, e é muito importante no mecanismo de peso.
- **CAP** – **C**rico**a**ritenóideo **P**osterior: começa na cartilagem cricóidea e termina na cartilagem aritenóidea. O mnemônico CAPRI = "C'abre" ajuda a memorizar sua função de abertura.
- **CAL** – **C**rico**a**ritenóideo **L**ateral: começa na cartilagem cricóidea e termina na cartilagem aritenóidea. Tem função oposta ao **CAP** (Fig. 5-6).
- **A** ou **AA** – **A**ritenóideo ou **A**ri-**A**ritenóideo: juntamente com o CAL formam a estrutura **CALA** – os fechadores das pregas vocais.
- **CT** – **C**rico**t**ireóideo: começa na cartilagem cricóidea e termina na cartilagem tiróidea. É o músculo que altera a frequência do som por meio do alongamento das pregas vocais. Observe o basculamento da cartilagem tireóidea sobre a cricóidea (Fig. 5-5).

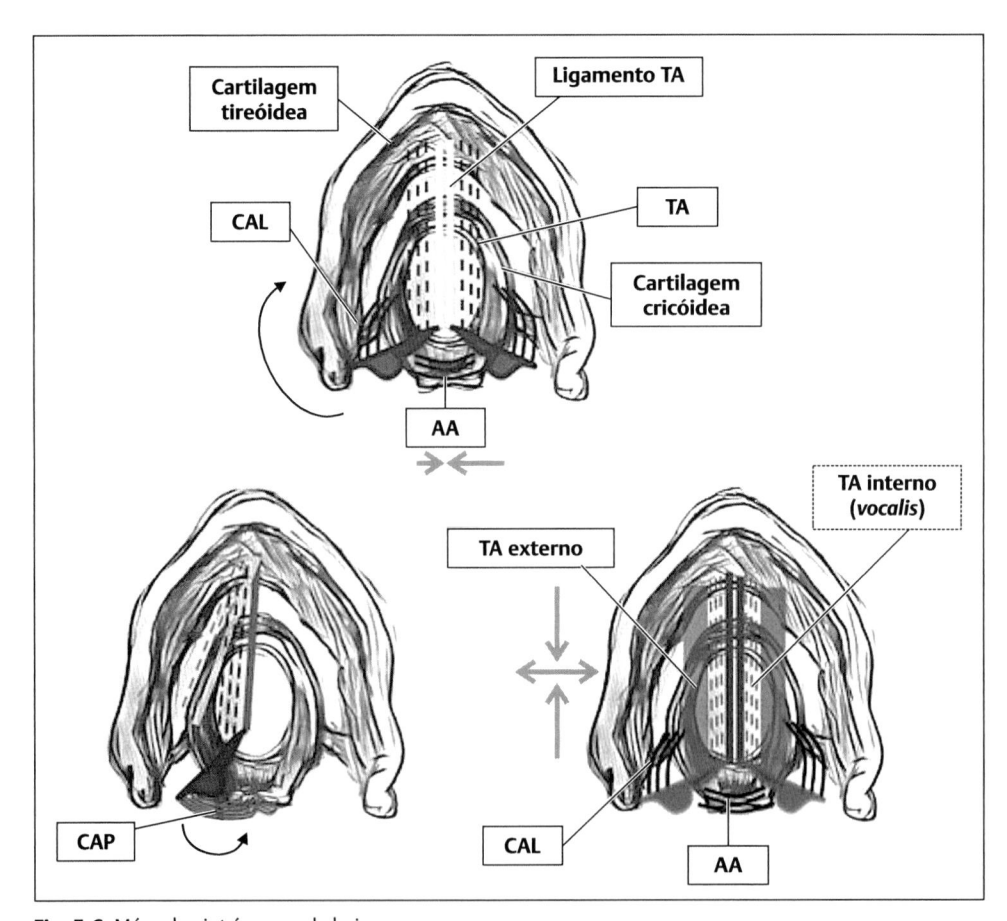

Fig. 5-6. Músculos intrínsecos da laringe.

- **AE** – **A**ri**e**piglótico e **TE**: **T**ireo**e**piglótico. Sem função fonatória principal, participam na constrição ariepiglótica, extremamente importante para ajustes no treinamento lírico e de *belting*.

Para os que estão buscando detalhes completos sobre a fisiologia da voz, no Quadro 5-1 é descrita a inervação e a função de cada músculo.[2] Lembre que o prefixo *ab* vem do latim e significa abrir. **Ab**duzir = abrir; Aduzir = fechar. Veja também a importância do Nervo Vago, o par X dos nervos cranianos apresentados no Capítulo 2. Ele inerva praticamente todos os músculos intrínsecos da laringe. Vago é um nervo autônomo, de ação parassimpática, ou seja, não temos percepção consciente dessa parte da laringe, pois a função primordial dessa estrutura é impedir que morramos sufocados. O fechamento glótico também se relaciona com o levantamento de objetos pesados. A perda dessa função resulta na impossibilidade de levantarmos qualquer peso. Logo, ao levantar peso excessivo, isso terá impacto direto sobre a laringe, como foi discutido no Capítulo 3.

Quadro 5-1. Músculos Intrínsecos[2]

Músculos Intrínsecos	Ação principal	Inervação
TA		
Tireoaritenóideo	Aduz, abaixa, encurta e espessa a prega vocal; corpo rígido e cobertura solta, margem livre arredondada	Nervo laríngeo inferior (parte do vago X) Ramo anterior
	Vocalis – TA interno: fonação e tensão Tireomuscular – TA externo: adução da prega vocal	
CAP		
Cricoaritenóideo posterior	Abduz, eleva, alonga e afila a prega vocal; camadas rígidas e margem livre arredondada	Nervo laríngeo inferior (Vago X) Ramo posterior
CAL		
Cricoaritenóideo lateral	Aduz, abaixa, alonga e afila a prega vocal; camadas rígidas, margem livre angulada	Nervo laríngeo inferior (Vago X) Ramo anterior
A		
Aritenóideo	Aduz a glote posterior	Nervo laríngeo inferior (Vago X) Ramo posterior
CT		
Cricotiróideo	Aduz na posição paramediana, abaixa, alonga e afila a prega vocal; tensão longitudinal; camadas rígidas, margem livre angulada	Nervo laríngeo inferior (Vago X) Ramo externo

Músculos Extrínsecos da Laringe

Os músculos extrínsecos são em sua maioria, os músculos que ajustam a posição laríngea. Lembre como dito anteriormente que o osso hioide é o único osso do corpo humano que não se articula com outro osso, apenas por músculos e ligamentos. Isso faz com que a laringe, que está pendurada nele, tenha muita mobilidade e flexibilidade. Por conta dessa mobilidade, a laringe pode assumir várias posições que resultam em diversos timbres vocais. Laringes altas produzem sons mais estridentes e agudos, enquanto laringes baixas tendem a produzir um som mais escuro (ver Capítulo 6 sobre Ressonância).

Neste capítulo, vamos compreender como esses músculos estão dispostos no pescoço, qual sua função e inervação, tudo resumido nos Quadros 5-2 e 5-3.[3,4] Os músculos extrínsecos são divididos em dois grupos: os que estão acima do osso hioide (supra-hióideos), que elevam a laringe; e os que estão abaixo do osso hioide (infra-hióideos), que abaixam a laringe. A Figura 5-7 mostra os músculos supra-hióideos e a Figura 5-8 mostra os infra-hióideos. As imagens devem ser observadas como vetores que dirigem a laringe nas direções apontadas pelo desenho.

Atenção aos nomes: **estilo** refere-se ao processo estiloide, um osso pontiagudo que se encontra logo à frente do processo mastoide imediatamente abaixo da orelha externa. **Milo** refere-se à mandíbula e **gênio** refere-se ao queixo. **Digástrico** significa duas partes.

Os nomes dos músculos infra-hióideos referem-se a: **esterno** é o próprio osso esterno. **Tíreo** refere-se à cartilagem tireóidea. **Omo** refere-se a omoplata que hoje se denomina escápula.

Os músculos extrínsecos ajustam a laringe em posição baixa, média ou alta. Dependendo do gênero que se canta, a laringe se ajusta mais para cima ou mais para baixo. Eu defendo que ela deve estar numa posição intermediária, e somente subir e descer ligeiramente em relação a essa posição média. Todo excesso implicará em distorção de timbre.

Para entender melhor como ocorre o ajuste fonatório da pregas vocais, é necessário estudar as suas camadas e respectivas funções.

Quadro 5-2. Músculos Supra-Hióideos[3]

Supra-hióideos	Ação principal	Inervação
Estilo-hióideo	Eleva e retrai o osso hióideo	VII par – nervo facial
Digástrico	Eleva o hióideo e deprime a mandíbula	V par – nervo trigêmeo, ventre anterior VII – nervo facial, ventre posterior
Milo-hióideo	Eleva e projeta o osso hióideo e a língua	V par – nervo trigêmeo
Gênio-hióideo	Puxa a língua e o osso hióideo para frente	XII par – nervo hipoglosso

Quadro 5-3. Músculos Infra-Hióideos[4]

Infra-hióideos	Ação principal	Inervação
Esterno-hióideo	Abaixa o osso hióideo	XII par – nervo hipoglosso
Esterno-tireóideo	Abaixa a cartilagem tireóidea	XII par – nervo hipoglosso
Tíreo-hióideo	Aproxima a cartilagem tireóidea e o osso hióideo	XII par – nervo hipoglosso
Omo-hióideo	Abaixa e retrai o osso hióideo	XII par – nervo hipoglosso

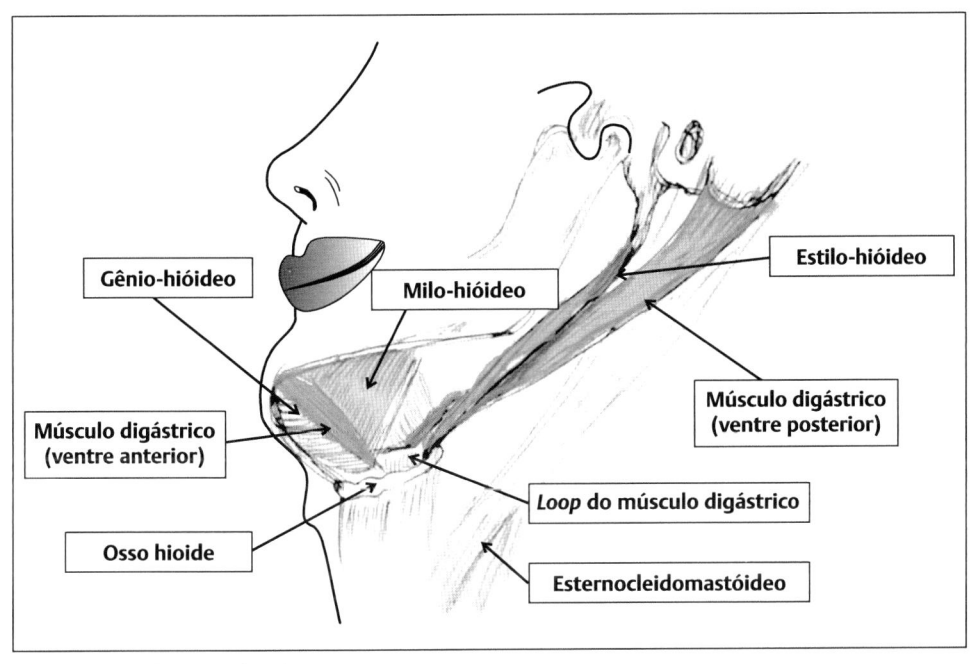

Fig. 5-7. Músculos supra-hióideos.

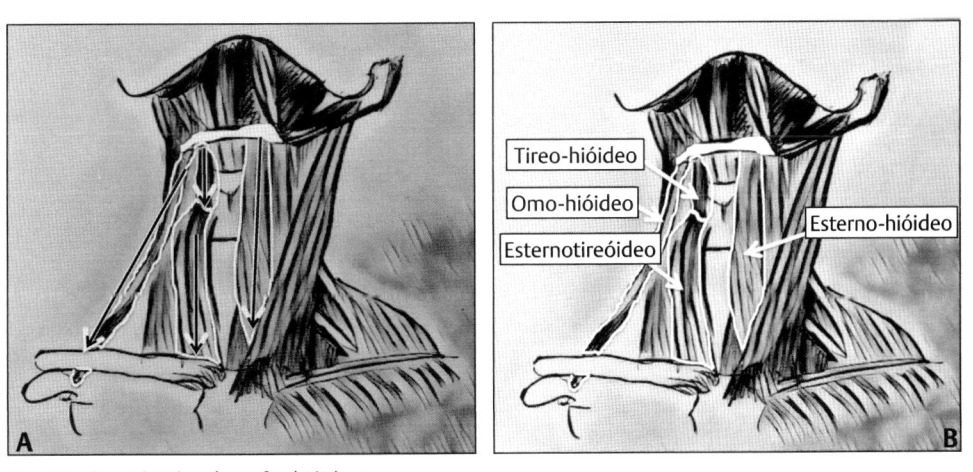

Fig. 5-8. (A e B) Músculos infra-hióideos.

Quadro 5-4. Camadas da Prega Vocal[4]

Mucosa	Epitélio Lâmina própria: Camada superficial ou Espaço de Reinke	Cobertura ou borda livre
	Camada intermediária Camada profunda	Transição
Músculo	Músculo vocal ou *Vocalis*	Corpo

Camadas da Prega Vocal

O Quadro 5-4 resume as camadas da prega vocal e suas subdivisões funcionais.[4] Na primeira coluna, a divisão está organizada em músculo e mucosa. Na segunda coluna, a divisão está nas camadas de acordo com sua composição histológica (tipos de células). E a última coluna está organizada dentro da teoria Corpo-Cobertura. O corpo da prega vocal é composto pelo músculo *vocalis*, cuja função é definir o desenho das pregas vocais: alongada ou espessada, ou seja, a massa. A mucosa possui duas divisões por causa do tipo celular: epitelial e conjuntivo. Por isso é subdividida em epitélio e lâmina própria (com três subcamadas de tecido conjuntivo diferenciado: superficial, intermediária e profunda). Observe que a borda livre é composta por epitélio e camada superficial da lâmina própria (Espaço de Reinke), onde ocorre uma alteração chamada de Edema de Reinke. Existe uma faixa de transição, constituída pelas camadas intermediárias e profundas da mucosa, onde a concentração de colágeno é maior. O mais importante a saber para o estudo do canto é que a cobertura ou borda livre é onde ocorre o fenômeno fonatório – produção do som fundamental e que o músculo *vocalis* define a forma da prega vocal.

A Figura 5-9 ilustra com mais detalhes e mais clareza visual as camadas e suas estruturas. Sempre achei essa organização bem complexa, mas isso tem uma razão. A compreensão das alterações vocais será mais clara quando soubermos qual nível das camadas da prega vocal foi comprometido. Por exemplo, as alterações do tipo nódulo, cisto, pólipo, sulco, granuloma, ou paralisia, cada uma delas afeta camadas diferentes e, por consequência, apresentam danos diferentes. Em geral, quanto mais superficial a lesão, mais rápida a sua recuperação. A prega vocal recebe impactos diversos, dependendo da demanda que cada atividade vocal profissional imprime sobre ela.

Você vai ver, no Capítulo 9, os detalhes das lesões mais comuns decorrentes do uso vocal profissional. Aqui você vai compreender como as lesões se comportam fisiologicamente.

Os **nódulos vocais** podem ter causas diversas e *nuances* variadas (mais antigo = mais rígido, mais recente = mais macio). Começam com o chamado espessamento e, caso o cantor não mude seu comportamento vocal, que geralmente é abusivo, ele evoluirá para o nódulo (antigamente chamado de calo, termo que hoje caiu em desuso). Não vou aprofundar esse assunto pois estudos muito importantes têm sido feitos sobre disfonias.[5-7] Quero apenas frisar que os nódulos comprometem apenas a borda livre (cobertura) da prega vocal. É a lesão com prognóstico mais positivo de tratamento fonoterapêutico breve.

A segunda alteração comum em cantores é o pólipo. Também presentes na borda livre, costumam ser causados por um fonotrauma brusco. Gritos ou crises de tosse intensas e repentinos podem deflagrar um pólipo, com alterações vocais consideráveis. O seu tratamento, em geral, é cirúrgico e o prognóstico é positivo.

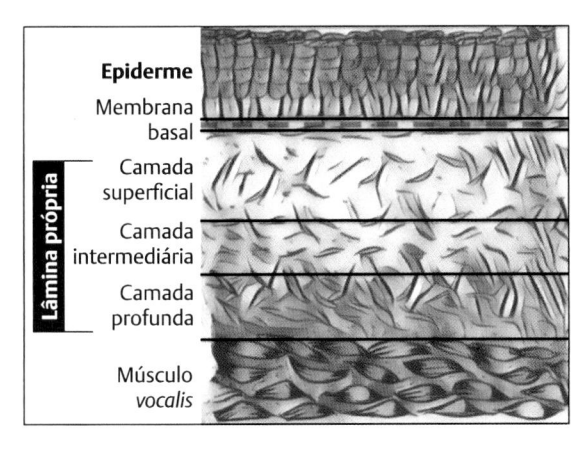

Fig. 5-9. Detalhes das camadas das pregas vocais.

A terceira alteração mais comum em cantores profissionais é o edema de Reinke. Como já dito, é um edema na camada superficial da lâmina própria, geralmente resultante da inflamação crônica das mucosa. A causa mais comum é tabagismo e seguido de alcoolismo.

Algumas alterações mais profundas, tais como cistos epidermoides, sulcos, granulomas, serão abordadas no Capítulo 9. Apenas tenha em mente que quanto mais profunda a lesão em relação às camadas, mais complexo e demorado é o tratamento.

Efeito Bernoulli

Agora vamos entender o fenômeno físico da vibração das pregas vocais. As pregas vocais, corpo e cobertura, ajustam-se para a fonação. A mente idealiza o som a ser emitido e o sistema nervoso cuida de mandar as informações para a acomodação das pregas vocais para executar aquele som determinado. A parte motora, o músculo *vocalis*, coloca as pregas vocais em posição de fonação e o ar expiratório passa pela borda livre e produz o som fundamental. As bordas livres vão vibrar de um modo peculiar, seguindo a sequência apresentada na Figura 5-10. Essa mecânica completa sua aproximação (adução) em consequência do efeito Bernoulli, o mesmo efeito que faz com que a asa do avião seja impulsionada para cima ou duas folhas de papel se aproximem quando assopramos entre elas aproximadas.

Quando as pregas abrem, o fluxo de ar é acelerado pelo aumento da velocidade das partículas de ar. A seguir, ocorre uma diminuição da pressão do ar dentro da glote, e as pregas vocais são sugadas pelo "vácuo" gerado pelo efeito Bernoulli.[8] A combinação do efeito Bernoulli e da elasticidade nas pregas vocais fecha a glote, onde, a seguir, um novo ciclo glótico inicia.

É importante ressaltar que, a produção vocal depende da frequência fundamental (som fundamental da fonte glótica) e dos ajustes do filtro para os diversos registros. Sundberg alega que os formantes que produzem os sons são afetados pelos ajustes vocais do canto, e que, dependendo da vogal emitida, o comportamento dos formantes varia na direção oposta.[9] Veja mais detalhes, no Capítulo 6, sobre ressonância.

1. Chegada do ar no espaço subglótico

2. Início da abertura das pregas vocais

3. Abertura das pregas vocais

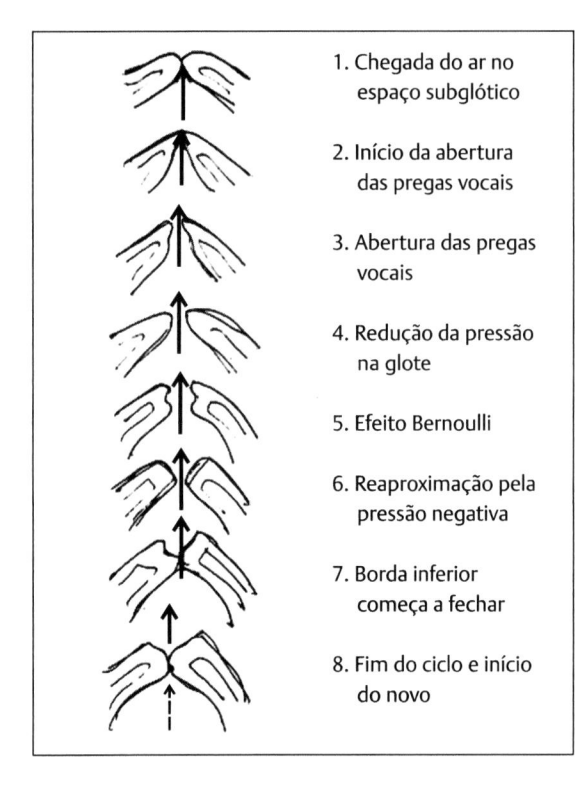

4. Redução da pressão na glote

5. Efeito Bernoulli

6. Reaproximação pela pressão negativa

7. Borda inferior começa a fechar

8. Fim do ciclo e início do novo

Fig. 5-10. As fases do ciclo glótico e a expansão da abertura glótica.

Ajuste de Grave e Agudo

Outra informação extremamente relevante é sobre o comportamento da massa das pregas vocais nas diversas regiões da voz. Nos sons graves, as pregas vocais estão encurtadas e com a massa maior. Nos sons médios, as pregas estão alongadas de maneira discreta. Nos sons agudos, as pregas vocais estão bem alongadas. No falsete, somente os ligamentos do músculo *vocalis* serão responsáveis pela forma da borda das pregas vocais. Muitos ajustes podem ser feitos a partir das pregas vocais (fonte) e do trato vocal (filtro). Os ajustes de registro são complexos e difíceis de ser pesquisados pelo grau de invasividade que esses testes apresentam. São inseridos microeletrodos nos músculos em ação em sujeitos vivos. Portanto, muito já se sabe, mas muito ainda precisa ser esclarecido. Você verá detalhes de ajustes vocais aplicados ao canto nos Capítulos 6, 7 e 9.

CONCLUSÃO

As bases do mecanismo fonatório estão no conhecimento claro da mecânica de ajuste laríngeo juntamente com o trato vocal, que a teoria fonte-filtro descreve tão bem. Compreender que a respiração é o combustível e que, juntamente com os ajustes de fonte-filtro, produz todos os sons que produzimos, e que os fonemas são perturbações acústicas destes sons que se transformam em palavras, resume esse instrumento altamente integrado e complexo. Este capítulo é extremamente importante. Vale a pena lê-lo algumas vezes para fixar essas informações. Cantores profissionais que dominam o conhecimento do sistema fonatório certamente estarão à frente de um grande grupo de artistas que não tem controle consciente do seu instrumento. Enquanto estamos dispostos, jovens e com saúde, tudo funciona espontaneamente. Quando passamos por situações adversas é que descobrimos a importância do conhecimento de nossas vozes. Grandes artistas têm total controle de seu sistema fonatório.

No próximo capítulo, sobre ressonância, você encontrará uma explicação funcional acústica com base neste capítulo. Com esta base de fisiologia obtida aqui, será bem mais fácil compreender os fenômenos acústicos vocais do capítulo seguinte.

REFERÊNCIAS BIBLIOGRÁFICAS

1. Behlau M. (org.) *Voz: O livro do especialista.* Rio de Janeiro: Revinter; 2001.
2. Behlau M. (org.) *Voz: O livro do especialista.* Rio de Janeiro: Revinter; 2001. p 11.
3. Behlau M. (org.) *Voz: O livro do especialista.* Rio de Janeiro: Revinter; 2001. p. 35.
4. Behlau M. (org.) *Voz: O livro do especialista.* Rio de Janeiro: Revinter; 2001. v.1. p. 11-2.
5. Cielo CA, et al. Lesões organofuncionais do tipo nódulos, pólipos e edema de Reinke. *Rev. CEFAC*; 2011 Jul-Ago;13(4):735-48.
6. Mckinney JC. *The diagnosis and correction of vocal faults.* Broadman Press; 1982.
7. Sataloff RT. *Vocal health and pedagogy.* London: Singular Publishing Group; 1998.
8. Sundberg J. *The science of the singing voice.* Illinois: Nothern Illinois University Press; 1987. p. 64, 80.
9. Sundberg J. *The science of the singing voice.* Illinois: Nothern Illinois University Press; 1987. p. 124-8.

RESSONÂNCIA: FONTE, FILTRO, AMPLIFICAÇÃO E *VIBRATO*

CAPÍTULO 6

Quando o assunto é som e ressonância, é o sentido da audição que está sendo usado no processo da aprendizagem. "Foco", "centro do som", "colocação" e outros termos controversos são usados com frequência por estudantes de canto, mas só fazem sentido quando se tem a capacidade de entender o que realmente significam. Em minha prática, utilizo a explicação acústica para o fenômeno da ressonância. Mostro que é no trato vocal que se estabelecem tais fenômenos regidos pelas leis da acústica. Minha base teórica é o livro principal de Miller,[1] que defende a explicação científica como ponto de partida para a compreensão da produção vocal.

As quatro propriedades mais significantes de um som musical são: 1) frequência (altura, *pitch*) – som agudo ou grave; 2) amplitude (intensidade, *loudness*, volume) – som alto ou som baixo; 3) timbre (cor, qualidade, combinação de frequência e intensidade) – som estridente, abafado, claro, escuro; 4) duração – som longo ou som curto. O som estranho ou ruído também pode ser integrante do som musical.

DESCREVENDO RESSONÂNCIA

Toda matéria (considerando a física Newtoniana) tem uma frequência própria e natural de vibração. Por exemplo, se você medir a vibração de uma mesa de madeira ou um copo de vidro ao percuti-los ou vibrá-los (fenômeno da excitação), eles terão cada um sua própria frequência fundamental. Um ressonador (aquele que faz soar de novo) será qualquer objeto com cavidades ocas capaz de entrar em *RE-sonância* com o objeto original que foi excitado de algum modo. Quando a frequência do objeto original está próxima da frequência de seu ressonador, ocorrerá o fenômeno de ressonância naquele sistema. No caso da voz humana, a ressonância é descrita com base na teoria Fonte-Filtro de Fant, explicada a seguir.[2]

Fonação

Como mostrado no Capítulo 5, as pregas vocais apresentam duas partes: **o corpo** – uma estrutura muscular (formada pelo músculo *vocalis*), envolvido por uma parte mucosa que vibra, **a cobertura**, que é composta por várias camadas com um aspecto flexível e vibratório. Muitos vídeos estão disponíveis na *web*, mostrando como esse fenômeno ocorre visualmente. Sugiro que você invista na observação dessas imagens. Mas o importante é guardar que a **borda livre** é a parte que mais vibra.

Lembre que no momento da fonação é preciso que o músculo *vocalis* se posicione e aproxime as duas bordas. A seguir, o ar pressurizado vem dos pulmões e passa pelas bordas livres já aproximadas. Por meio do *efeito Bernoulli*, as pregas aproximam-se ainda mais e vibram inúmeras vezes de acordo com a frequência do som emitido: frequências altas nos sons agudos e baixas nos sons mais graves. Lembre também que sons graves são produzidos com mais massa (*vocalis* contraído e curto) e sons agudos produzidos com menos massa (*vocalis* delgado e alongado).

Na vibração, o som que sai imediatamente das pregas vocais é chamado de som fundamental, F_0 (**formante zero**). Este som fundamental é a essência do som, mas é um som sem volume e frágil. A vibração na **fonte** (glote) gera este som fundamental. Partindo das pregas vocais, este som vai encontrar um determinado trajeto, um tubo com suas diversas paredes, nas quais serão produzidos os harmônicos nessas reflexões, até irradiar para o meio ambiente, ou seja, a sala de concerto, teatro ou casa de *shows* nos quais a *performance* está ocorrendo. Este tubo, trajetória do som entre as pregas vocais e a boca, é o **filtro** ou **trato vocal** (o principal ressonador do sistema fonatório). Quando aprendi esses nomes, eu me confundia porque não entendia com clareza o conceito de fonte e filtro. A fonte é o local onde o som nasce. O filtro é o trajeto no qual o som vai sofrer interferências acústicas específicas. E o que o filtro faz então? Por que filtro? Bem, as paredes do **trato vocal**, podem estar **mais** ou **menos** tensas, **mais** ou **menos** esticadas, ou seja, podem apresentar desenhos diversos. Eu uso exatamente o termo "*design* de parede" para descrever o fenômeno de mobilidade do tubo ressonador. O **trato vocal** tem paredes muito móveis, com exceção do palato duro que é uma estrutura óssea. Imagine que o seu instrumento vocal é uma espécie de clarineta de paredes móveis e com uma palheta ajustável. Isso implica em inúmeros ajustes possíveis, diversificando as características do som final. Por isso, dubladores conseguem produzir inúmeras vozes em seu trabalho, por exemplo. Acusticamente falando, o timbre original do indivíduo, sua identidade vocal (única), já é definido na **fonte**. Entretanto, as cores vocais podem variar muito com os ajustes do **filtro** (Fig. 6-1A).

Se a **fonte** glótica é responsável pelo som fundamental e o **filtro** (trato supraglótico) é que determina as mudanças de timbre, logo, eu preciso saber como controlar este **filtro**. E, para isso, é necessário saber que estruturas seriam controláveis pela vontade e de que modo. O **trato vocal** consiste das seguintes estruturas: 1) lábios; 2) dentes; 3) palato duro; 4) véu palatino; 5) faringe (nasal, oral, laríngea); 6) língua; 7) mandíbula; e 8) laringe (Fig. 6-1B).

Estas estruturas são fundamentais para a "manipulação" do som. Para efeito didático, seguirei literalmente o trajeto do som. O primeiro impacto que o som encontra ao sair da **fonte** (pregas vocais) é o **espaço ariepiglótico**. Este espaço é um minitubo formado pela epiglote na parede anterior e superior, os músculos **TE** e **AE** que formam sua parede lateral e as cartilagens aritenóideas que são a estrutura posterior do espaço. Quando este espaço for reduzido, ocorrerá uma grande concentração de energia sonora que resulta em um som estridente, tanto utilizado no treinamento lírico quanto nas técnicas populares de alta projeção (som metalizado). Observe o esquema da Figura 6-1A onde a reflexão do som é representada por linhas brancas. Veja o caminho do som refletindo nas paredes do **trato vocal**. É dessa maneira que um som é construído, seja reforçado (amplificado) ou abafado (efeito *dumping*), por meio das reflexões nas paredes.

A seguir, o som vai se refletir nas paredes da **faringe**, que participa ativamente do *design* do trato vocal. A faringe forma o tubo que envolve a laringe, podendo colaborar ou impedir seu bom funcionamento. Por exemplo, uma faringe ampla para trás, alargada, produzirá um som escuro, ou uma voz recuada. Uma faringe sem tônus produzirá um som de baixa reflexão, opaco, pois as ondas oriundas da fonte serão abafadas (sofrerão *dumping*). Uma faringe constrita, um tubo estreitado, em geral acompanhamento de elevação da laringe,

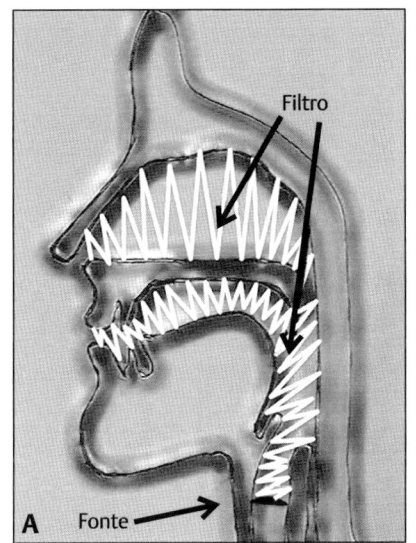

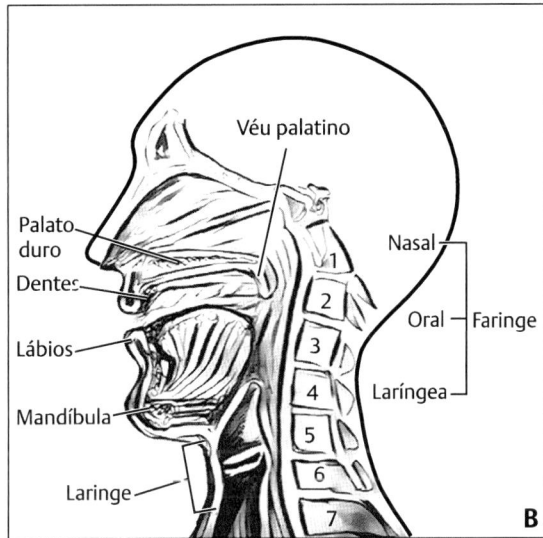

Fig. 6-1. (**A**) Fonte (pregas vocais) e filtro (trato vocal); (**B**) partes e paredes do trato vocal.

produzirá um som mais agudo e estridente. Isso acontece, por exemplo, no ajuste do *belting*, no qual as paredes faríngeas apresentam bastante retesamento. Entretanto, com o treinamento adequado, as paredes não serão tensionadas mais do que o necessário, o que ocorre no chamado *belting* saudável.

Continuando o trajeto do som, na cavidade oral, duas estruturas podem perturbar negativamente a ressonância, quando mal administradas. A primeira delas é a **língua**, que pode causar três perturbações de maior impacto no uso da voz:[3]

1. *Recuo de língua*: obstruindo a passagem do som. Este recuo está mais presente nas vogais: [a], vogal "a" aberta, [o], vogal "o" fechada, e [u], vogal "u". Pode-se recuar a língua nas demais vogais por questões de equívoco técnico, mas estas que descrevi tendem a ser mais recuadas que as demais por sua própria natureza na fala. Seja na técnica lírica ou popular, os fonemas devem ser bem produzidos e com a língua flexível e bem posicionada (ver Capítulo 8).
2. *Elevação tensa da língua*: que causa uma fixação da laringe e perda de flexibilidade vocal.
3. *Abaixamento excessivo da língua sobre a laringe*: causando um som tenso, escurecido de forma artificial e distorcido.

Algumas técnicas adotam uma laringe bem baixa, e as vozes graves podem até se beneficiar do abaixamento laríngeo para amplificar. Mas o abuso desse abaixamento, em minha opinião, pode causar distorções desnecessárias ao timbre do cantor.

A segunda estrutura é o **véu palatino** (*velum*). A Figura 6-2 mostra uma visão posteroanterior (direção nuca-nariz) dos músculos envolvidos nos movimentos posteriores da faringe e do véu palatino. Dois músculos são importantíssimos para o *design* do *velum*: o tensor e o elevador do *velum*, que são diretamente ligados ao fenômeno de **cobertura** do som, assim como pela **metalização** do som. Outros músculos estão envolvidos nesses

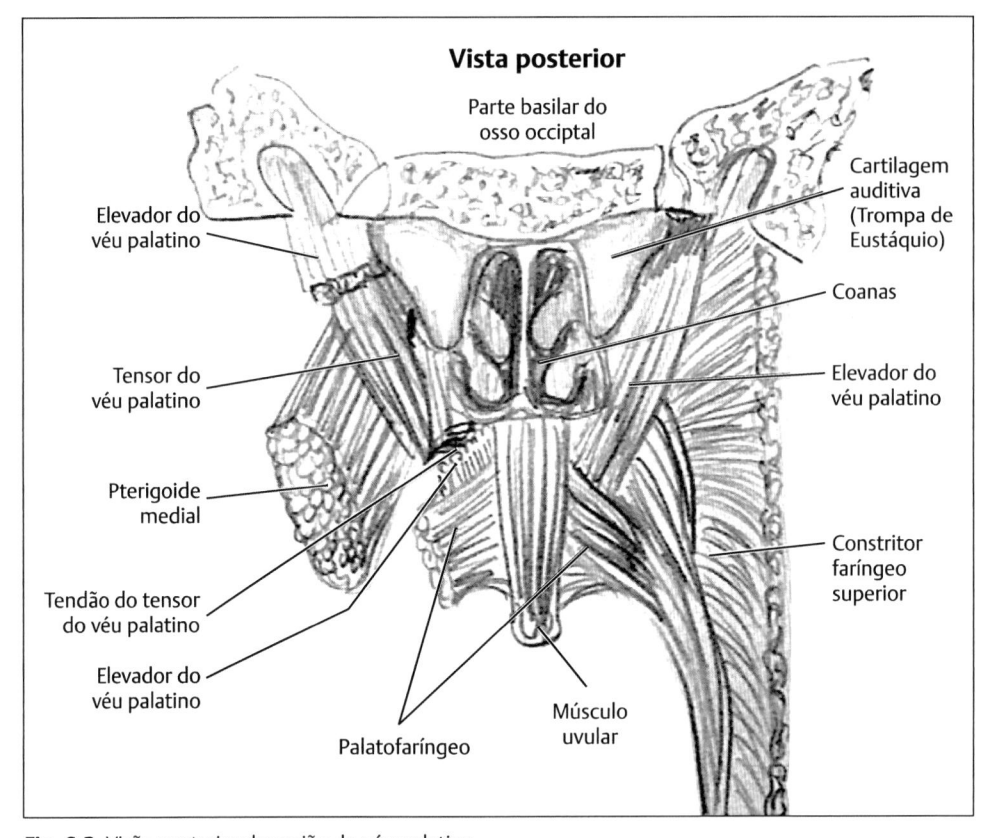

Fig. 6-2. Visão posterior da região do véu palatino.

fenômenos, mas a compreensão clara do design do *velum* é a base do controle das ressonâncias altas.

O mau uso mais frequente do *velum* é o excesso de tensão como um todo. Eu o chamo de o "*flap* da voz", a estrutura que é a parte principal no *design* do trato vocal e totalmente treinável. Um *velum* muito alto implica no abaixamento reflexo da laringe (por antagonismo) e produz um som distorcido, distante da fala. O treinamento lírico tende para esse *design* com palato mais alto, e o exagero desse desenho verticalizado gera um som distante do som falado do cantor, e causa uma inconsistência entre a voz falada e cantada do artista durante o espetáculo.

Eu defendo os timbres próximos. É possível fazer ajustes mais próximos da fala quando os espaços faríngeos não são tão amplos e quando a laringe não é abaixada excessivamente. Lembre, nossa voz falada é o ponto de partida de nossa identidade vocal (se estiver saudável e ajustada, é claro). Quanto mais cantarmos distante da natureza da fala, mais distorcida e falsa parecerá a nossa voz. No treinamento lírico, os espaços são maiores por duas razões: 1) amplificação do som; e 2) adaptação do sistema aos ajustes do registro agudo, principalmente acima de D4 nas vozes femininas. A distorção dos fonemas no agudo é inevitável, mas eles também não precisam ser ininteligíveis. É possível, por meio de uma boa técnica, obter resultados viáveis na pronúncia na região aguda das vozes femininas (pelo menos até um Ab4). Nas vozes masculinas, devido a uma extensão útil cantada praticamente toda dentro da faixa de voz de peito, as distorções são muito mais discretas.

Outro exagero comum é o excesso de atividade do tensor do véu palatino, causando sons metalizados. Em geral, os músculos que controlam o véu palatino estão muito interconectados. Os elevadores geralmente causam sons estridentes, com muito *twang* (metalização). Os abaixadores causam sons artificiais, abafados com excesso de espaço faríngeo lateral. Eu chamo esse ajuste baixo e achatado de "cara de nojo". O equilíbrio dos elevadores e abaixadores, juntamente com as outras estruturas do trato vocal, é o segredo da boa produção vocal. Observe, na Figura 6-3, como os abaixadores estão intimamente interligados à base da língua e à parede faríngea. Excesso de ação dos abaixadores implica certamente em tensão na língua e faringe.

Outra estrutura móvel que apresenta muitas tensões e mau uso é a **mandíbula**. A **mandíbula,** que deveria articular flexivelmente para trás tendo como eixo a articulação temporomandibular (ATM), é frequentemente projetada para frente, causando uma tremenda tensão na laringe, língua e faringe. Na Figura 6-4, pode-se observar como a ATM tem uma maneira própria de articular, que deve ser respeitada pelo cantor. O ângulo da mandíbula desloca-se para trás. Empurrar o queixo para frente é contraproducente e contraria a natureza dessa estrutura.

Os **lábios** apresentam inúmeros movimentos e muitas possibilidades de uso. Observando diversos cantores, podemos observar embocaduras mais arredondadas, mais sorridentes, bocas mais abertas e mais fechadas. Dependendo da ressonância que se quer produzir, a boca interfere nos sons. Lábios protusos amplificam; para dentro, abafam. Lábios em sorriso produzem sons mais claros, lábios verticalizados produzem sons mais arredondados. Mas, então, existe alguma regra? Não. A verdade é que os lábios dão o último acabamento ao som que veio das pregas vocais e passou pelo ressonador. Certamente participam da amplificação, pois grandes cantores se beneficiam da construção de lábios em forma de "trompete" para produzir uma maior projeção do som. As bochechas também respondem com mais tônus e todo esse sistema forma uma estrutura que direciona o som amplificado no trato vocal para o exterior.

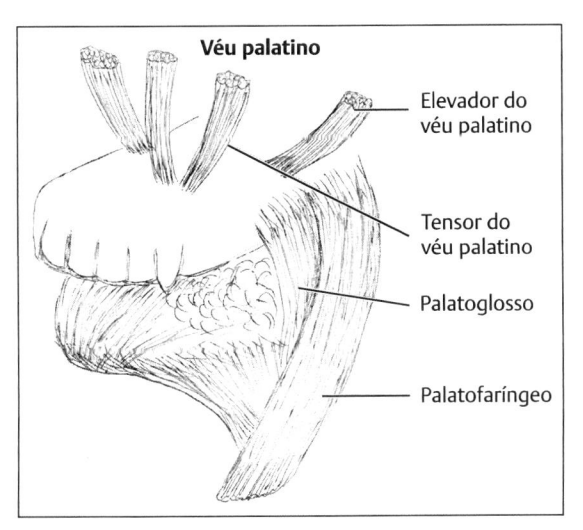

Fig. 6-3. Detalhe esquemático dos músculos elevadores e abaixadores do véu palatino.

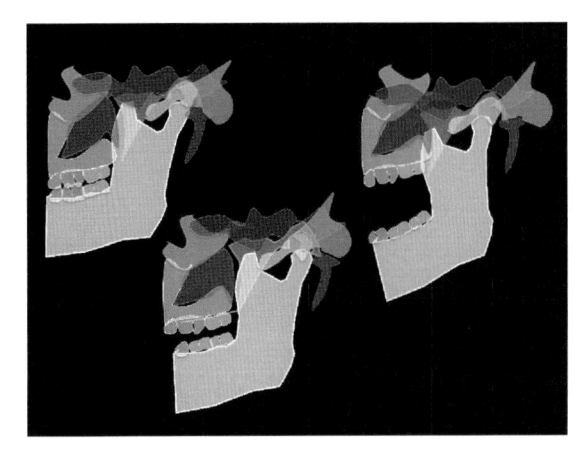

Fig. 6-4. Relação da mandíbula e a articulação temporomandibular.

CONSIDERAÇÕES SOBRE ACÚSTICA VOCAL[4-6]

O ouvido humano só processa **frequências** (vibrações por segundo) e **amplitudes** (intensidades das vibrações). A partir da combinação de inúmeras variações desses dois parâmetros, o cérebro cria associações que são codificadas nos diversos sons que conhecemos. Cada som é associado a imagens, objetos, lembranças, fatos, instrumentos, e o cérebro constrói um mapa mental que faz sentido. O som vocal é produzido também com base nesses dois parâmetros e, por essa razão, os gráficos que representam o espectro do som são registrados, como mostra a Figura 6-5. As diversas frequências produzidas no som vocal (graves à esquerda, agudas à direita) possuem intensidades diferentes, representadas por cada linha vertical (que eu chamo de palito). Cada altura dessa linha representa sua intensidade (amplitude).

Entender o gráfico da Figura 6-5 é muito importante para compreender a definição de harmônicos ou parciais, e entender o que são formantes, que sempre parece uma coisa do outro mundo e é muito mais simples do que parece. Olhando a Figura 6-5, você pode notar que a sequência de linhas verticais são chamadas de harmônicos, cada um com uma frequência diferente e diferentes amplitudes (intensidades), como eu expliquei acima. As setas estão indicando áreas onde os harmônicos estão mais intensos, com maior amplitude. Esses harmônicos "mais intensos" são chamados região dos formantes e a posição desses formantes, na série de harmônicos, reflete diferentes timbres. No caso do canto, os dois primeiros formantes definem a vogal, e os formantes 3, 4, 5, principalmente, são responsáveis pelo brilho da voz e recebem o apelido de **formantes do cantor**.

O **timbre** vocal pode ser descrito por duas vias: a **acústica** (física) e a sua **percepção auditiva**. Quanto à **percepção auditiva**, é descrita como cor/timbre ou *nuance* sonora. Já acusticamente falando, é um som composto por ondas complexas, resultado da composição de várias ondas, que formam uma onda complexa resultante (Fig. 6-6). Observe que uma onda complexa é a soma sucessiva das ondas simples que a compõe (principalmente no caso da voz humana).

Em ordem crescente de complexidade, pode haver desde uma onda simples (senoidal) até o ruído (som que possui várias frequências desorganizadas), com infinitas componentes. Entre um extremo e outro podem existir diversas *nuances* tímbricas, onde estão incluídos a voz humana, os instrumentos e outros sons de ondas complexas.

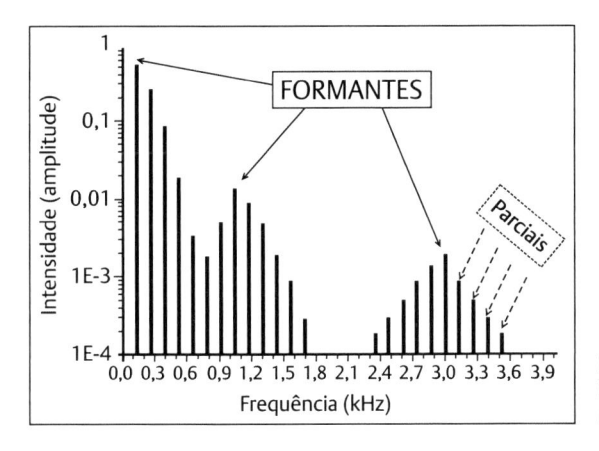

Fig. 6-5. Representação gráfica dos harmônicos (parciais) e os formantes (picos nos harmônicos).

O **espectro** de um som é o registro gráfico de seu timbre. É a representação das frequências dessas ondas e suas amplitudes, conforme descrito na Figura 6-6. As frequências são representadas graficamente pelo comportamento da onda no tempo (aspecto temporal). A frequência fundamental é equivalente à altura original do som. O timbre sonoro dependerá de suas demais ondas componentes, que têm diferentes frequências relacionadas entre si de forma simples (representadas por números inteiros), que são os harmônicos. A linha que circunda as linhas verticais no desenho aponta os diversos formantes de um determinado som e, para cada vogal emitida, haverá um *design* diferente. Por essa razão, o cérebro discerne as vogais, e, como já foi dito, os formantes 3, 4, 5, com alta amplitude, denotam alta projeção vocal (**formantes do cantor**).

Traduzindo em termos mais claros, tendo como base a voz: um determinado som gera uma série de **frequências** (vibrações por segundo em Hz), cada **frequência** com uma **amplitude** (intensidade em dB), os "palitos" (Fig. 6-7). Cada uma das ondas simples, que formam uma onda complexa resultante, apresenta uma frequência e uma amplitude própria, e é desse modo que o ouvido humano decodifica a combinação de **frequências/amplitudes** de cada som que ouve. Guarde então: altura do "palito" define a intensidade (amplitude em decibéis [dB]) daquela frequência. Por sua vez, cada "palito" tem uma frequência própria que

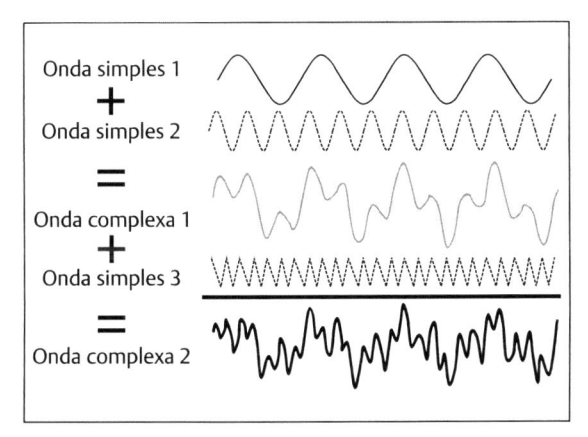

Fig. 6-6. Esquema da formação de ondas complexas.

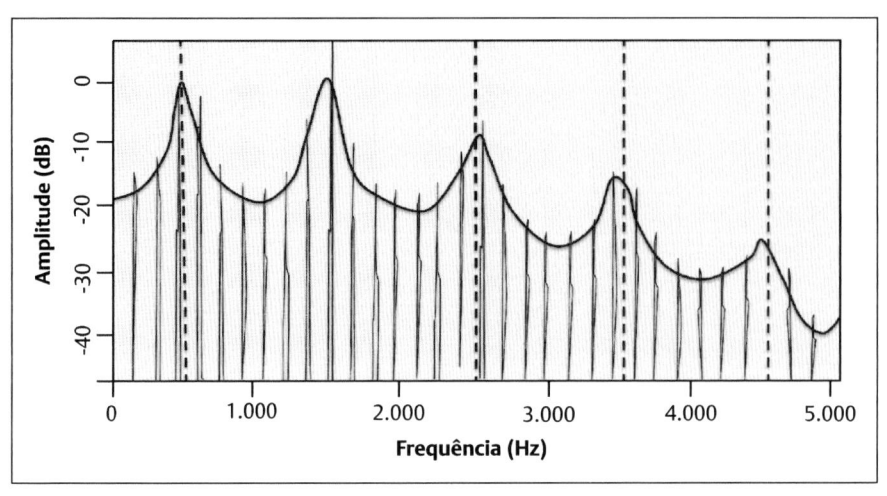

Fig. 6-7. O revestimento que delineia os diversos formantes.

respeita uma determinada relação matemática constante entre eles. Cada "palito" é chamado de **parcial** porque é uma "parte" de todas as frequências daquele determinado som, mas também é um **harmônico** do som fundamental que o gerou.

A origem do termo harmônico deriva da relação matemática com base nas cordas do piano e pode ser mais bem entendida se compreendermos a série harmônica do piano representada na Figura 6-8, gerando o seguinte padrão: oitava, quinta justa, quarta justa, terça maior, terça menor etc. (considerando um instrumento temperado = de frequência fixa). **Harmônico** é o mesmo que **parcial**, e há uma relação matemática entre o som fundamental e seus harmônicos que deriva da seguinte fórmula: $H_n = H_0 + H_{n-1}$.

Exemplo 1: $H_2 = H_0 + H_1$ 330 = 110 + 220
Exemplo 2: $H_5 = H_0 + H_4$ 660 = 110 + 550

E assim sucessivamente.

Int	Fund	8j	5j	4j	3M	3m	2M	2m	Intervalos reduzidos...	
Hz	110	220	330	440	550	660	770	880	990	1.100
P	H0	H1	H2	H3	H4	H5	H6	H7	H8	H9

DISCUSSÃO SOBRE RESSONÂNCIA[2]

Na voz falada, o timbre vocal pode ser muito manipulado, como, por exemplo, no caso de dubladores e ventrílocos. Na verdade, qualquer ator manipula seu timbre para colorir a voz e expressar as emoções de cada personagem que interpreta. No canto acontecem inúmeras manipulações de timbre dependendo de cada gênero ou estilo. A estética do canto lírico, por exemplo, obedece às variações do *chiaroscuro*, que é uma mistura de brilho vocal

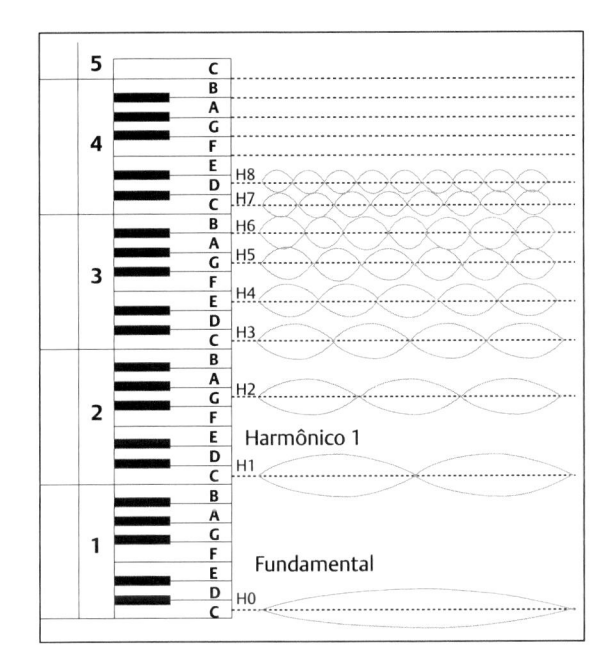

Fig. 6-8. Série harmônica.

e arredondamento das vogais. Entretanto, tanto os cantores líricos quanto os de teatro musical utilizam claramente a modificação do timbre vocal. Muitos o fazem de maneira intuitiva e seguindo os padrões estilísticos por imitação de um padrão, o que os italianos, na ópera, chamam de *tradizione*. A tradição de algumas estéticas é tão forte, que cria um padrão bem rígido de emissão para aquela estética (que é o caso da estética do canto lírico).

A **ressonância vocal** pode ser descrita de diversas formas. Algumas opiniões dos pedagogos que participaram da pesquisa de Blades-Zeller, resumida na minha dissertação, foram:[2] A ressonância é uma projeção também chamada de "metal" – "*ring*", ou "estridência aguda" – "*ping*", "*twang*". A ressonância é amplificação, um calor, uma cor sonora. O som é uma sensação, e é o núcleo do som ou *core* (algumas vezes chamado de "foco") que dá uniformidade ao som e projeção por toda a extensão vocal. O som resulta de uma boa coordenação de controle respiratório, vibração e ressonância. A respiração é usada no som, e a ressonância responde a um equilíbrio de respiração e fonação. Um som bonito resulta de ajustes próprios entre os vibradores (fonte sonora, isto é, pregas vocais) e as vogais (o ajuste de ressonância). Os pedagogos vocais ensinam, em geral, com base em certas preferências sonoras.

PRINCÍPIOS GERAIS

A primeira coisa que se deve buscar em um som é o foco, o seu núcleo, responsável pela uniformidade do som e sua projeção. O foco é uma qualidade – há projeção e liberdade no som que é produzido quando a fonte sonora (pregas vocais) e as vogais estão coordenadas entre si. A ressonância determina a cor da voz, conhecida como timbre, que é uma percepção da sensação auditiva pela qual um ouvinte pode discernir dois sons semelhantes de mesma altura e intensidade como sendo diferentes entre si. Conforme explicado no início do capítulo, o timbre depende primariamente de um espectro de estímulos, mas ele também depende da forma da onda, da pressão do som, da frequência localizada no espectro e das características temporais de tal estímulo.[7,8]

Alguns professores citados na minha dissertação criticam o termo "colocação da voz" (*placement, impostazione*). Preferem utilizar a expressão "sinta como se..." para orientar os cantores a desenvolver certas sensações vocais de modo que possam perceber e organizar seu sistema de ressonância. O cantor, então, passa a relatar como sente essa ou aquela sensação e torna-se mais seguro no palco.

Algumas pessoas chamam de "colocação" (*placement*) as sensações que surgem quando se tem consciência de onde a voz é "formada ou produzida". Entretanto, a percepção e descrição da sensação vocal de cada um é muito individual e não necessariamente tem correlação com a causa física do fenômeno que a gerou. Lembre-se da discussão sobre **percepção sensorial enganosa** do Capítulo 1. Sentimos diferente, descrevemos de forma subjetiva e podemos estar equivocados. O conhecimento do fenômeno científico é o que nos traz uma mínima noção do que se pode chamar de "correto", apesar das divergências no modo como é descrito verbalmente por cada indivíduo. Eu sempre busco evidências científicas para me basear quando discuto um tema fisiológico ou físico qualquer, pois uma sensação pode virar "achismo".

A ressonância depende da coordenação fonorrespiratória (fonação e ar) e, nesse aspecto, a voz é um instrumento triplo, pois envolve controle respiratório, vibração e ressonância. Se há coordenação dos mesmos com liberdade do vibrador (pregas vocais), haverá liberdade em toda a voz.

Alguns cantores defendem que devemos encontrar a ressonância procurando a forma de vogal que ofereça a melhor qualidade, ou seja, que seja musical e tenha projeção. Deve-se buscar esta forma o quanto antes no aprendizado, pois cada vogal tem sua própria formação acústica particular.[1,2,7]

Eu sempre costumo dizer que não ensino as pessoas a cantarem, mas sim onde e como apertar os botões de grave, médio, agudo, *reverb* e *sustain*. Se conhecemos o funcionamento de nossos instrumentos e suas peculiaridades, saberemos usufruir ao máximo deles, e saberemos fazer os ajustes necessários ao gênero que estamos cantando. Também defendo que nosso instrumento nasceu com uma natureza, uma predileção, e a partir dessa natureza construímos uma técnica sólida, versátil e, acima de tudo, saudável.

CHIAROSCURO

Richard Miller afirma que qualquer cantor profissional que é consciente deve denominar a voz plena ou completa (*voce piena* ou *complete singing tone*).[9,10] O cantor excelente está focado em obter as características de uma voz ressonante, ou seja, uma voz treinada que se projeta facilmente acima de uma orquestra, revelando o equilíbrio *chiaroscuro*, a riqueza e a capacidade de projeção. Para tanto, Miller recomenda que o cantor compreenda o que é o som *chiaroscuro* e todas as ações fisiológicas e acústicas necessárias para alcançá-lo. Ele também acrescenta que, a despeito das controvérsias entre as diversas pedagogias vocais, a maioria dos professores concorda que uma voz treinada e de qualidade possui características subjetivamente denominadas: "quente", "com profundidade", "rica, cheia, plena", "redonda", "aveludada", "com vitalidade", "ressonante", "que corre ou é bem projetada", "com foco", "bem colocada", "com ponta", "balanceada ou equilibrada", e assim por diante.

O conceito *chiaroscuro* aqui tem correlação mais direta com a estética do canto lírico. Entretanto, muitas vezes, devemos tomar emprestado dessa estética um certo arredondamento do timbre para evitar abusos de estridência na música popular comercial. Não se pode generalizar essas afirmações sobre ressonância e, por isso, este assunto está desenvolvido no Capítulo 9.

IMAGENS

Como o foco dos livros de Miller está no treinamento erudito, ele segue fielmente o que a *tradizione* preconiza. A maioria dos preceitos fisiológicos a que ele se refere são verdades em qualquer gênero ou estilo, pois ele se refere a fenômenos técnicos do instrumento vocal. Miller é contrário a conceitos místicos ou misteriosos, crenças em câmaras de ressonância inexistentes no corpo do cantor, e tentativas de direcionamento do som para os espaços a partir do peito ou cabeça. Ele aqui se refere a imagens sem respaldo fisiológico. Na verdade, como descrito no Capítulo 3, o cérebro desenha o corpo com base em imagens que façam sentido a cada indivíduo de maneira pessoal. Somente a informação segura e precisa pode ajudar o cantor a construir um mapa corporal adequado, e o uso de imagens não deve ser feito indiscriminadamente. Ele afirma que "a voz é um instrumento físico e obedece às leis da fisiologia; é um instrumento acústico e obedece às leis da acústica". As imagens só são adequadas se embasadas nos fenômenos relativos a elas.

Na minha opinião, Miller às vezes se coloca de maneira um pouco radical. Com base na Teoria das Inteligências Múltiplas de Gardner, discutidas no Capítulo 1, eu acredito que nossas predileções mentais nos levam a necessidades intelectuais diferentes. E, por conta disso, cada um de nós percebe seu corpo de acordo com essas preferências. Não se pode negar a ciência, mas é possível digeri-la de um modo individual e próprio. Além disso, o foco dos livros de Miller é o treinamento lírico que segue normas bem rígidas. Parte do que ele defende pode não ser adaptável à realidade da música popular.

VIBRATO

O *vibrato*, antes de mais nada, é um recurso que ajuda a reforçar as frequências produzidas pelo sistema fonatório. Participa diretamente da produção do **giro** ou **ring** da voz. Vozes com *vibrato* amplificam muito mais do que vozes sem *vibrato*, e este recurso está obrigatoriamente presente na estética lírica justamente porque é uma estética onde não se usa amplificação eletrônica. Na estética popular amplificada, o *vibrato* é reduzido ao mínimo necessário para se produzir uma voz flexível e bela. Por isso que as estéticas lírica e popular são diferentes. Alguns gêneros no teatro musical se encontram exatamente no meio desses dois extremos.

Fisicamente falando, um determinado som apresenta uma determinada frequência em Hz, ou seja, esse som vai vibrar uma certa quantidade de vezes por segundo. O *vibrato* ocorre quando a frequência principal do som sofre uma modulação. Em torno dessa frequência principal, ocorrerá uma oscilação que, um certo número de vezes, caracterizará o *vibrato*. Na Figura 6-9, eu procurei representar de forma visual a oscilação da frequência dentro da própria frequência principal, só para caracterizar que estão intrincadas.

O *vibrato* pode apresentar três níveis de velocidade:[1,11] 1) **lento** ou **balançado** – geralmente associado a vozes senis ou como resultado do abuso de peso na voz; 2) **ideal** – em torno de 6 a 6,5 oscilações por segundo; e 3) **caprino** – acima de 7 oscilações por segundo.

Vibrato não é *vibrancy*. *Vibrancy* é uma característica tímbrica, uma voz clara com brilho, vívida. *Vibrato* é um fenômeno acústico. O *vibrato ideal*, equilibrado, é resultado de todo um sistema flexível e muito treino. Vozes iniciantes geralmente não têm *vibrato* devido a um sistema ainda sem flexibilidade suficiente para permitir que o *vibrato* ocorra.

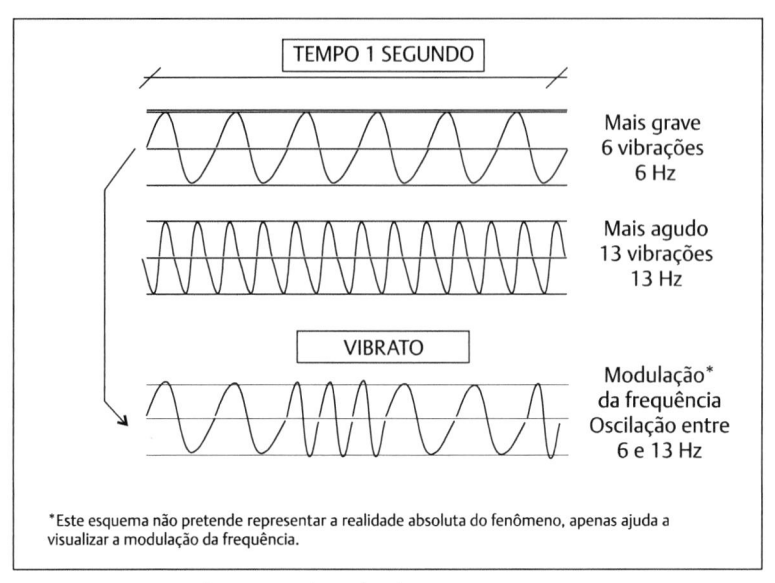

Fig. 6-9. Representação esquemática do *vibrato*.

Alguns gêneros musicais usam bastante o *vibrato*, outros não. Há uma gradação bastante ampla entre um extremo e outro, e, para cada gênero, há um estilo próprio de *vibrato*.

Fisiologia do *Vibrato*

O fenômeno do *vibrato*, apesar de não estar totalmente esclarecido, recebe a influência de dois sistemas: musculatura laríngea (principalmente **CT**) e ajustes respiratórios. Relembrando o trabalho dos músculos sobre as pregas vocais: 1) o músculo **c**ri**c**o**t**iróideo (**CT**) alonga; 2) o *vocalis* tensiona; 3) o **c**rico**a**ritenóideo **l**ateral (**CAL**) fecha. Desse esquema de controle nascem os diversos ajustes da fonte.[11] O *vibrato* repercute em inúmeras estruturas do trato vocal.

Simplificando, o *vibrato* possui dois componentes principais: 1) um equilíbrio do sistema (resultado de muito estudo) que traz um estado de liberdade e este vibra como um todo; 2) um componente neurológico que controla a velocidade do *vibrato*. A partir desse controle neurológico, podemos usar alguns recursos para desenvolver o *vibrato* – eu chamo indução de *vibrato*. Lembre que o *vibrato* só ocorre quando o sistema está livre. Quem não tem vibrato, não consegue colocar *vibrato*, mas, quem já tem o *vibrato*, consegue segurar, tirar, "alisar" o *vibrato*. A literatura ainda não comprovou o mecanismo de controle consciente da velocidade do *vibrato*, mas admite que ele exista.

Exercícios para *Vibrato*

O exercício que mais colabora para o desenvolvimento do vibrato é a *bocca chiusa* (*humming*). Exercícios de sustentação em nota longa na região mais grave da voz, próximo à voz falada, permitem que o sistema se equilibre e o *vibrato* surja espontaneamente. Outro exercício de indução de *vibrato* é a repetição da mesma nota, simulando a frequência do *vibrato*, que deve ficar em torno de 6 oscilações por segundo. A repetição de nota promove a liberação do sistema e encurta o processo de aprendizagem. Todos estes exercícios apenas facilitam o surgimento do *vibrato*, que só ocorre se o sistema estiver sem tensões indesejáveis, o que é resultado de muita prática diária. Apesar de alguns autores desaconselharem a indução de *vibrato*, eu tenho obtido bons resultados na minha prática docente.

ESTRATÉGIAS DE ESTUDO DA RESSONÂNCIA

Com base nos resultados da minha dissertação,[12] alguns professores alegam que se deve mostrar onde o som vibra e onde se deve perceber a ressonância. Devem-se mostrar as possibilidades de uso do véu palatino (*velum*) e aprender a elevá-lo, principalmente nas técnicas líricas. A maioria dos professores entrevistados fala em trabalhar o registro médio e a voz média, com foco na voz falada, aproximando-a da sua voz cantada. Vários usam a expressão "sorriso interno", a sensação de "cheirar uma rosa", a sensação de "espaço interno", e o uso de exercícios em "*bocca chiusa*" (*humming* ou boca fechada) é muito indicado pela maioria.

Quanto aos vocalizes, vários dos pedagogos entrevistados e a literatura indicam o uso dos fonemas nasais [ŋ] (como em *sing*), [m], [n] para ensinar os ajustes aos alunos.[13] O arredondamento da vogal, apesar de uma estética peculiar do canto lírico, também foi muito comentada.

O termo "cantar pra frente" pode causar equívocos interpretativos, principalmente no que se refere à sensação de empurrar a voz. Mas é preciso ressaltar que a estética popular é mais frontalizada que a lírica e que devemos saber discernir os estilos e seus gêneros (ver Capítulo 9).

CONCLUSÃO

A **ressonância** é a grande ferramenta de amplificação vocal e de identificação de uma voz com técnica sólida e saudável. Uma voz excelente é definitivamente uma voz ressonante. Vários livros já foram escritos e descrevem, em detalhes minuciosos e científicos, o funcionamento das pregas vocais e os fenômenos ressonantais. É muito importante consultar a lista de referências, mantendo o foco principal em Richard Miller e Johan Sundberg, para um estudo completo sobre esse assunto tão rico.[1-22] A dissertação de Martins traz uma discussão sobre ressonância com base em 11 cantores-professores brasileiros entrevistados, trabalho este muito relevante por apresentar um posicionamento de profissionais nacionais.[8]

Ser um cantor e não conhecer ressonância é não cuidar de seu instrumento de forma excelente. Pesquise seu instrumento, explore suas possibilidades de cor, *nuance* e amplificação. Entregue a seu público o melhor som que você pode produzir. Ele merece.

REFERÊNCIAS BIBLIOGRÁFICAS

1. Miller R. *The structure of singing – system and art in vocal technique*. New York: Schirmer Books; 1986.
2. Sundberg J. *The science of singing voice*. Dekalb, Illinois: Northern Illinois; 1987. p. 94.
3. Moço M. *Belting: definição e estudo de caso dentro de uma visão videolaringoscópica*. Rio de Janeiro. [Dissertação de Mestrado] – UFRJ; 2010.
4. Vennard W. *Singing: the mechanism and the technic*. New York: Carl Fischer; 1967.
5. Ware C. *Basics of vocal pedagogy – the foundations and process of singing*. New York: McGraw-Hill; 1997.
6. Zemlin WR. *Princípios de anatomia e fisiologia em fonoaudiologia*. Porto Alegre: Artmed; 2000.
7. Appleman R. *The science of vocal pedagogy*. Indiana: Indiana University Press; 1986.

8. Martins J. *Aspectos acústicos e fisiológicos do sistema ressonantal vocal como ferramenta para o ensino-aprendizagem do canto lírico.* Rio de Janeiro. [Dissertação de Mestrado] – UNIRIO; 2010.
9. Miller R. *Solutions for singers: tools for performers and teachers.* New York: Oxford University Press; 2004.
10. Miller R. *Securing baritone, bass-baritone, and bass voices.* New York: Oxford University Press; 2008.
11. Sundberg J. *The science of singing voice.* Dekalb, Illinois: Northern Illinois; 1987. p. 163-5.
12. Rubim M. *Pedagogia vocal no Brasil: uma abordagem emancipatória para o ensino-aprendizagem do canto.* Rio de Janeiro. [Dissertação de Mestrado] – UNIRIO/PPGM; 2000.
13. Pinho S, Pontes, P. *Músculos intrínsecos da laringe e dinâmica vocal.* Série Desvendando os Segredos da Voz. Uso de fonemas nasais. Rio de Janeiro: Revinter; 2008. v. 1. p. 28-36.
14. Miller R. *English, French, German and Italian techniques of singing: a study in national tonal preferences an how they relate to functional efficiency.* Mentuchen, New Jersey: Scarecrow Press; 1977.
15. Miller R. *Training tenor voices.* New York: Schimer Books/ Macmillan; 1993.
16. Miller R. *On the art of singing.* New York: Oxford University Press; 1996.
17. Miller R. *Training soprano voices.* Nova York: Oxford University Press; 2000.
18. Brown WE. *Vocal wisdom: maxims of Giovanni Battista Lamperti.* Boston: Crescendo Press; 1973.
19. Bunch M. *Dynamics of the singing voice.* New York: Springer-Verlag; 1982.
20. Dorscher BM. *The functional unity of the singing voice.* New Jersey: Scarecrow Press; 1988.
21. Lehmann L. *How to sing.* New York; Macmillan Company: 1902.
22. McKinney JC. *The diagnosis and correction of vocal faults.* Broadman Press; 1982.

REGISTROS E PASSAGENS – UMA VISÃO PRÁTICA DO INSTRUMENTO

CAPÍTULO 7

DEFINIÇÃO DE REGISTRO VOCAL

Um registro vocal é uma série de sons vocais consecutivos e homogêneos, ou seja, são executados de um modo mecânico semelhante, e mantêm o mesmo timbre durante certa faixa de extensão. Funcionalmente falando, um registro vocal é a integração de duas partes: 1) um componente fonatório – consistindo da vibração das pregas vocais, o formato da glote e o fluxo aéreo – que produz a frequência fundamental das vibrações, percebida como *pitch* (percepção da frequência) e 2) um componente ressonantal – consistindo de ajustes acústicos tanto do sistema infra quanto supraglótico da laringe – que produz o espectro harmônico, e não apenas determina que vogal é ouvida, mas também o timbre da voz. Os ajustes entre fonação e ressonância são recíprocos: as pregas vocais e os ressonadores afetam-se mutuamente e continuamente de um modo complexo e integrado.

O termo registro pode ser usado em relação a duas situações: 1) a primeira se refere às qualidades homogêneas de som produzidas por um mesmo sistema mecânico (em inglês o termo usado é *register*) e 2) em português, utilizamos o mesmo nome registro (no inglês *registration*) para nos referirmos ao processo do uso e combinação dos registros para produzir o canto artístico.

Titze diz que há duas hipóteses válidas de teste na busca por uma explicação fisiológica das transições involuntárias dos registros:[1] 1) ressonâncias subglóticas (traqueais) podem ora inibir ora facilitar a vibração das pregas vocais em uma determinada frequência e 2) o estresse do músculo vocal atinge um limite fisiológico, forçando um desajuste do músculo vocal para facilitar frequências mais altas.

No Capítulo 10, você encontrará uma discussão mais voltada para a prática dos registros.

MECANISMO DE PESO E LEVEZA

Mecanismo de peso é aquele onde a predominância de ação está a cargo do músculo tireoaritenóideo (**TA**). O mecanismo de leveza é aquele onde a predominância de ação está a cargo do músculo cricotiróideo (**CT**). Entretanto, ocorre uma negociação permanente entre os músculos de peso e leveza para cada região da voz.

Os músculos de todo o corpo apresentam diversas funções e um mesmo músculo pode estar numa posição de contração, suporte, ou em posição de alongamento, como foi discutido no Capítulo 3. Essas funções são trocadas entre eles de maneira muito integrada. No caso da voz, pense em um grupo de músculos, liderados pelo **TA**, que tem a incumbência de suportar carga, sustentação, tensão. Um outro grupo, liderado pelo **CT**, tem a incumbência de alongar, adelgaçar, flexibilizar. Do conjunto desses dois grupos nós teremos os

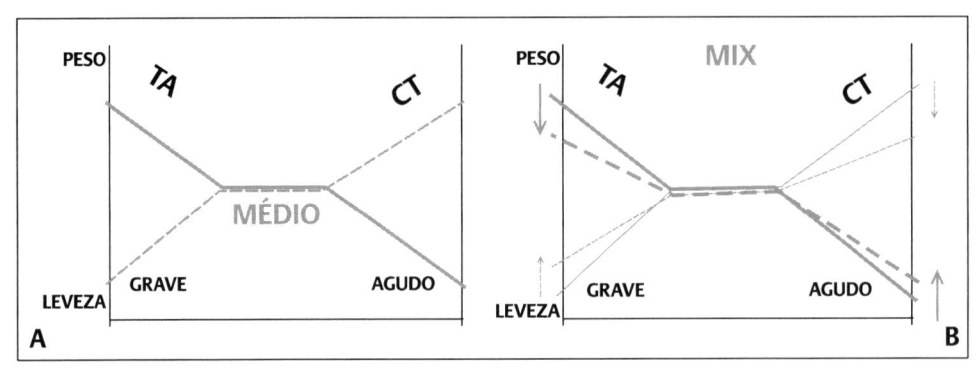

Fig. 7-1. (**A, B**) Gráficos do equilíbrio de uso do CT e TA.

ajustes graduais, desde o som mais pesado até o mais leve. Mas atenção, quando produzimos alterações de timbre, estamos usando as paredes do trato vocal e os articuladores (isso está explicado em detalhe nos Capítulos 5 e 6 desse livro). As cores e *nuances* vocais dependem dos músculos laríngeos intrínsecos e extrínsecos e do desenho que se estabelece no trato vocal. É um conjunto de fatores.

Observe o gráfico na Figura 7-1 sobre a transição dos mecanismos de peso e leveza: enquanto a ação do **TA** é mais presente no grave e decresce para o agudo, a ação do **CT** cresce na mesma direção. Jamais o **TA** estará inativo no agudo e jamais o **CT** estará inativo no grave. Ambos estão ativos em toda a extensão vocal, cada um na sua proporção.

BELTING

O *belting* é um ajuste de fonte e filtro. A laringe sobe, a faringe retesa, o espaço ariepiglótico é estreitado, o véu palatino é retesado e todo o sistema sofre um tensionamento global. Graças a esses ajustes, o sistema fonatório produz um som estridente ao mesmo tempo bem próximo à fala. Segundo a literatura, *belting* é um canto vigoroso, de alta demanda, que foi adotado pelas mulheres atrizes de teatro musical na década de 40, principalmente Ethel Merman, considerada a precursora dessa técnica. Atualmente o termo está em desuso e a melhor maneira de compreender este ajuste é descrevê-lo como uma "fala projetada ao longe e afinada". Evidentemente, o *belting* usa mais mecanismo de peso, mas é possível executar esta técnica sem sobrecarga laríngea danosa, com o treinamento adequado. Ver *Belting* mais adiante e também no Capítulo 9.

TEORIA DOS REGISTROS

Registro vocal é um tema controverso, mas Sundberg cita que Hirano usa uma divisão de cinco registros com base em registros eletromiográficos.[2] Ele apresenta os registros de peito, médio, cabeça, cabeça leve e falsete; todos com base em ajustes musculares. As teorias a seguir tomam por base a percepção auditiva, ou seja, o timbre:

A) **Um registro:** os defensores idealistas dessa teoria argumentam que, quando a voz está em equilíbrio, funcionando corretamente, há apenas uma única opção de qualidade vocal em toda sua extensão;
B) **Dois registros:** a) voz de peito que corresponde ao mecanismo de peso e b) voz de cabeça que corresponde ao mecanismo de leveza.

C) **Três registros:** a) voz de peito; b) voz mista e c) voz de cabeça. O importante aqui é saber que a voz mista é a ponte entre voz de peito e a voz de cabeça sem quebra perceptível. A teoria dos três registros tem sido a mais aceita, por considerar a voz mista como a solução que os cantores treinados encontraram para conectar voz de peito e de cabeça de maneira sutil e suave.

REGISTROS AUXILIARES

Falsete, que já fora atribuído ao trabalho das falsas pregas vocais, hoje é sabido que é causado pela forma delgada, alongada, firme e abaulada das pregas vocais. Somente as suas margens, ou bordas livres, vibram, enquanto o resto das pregas permanece firme e não vibrante.[2] Apesar de o falsete ocorrer em ambos os sexos, o termo é atribuído apenas à voz masculina. Percebido como uma "feminilização" da voz, o falsete é ruidoso e soproso em qualidade porque as pregas vocais não oferecem resistência suficiente ao fluxo de ar durante a fonação, em comparação àquela utilizada na produção da voz de cabeça.

Flauta/assobio refere-se ao som quando: 1) as pregas vocais vibram num alto grau de tensão longitudinal; 2) a porção posterior das pregas tem um abafamento considerável (diminuição de amplitude em vibrações sucessivas); 3) a massa vibratória das pregas é limitada e 4) a pressão de ar e o fluxo aéreo subglótico são altos. O registro de flauta/assobio cria harmônicos agudos (*overtones*) que soam como um som flutuante e sem corpo. Outros nomes para esse registro são ***frageolet*, flautim** e **sino**.

Strohbass (basal) é um termo associado às notas muito graves produzidas como um *fry* apoiado. Em geral, esse registro é usado como efeito em coros europeus e pouco utilizado no canto treinado. Na próxima seção, eu vou suprimir o *strohbass* justamente por sua pouca utilização no repertório ocidental convencional.

TEORIA DOS MINIRREGISTROS

Durante minha prática como cantora profissional e docente constatei que o instrumento vocal feminino e o masculino apresentavam coincidências de comportamentos e que não encontrei correspondência desses achados na literatura. A única evidência que mostra que há uma correlação entre as oitavas foi a de Sundberg,[2] que declara que, quando a frequência de fonação é elevada até certo ponto, parece que o sistema controlador inteiro é inicializado (*reset*), de modo que os parâmetros observados na parte mais grave do registro anterior podem ser utilizados novamente na parte mais grave do registro imediatamente acima, quase como se fossem as marchas de um veículo. Mas não há comprovação científica suficiente que corrobore essa informação. Com base em uma observação de longa data, e dentro de uma visão de frequência absoluta, ou seja, pensando-se voz masculina e feminina exatamente na mesma frequência, alguns fenômenos eram comuns.

A divisão que proponho mescla o pensamento do treinamento erudito e a estética de teatro musical, que têm sido minhas duas especialidades. A literatura especializada sempre utiliza cantores líricos para fazer os registros das pesquisas. Esta organização que proponho tem por base 30 anos de prática docente e artística, mas não teve comprovação científica, apenas empírica. Repito, a discussão, a seguir, é uma estatística da minha prática de treinamento próprio e docente.

Registro Grave

Este registro, abaixo do qual está o *subgrave* ou *strohbass*, como falei mais acima, é um registro de sonoridade grave e rica da voz masculina. Homens que possuem o registro grave pleno no Brasil são raros.

1. **A1-Bb1:** a sensação masculina nesse registro é de busca de um ajuste na direção do *fry*. Se for barítono ou baixo (que é raro) o fará com facilidade, já os tenores certamente estão em sofrimento nessas notas (apenas alguns conseguem produzir estas notas).
2. **B1-C2:** essa dupla de notas apresenta um comportamento peculiar, grande parte dos tenores com bom treinamento conseguirá produzir algum som, mas eles ficarão efetivamente confortáveis na próxima dupla.
3. **Db2-Eb2:** parece irrelevante, mas um tenor típico, lírico, se estiver cantando uma canção em Dó maior, ao subir simplesmente um semitom, seu som ganhará um brilho e uma projeção incríveis. Minirregistros são um modo de pensar ajustes que faz todo sentido quando estamos escolhendo um tom para cantar.

Registro Modal Masculino

Obviamente cantoras de música popular cantam nesse registro. O nome foi dado porque é uma faixa de notas peculiar à voz masculina. Esta é a faixa de conforto máximo dos homens, mas não necessariamente a faixa de maior brilho que é o **registro modal principal**.

1. **E2-F2:** esta faixa não apresenta maiores complicações para as vozes masculinas, mas é uma faixa que muitas cantoras de música popular precisam desenvolver. Para executar um registro nessa faixa, a última coisa que se deve fazer é "buscar o som no peito". As melhores ressonâncias graves encontram-se na máscara (seios da face e palato duro).
2. **F#2-Ab2:** em geral, os homens não apresentam equívocos nesse registro e a maioria das cantoras populares consegue produzir som nessa faixa com algum tempo de treinamento, desde que elas sigam o que expliquei na faixa anterior.

Registro Modal Principal

O registro modal principal tem como limite o Eb3. Para a grande maioria dos cantores, uma vez que baixos e contraltos são vozes raras no mundo, praticamente inexistentes no Brasil, a nota Eb3 é o limite máximo para a execução do centro vocal como percepção evidente de voz de peito. Eu não tenho mais adotado o termo "voz de peito" na minha prática, ao invés, chamo de maior concentração de voz falada, declamada, ou qualquer termo associado à sensação dessa voz. Miller[3] descreve a nota Eb3 como o limite mais comum da voz de peito feminina no canto lírico (ver Fig. 7-2).[3,4] Os minirregistros do **modal principal** são:

1. **C2-Ab2:** nesta região, as vozes masculinas executam facilmente os ajustes "declamados".
2. **A2-Bb2:** essas duas notas, apesar de imperceptíveis, já manifestam um brilho diferentes do minirregistro anterior, mas ainda são fáceis de executar.
3. **B2-C3:** esta suposta passagem são notas, onde grande parte dos cantores pensa que tem de ajudar a ajustar o registro e idealizam as notas acima do que deveriam. Vários problemas técnicos, nas passagens do próximo registro, são ocasionados pela concepção alta já a partir de B2/C3.

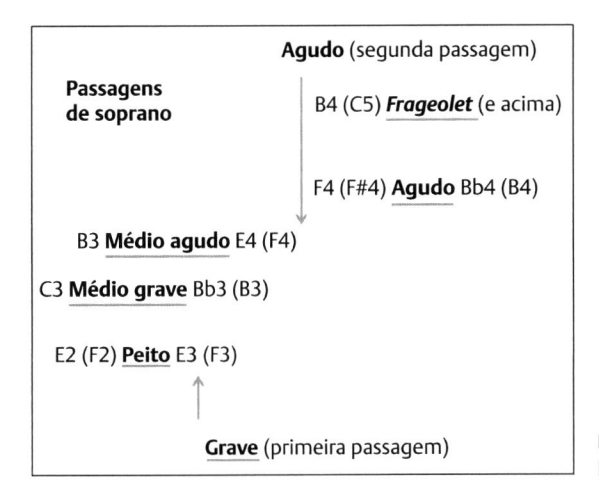

```
┌─────────────────────────────────────────────────┐
│                    Agudo (segunda passagem)      │
│   Passagens                                      │
│   de soprano          B4 (C5) Frageolet (e acima)│
│                              │                   │
│                              │                   │
│                       F4 (F#4) Agudo Bb4 (B4)    │
│                              │                   │
│                              ↓                   │
│      B3 Médio agudo E4 (F4)                      │
│                                                  │
│   C3 Médio grave Bb3 (B3)                        │
│                                                  │
│   E2 (F2) Peito E3 (F3)                          │
│                    ↑                             │
│                    │                             │
│                 Grave (primeira passagem)        │
└─────────────────────────────────────────────────┘

**Fig. 7-2.** Passagens de soprano segundo Miller.[4]

4. **Db3-Eb3:** nos cantores treinados, este minirregistro tem de ser percebido como "grave" ou "fácil", como costumo descrever. Subir esse minirregistro perturba sobremaneira a passagem real.

Os minirregistros apresentam claros comportamentos comuns. Na minha prática, isso tem se tornado uma ferramenta poderosa de autoconhecimento vocal. O mais importante é a coincidência que há nos ajustes tanto de voz masculina quanto feminina. Mas o que ocorre é que recorrentemente, os minirregistros possuem ajustes específicos. Por exemplo, falando especificamente do **registro modal principal**, tanto homens quanto mulheres, no canto popular, executam a extensão C1 a Ab2 com total facilidade e mistura de "voz falada". Nas notas A2 e Bb2, homens e mulheres percebem que podem escolher e ajustam-se com mais *mix* ou com mais mistura de voz falada. Nas notas B2 a C3, algumas vozes masculinas querem ajustar mais para o agudo, em vez de manter a relação horizontal, que eu chamo de "manter no andar de baixo". Esta tendência é muito comum. Nas notas Db3 a Eb3, todas as vozes masculinas precisam manter-se no registro médio grave ainda. Sempre que os cantores ajustam estas notas mais acima do que devem, certamente pertubarão a passagem seguinte, a real passagem do agudo. Os Quadros 7-1 e 7-2 apontam os registros de vozes masculinas indicados por Miller.[7]

**Quadro 7-1.** Passagens dos Tenores[5]

| Categoria | Primo passaggio | Secondo passaggio |
|---|---|---|
| Tenorino | F3 | Bb3 |
| Tenor ligeiro | E3 (Eb3) | A3 (Ab3) |
| Tenor lírico | D3 | G3 |
| Tenor *spinto* | D3 (C#3) | G3 (F#3) |
| Heldentenor | C3 (C#3) | F3 (F#3) |

**Quadro 7-2.** Passagens dos Barítonos e Baixos[5]

| Categoria | Primo passaggio | Secondo passaggio |
|---|---|---|
| Barítono lírico | B2 | E3 |
| Barítono dramático | Bb2 | E3b |
| Baixo-barítono | A2 | D3 |
| Baixo profundo | Ab2 (G2) | Db3 (C3) |
```

Registro Modal Alto

Quando o treinamento é na estética popular, é muito comum que algumas mulheres consigam executar com "voz falada" até a nota Ab4. Sim, isso mesmo, obviamente com ajustes mais altos como descrevo mais adiante. Mas, no **registro modal alto**, estamos falando da extensão E3-Ab3, tanto para homens quanto para mulheres.

Coincidentemente, esta mesma nota Ab3 é a nota que a maioria dos homens consegue ainda cantar, com alguma facilidade, com ajuste de "voz falada". Este ajuste no treinamento lírico pode ser associado ao *parlato*, que *mezzosopranos* e alguns sopranos adotam em repertório dramático. Este **registro modal alto** é a passagem aguda masculina, e pode ser subdividido em minirregistros que são agrupados a seguir:

1. **E3-F3:** a maioria das mulheres treinadas mistura "voz falada" nesse minirregistro tanto na estética lírica quanto popular. Os homens apresentam grandes conflitos neste minirregistro. A maioria das vozes masculinas centrais (não necessariamente barítonos) prefere misturar mais leveza nessas duas notas. Eu descrevo este minirregistro como "parece grave, mas a ressonância está mais alta", ou seja, "parece que é um barítono soando como tenor".
2. **F#3-Ab3:** este minirregistro é crucial para os homens, principalmente, pois é efetivamente o início do agudo com "voz de peito". Raramente um cantor iniciante executa essa faixa de notas com facilidade. Em contrapartida, as mulheres que cantam música popular também estarão lidando com o conflito de uma mistura maior de "voz falada" numa faixa em que suas mentes prefeririam usar os ajustes líricos e leves, uma vez que a maioria tem recebido este treinamento.

O registro modal alto refere-se às notas que podem ser mais ou menos "faladas", dependendo do gênero que se está cantando. No caso do canto lírico, barítonos passam em E3/F3, enquanto tenores passam em F#3/G3. Entretanto, quando o cantor é *crossover*, ou seja, ajusta seu instrumento para lírico e popular, essa região será executada prioritariamente com mais mistura de peito (voz falada). Na minha prática, como trabalho com muitos cantores *crossover*, eu ensino a colocarem o ajuste "falado" até Ab3. Isso também é válido para as vozes femininas populares, unificando, assim, as transições de minirregistros tanto para vozes masculinas quanto femininas.

Registro Misto de Alta Projeção (Antigo Belting)

Este Registro, que costumava receber o nome de ajuste de *belting*, tem sido considerado atualmente como um registro de extensão da fala para o agudo. Esta estética, chamada hoje de *Speech Level Singing* por Seth Riggs, já foi usada no passado com muito peso sobre a laringe. Agora tem sido adotado um ajuste mais saudável que produz um som semelhante ao antigo *belting*, mas sem os excessos de uso de peito/peso, danosos à voz. A literatura considera o *belting* na faixa A3-Eb4 para vozes femininas e o termo *belting* foi criado originalmente para definir essa faixa vocal em mulheres. Não se aplica o termo *belting* para vozes masculinas, mas sim *Rock Style* ou canto aberto. Entretanto, assim como falsete, o termo *belting* praticamente tem sido usado genericamente para qualquer som estridente e aberto tanto para vozes femininas quanto masculinas.

Existem três minirregistros de *belting* (vou usar esse termo aqui para facilitar a comunicação). Observe como os minirregistros femininos de *belting* são exatamente os mesmos minirregistros masculinos na oitava inferior (ver Quadro 7-3).

Quadro 7-3. Coincidência de Registros em Oitavas

Grave	Modal principal	Misto de alta projeção inferior
(1) A1-Bb1	(1) A2-Bb2	(1) A3-Bb3
(2) B1-C2	(2) B2-C3	(2) B3-C4
(3) Db2-Eb2	(3) Db3-Eb3	(3) Db4-Eb4
Modal masculino	**Modal alto**	**Misto de alta projeção superior**
(1) E2-F2	(1) E3-F3	(1) E4-F4
(2) F#2-Ab2	(2) F#3-Ab3	(2) F#4-Ab4

Para discutir *belting* é necessário compreender o processo de desenvolvimento desta técnica. A prática do *belting* demanda principalmente uma atitude paciente e gradual. Assim como na academia de ginástica ninguém começa a primeira semana de treino levantando 10 kg de peso no bíceps (pelo menos não deveria), também a voz humana não está preparada para usos bruscos de peso. Uma das causas dessa técnica ser vista com muito receio por parte dos professores de canto é porque um grande de número de cantores jovens abusa de peso e de número de horas de treino, o que resulta em fonotrauma (danos vocais). Duas informações são muito importantes para o estudo dessa técnica: 1) o estudo deve ser gradual e 2) o tempo de treino deve ser curto e sempre acompanhado de exercícios de leveza. Lembre do que foi dito, no Capítulo 3, sobre músculos e treinamento. Cada um de nós nasce com um genótipo específico, ou seja, um número fechado de fibras de cada um dos tipos estudados: I, IIa e IIx. Tipo I é a fibra vermelha resistente; Tipo IIa, intermediária e Tipo IIx, a fibra branca que fadiga rápido. Ora, o que vai acontecer é que seus treinamentos vocal e físico terão que desenvolver as fibras de maior resistência, e isso é obtido, de acordo com a literatura, por meio de aumento gradual de peso com isometria – isso se chama sustentação do som. Entretanto, no *belting*, a sustentação do som será executada com mais proporção de peso em notas mais agudas que o habitual. Isso exige um controle muscular e mental muito grande e é preciso treinar com respeito ao seu instrumento. Nem todas as mulheres suportam *belting* da mesma maneira, pois têm genéticas diferentes. Mas todas as pessoas podem desenvolver algum tipo de ajuste vigoroso por meio de treinamento adequado e responsável.

Seguindo nossa discussão, até o **registro modal alto**, todos, sem exceção, homens ou mulheres, conseguem executar com alguma facilidade. Obviamente, como os homens estão cantando no seu agudo, demorarão mais tempo. Quando entramos nas faixas acima de A3, isso é uma certa tortura para homens e mulheres.

Como o *belting* é um ajuste que mais diz respeito às mulheres, eu adotarei uma discussão nessa direção e incluo comentários à parte sobre o ajuste masculino.

Belting Inferior

1. **A3-Bb3:** essas duas notas são executáveis com pouco treino de *belting*. Costumo dizer que são as notas limítrofes nas quais se pode cantar com algum conforto com menos risco. Essas notas, para os ajustes masculinos, demoram bastante tempo para ser ajustadas com peito.
2. **B3-C4:** aqui está o pior de todos os registros para estudo: homens e mulheres sofrem. Há uma quebra radical de ajustes musculares nessas duas notas (e o mesmo ocorre na

próxima oitava para as mulheres, o que confirma a colocação de Sundberg sobre esse fato).[2] Os ajustes de *belting* de B3-C4 são mais difíceis que os ajustes mais acima, pois a negociação de peso nessas notas é maior do que nas demais acima delas. Além do mais, a grande maioria dos compositores usa justamente essas duas notas como notas de *Grand Finale* das canções da Broadway. Logo, é necessário muito treinamento para conquistá-las, e, ao mesmo tempo, é fundamental conquistá-las. Mas vá com calma...

3. **Db4-Eb4:** o *belting* real, com ajuste de peso e cor de *belting* vai até o Eb4. Acima disso, os ajustes são efetivamente feitos com mais leveza. Observe que, na oitava de baixo, onde mostrei os ajustes masculinos, ocorre algo muito semelhante. Imagine aqui uma sensação do tipo "sou um *mezzo belter*, mas há um soprano dentro de mim". Ou seja, é muito clara a sensação de uma voz vigorosa concomitante com uma camada de leveza, que eu chamo de "*chantilly*". O "*chantilly*" nada mais é do que a percepção física dos harmônicos agudos da voz.

Belting Superior

1. **E4-F4:** chamo de *belting* superior a um ajuste que praticamente é voz de cabeça. Aqui há muita confusão entre as sensações das mulheres. Primeiro, devemos considerar a natureza da voz e a natureza genotípica das fibras musculares dessa pessoa. Algumas vozes são mais delicadas. Ponto. Vão desenvolver, mas serão sempre delicadas por causa da sua genética. Entretanto, por incrível que pareça, as melhores *belters* são os sopranos mais agudos, que supostamente seriam as mais frágeis, certo? Errado. Os sopranos mais agudos desenvolvem, por alguma razão, uma competência especial de usar voz falada num registro muito agudo, competência essa que as vozes mais graves desenvolvem de outro modo. Essas últimas aprenderão a sustentar notas muito dramáticas no centro vocal.
2. **F#4-Ab4 (supra *belting*):** esse minirregistro é desenvolvido em parceria com a técnica lírica. Vozes muito agudas vão misturar registro de "peito" até muito acima deste limite. Na verdade, o que ocorre é um fechamento glótico bastante treinado que permite uma produção de ressonância de cabeça, ao mesmo tempo que as tensões do trato vocal permitem a produção de uma estridência concomitante.

Resumindo, o que nós temos de entender e aceitar é que:

1. *Belting* não é um treinamento para todas as mulheres, mas todas as mulheres podem tentar. Algumas naturezas vocais vão eleger o treinamento lírico como sua prática de conforto e outras vão eleger o *belting*. Também precisamos considerar a identificação pessoal com os estilos.
2. O treinamento do *belting* precisa ser paulatino, com calma e muito conhecimento, ou seja, reconhecer que sua voz está passando dos limites e que deve parar de se exercitar. Lembre-se: "a voz não dói, a voz fica rouca ou afônica quando se rebela contra seu dono".
3. Deve-se buscar um professor consciente para te ensinar esta técnica. Observe seus alunos e os seus resultados tanto profissionais em relação à qualidade e saúde vocais de ambos, professor e aluno.
4. Nunca, mas nunca, estude um trecho de *belting* por muito tempo seguido. Como você não sentirá dor você pode realmente causar um dano vocal que, em geral, pode ser um espessamento que progride ou não para um nódulo. A culpa não é da técnica do *belting*, mas sim porque você é "obsessivo-compulsivo" com seus estudos. Calma!

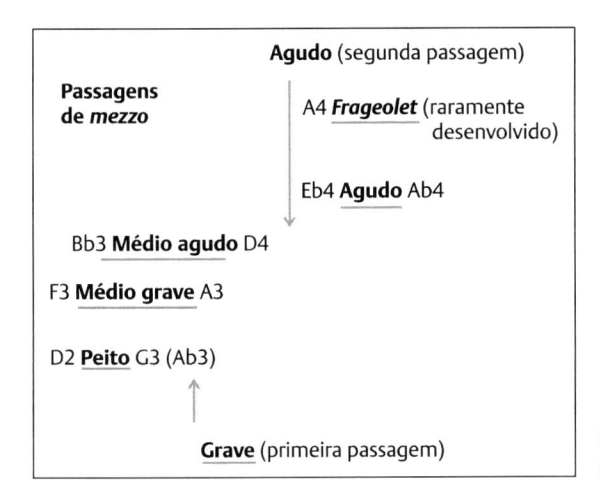

```
                    Agudo (segunda passagem)
Passagens
de mezzo         A4 Frageolet (raramente
                              desenvolvido)

                 Eb4 Agudo Ab4
                         ↓
      Bb3 Médio agudo D4
   F3 Médio grave A3

 D2 Peito G3 (Ab3)
            ↑
         Grave (primeira passagem)
```

Fig. 7-3. Passagens de *mezzosoprano* segundo Miller.⁴

Nas Figuras 7-2 e 7-3 estão a organização de registros de Miller dentro da estética lírica.⁴ Observe que as passagens de *belting* têm uma ligação com as passagens de *mezzo*, o que já era esperado. Na seção seguinte, sobre *misto legit*, as passagens adequam-se às divisões de soprano.

Registro Misto *Legit*

O **registro misto *legit*** segue as normas do canto lírico, sendo que, nos dois primeiros minirregistros, adota-se um ajuste mais próximo da fala. O termo *Legit* é oriundo do conceito *Legitimate Voice*, voz legítima, usado amplamente nos EUA para definir a voz do estilo *Old Broadway*, mais próximo da estética lírica, como, por exemplo, os musicais *A Noviça Rebelde*, *O Rei e Eu*, *Carrossel*, *Oklahoma*, entre outros. O termo *Legitimate Voice* provavelmente surgiu em associação ao termo *Legitimate Theatre*, onde eram executadas as óperas sérias, com técnica lírica, em oposição ao *Vaudeville*, com estética mais próxima à voz falada.

O **registro misto *legit*** segue as mesmas subdivisões dos **registros modal alto** e **misto de alta projeção**. Entretanto, o **misto *legit*** adota a equalização absoluta da escala com voz mista, coberta e arredondada. No canto lírico será mais arredondada que na estética de musical, esta mais falada – menos coberta e menos arredondada.

1. **E3-F3:** considerando os ajustes líricos, este minirregistro será executado com mais cobertura que no **registro modal alto**. Cantoras líricas cobrirão mais que cantoras que usam **misto *legit***.
2. **F#3-Ab3:** no *legit*, estas notas serão fatalmente ajustadas para *parlato*. Algumas cantoras líricas fazem essa mistura mesmo em ópera. Um exemplo que me chamou muita atenção foi a cantora Ileana Cotrubas, muito conhecida na década de 1990. Ela executa um ajuste muito parecido ao *legit* dos musicais.
3. **A3-Bb3:** nesta faixa, a grande maioria das mulheres com treinamento lírico já terá passado para o registro de cabeça.
4. **B3-C4:** sopranos executarão essas notas com conforto e *mezzosopranos* já estarão fazendo ajustes com sensação subjetiva de agudo.

5. **C#4-Eb4:** estas notas são as notas agudas de conforto máximo para *mezzos*, no sentido de uma sensação de vigor pleno, muita ressonância e ajustes supostamente fáceis. Sopranos ainda sentem que estão no centro da voz.

Nessa última faixa desse registro ocorre uma sensação peculiar para as mulheres que são *crossover*. Se uma *crossover* executa essa faixa C#4-Eb4 com ajuste lírico, vai ter uma sensação subjetiva de que está confortavelmente no centro da voz. Isso ocorre porque, no ajuste lírico, a laringe está mais baixa e a faringe mais expandida, o que é peculiar dessa técnica. Se esta mesma mulher executar esta faixa C#4-Eb4 com ajuste de *belting*, ela terá a sensação de que está bem mais aguda, sendo que as notas são exatamente as mesmas. Como a laringe está mais alta e todo o trato vocal mais retesado, a sensação do *belting* é de um som estridente, tenso e difícil, mesmo que ela seja treinada nesta técnica. São ajustes diferentes, e isso precisa ser reconhecido e aceito. Algumas cantoras conseguem transitar nas duas técnicas, outras vão preferir escolher uma e assumi-la em suas carreiras. É simplesmente uma questão de escolha.

Os próximos registros se aplicam a vozes femininas e a falsetistas ou contratenores. Independentemente da classificação vocal masculina aguda que eles recebam, os ajustes são tratados do mesmo modo. Homens contratenores ou falsetistas ajustam-se, na maioria das vezes, como *mezzosopranos*. Como eu não separo os ajustes femininos por passagens, mas sim por estilo, penso absolutamente em escolhas de ajustes para cada estilo, usando um conceito comum: ou é mais leve, ou mais pesado, ou vai ter mais ou menos estridência (tensão). No Capítulo 10, eu desenvolvo esse assunto dentro do meu método, e isso ficará mais claro na prática. Neste capítulo, eu quero que você perceba que há diversos pequenos ajustes durante o processo de estudo do canto e que, depois de um bom tempo de treino, eles vão se acoplando, parecendo um registro único, como um lindo carro automático. Mas lembre: as marchas estão lá...

Registro Lírico

Se você observar as subdivisões a seguir, elas correspondem exatamente ao **misto legit** oitava acima. Ocorre uma coincidência de minirregistros nas duas oitavas, do mesmo modo que o Modal Principal está para o modal de alta projeção (Quadro 7-3).

1. **E4-F4:** este ajuste dentro do treinamento lírico precisa ser percebido como fácil, central, algo "no andar de baixo". Ocorre exatamente a mesma sensação masculina adaptada para os termos femininos: "parece *mezzo*, mas soa como soprano". F4 não é agudo. Para uma *mezzo* pode parecer, mas ela sentirá uma sensação semelhante com a sensação dos sopranos cantando um Ab4.
2. **F#-Ab4:** este ajuste deve ser desenvolvido o quanto antes na carreira de um soprano. Para os *mezzos*, esta faixa já é bem aguda, mas os *mezzos* coloraturas desenvolverão também rapidamente. Esta faixa eu chamo de "agudo fácil".
3. **A4-Bb4:** aqui definitivamente está uma passagem dos sopranos que eu chamo de "real início do agudo", quando as vozes femininas precisam aceitar a mudança da sensação da ressonância que flutua mais alto, soa abafado e reduzido, e todas as cantoras, sem exceção, referem-se a esse registro como uma "minivoz".
4. **B4-C5:** esta passagem é definitivamente o agudo. A voz é de cabeça, sofre uma espécie de estreitamento de timbre e são notas específicas de sopranos acima do *fach* lírico. Miller já considera registro de assobio a partir de B4.

Registro Superagudo

1. **Db5-Eb5:** nesse minirregistro, o trato vocal acomoda-se para realizar ajustes de harmônicos agudos da voz feminina e a percepção física é bem estreitada e pequena. Daqui para cima, não é possível cantar com peso, apenas com ajustes precisos.
2. **E5-F5:** e mais uma oitava de E recomeça daqui pra cima. Somente os sopranos ligeiros guardam intimidade com esses ajustes daqui para cima. Algumas obras escritas para jovens sopranos dramáticos do tipo Rainha da Noite e Lucia di Lammermoor usam essa tessitura.
3. **F#5-Ab5:** este e o próximo registro pertencem aos sopranos ligeiros
4. **A5-Bb5:** é importante observar que, mesmo nos registros mais agudos, o comportamento dos minirregistros é percebido.

LITERATURA E AS TRANSIÇÕES DE REGISTROS

A modificação vocal é crucial na negociação da transição das zonas entre registros (de peito e cabeça), e alcança um pico crucial no ponto *pivotal* de transição de registro, exatamente por causa das mudanças súbitas no espectro da fonte glótica nesses pontos. De acordo com Ingo Titze,[1] a modificação da vogal poderia retificar as transições de ângulo espectrais, por exemplo: tenor lírico muda o registro em F#3, onde a vogal deve ser ajustada acusticamente. Segundo Clifton Ware,[6] a modificação vocal ocorre naturalmente se o cantor mantiver: 1) alinhamento corpo-trato vocal apropriado; 2) sensações de colocação frontal na máscara (seios frontais e nasais na cabeça); 3) envolvimento articulatório natural e 4) controle respiratório adequado.

Quando o cantor se aproxima das zonas de transição mais agudas, é aconselhável a mudança das vogais na direção de ajustes de maior abertura, relaxamento articulatório e mandíbula mais caída, ou seja, em direção à vogal neutra [ə] *schwa*. Os cantores deveriam evitar o uso de táticas manipulativas para cobrir superficialmente ou escurecer o som. De acordo com Richard Miller,[3] o conceito de cobertura é um dos mais confusos tópicos no canto. O autor define cobertura (*copertura*) como um ajuste acústico (*aggiustamento*) que o cantor realiza por meio da alteração do formato do trato vocal ressonador, resultando em modificação gradual na vogal em uma escala musical e promovendo o timbre fechado (*chiuso*) em oposição ao timbre aberto (*voce aperta*).

O modelo italiano de cobertura é baseado no bom equilíbrio da ressonância vocal que produz o timbre desejável de *voce chiusa* (voz fechada), oposto da *voce aperta* (voz aberta), mais estridente, qualidade mais gritada de som. Em contraste com o conceito de cobertura (*copertura*) da escola italiana, a concepção da escola alemã (*deckung*) é de um ajuste abrupto que ocorre na nota pivô no *secondo passaggio*, denominados sons mais escuros, na garganta ou empurrados. Segundo Clifton Ware,[6] outra forma de obtenção da voz fechada é pensar em cantar vogais nas suas configurações eficientes, ou seja, próximas às posições "tensa/fechada" mais que "aberta/relaxada". Alguns cantores tendem a pronunciar vogais com uma posição mais difusa, aberta, escancarada, contrária à desejável posição mais vertical. Se uma escala é feita concentrando-se em ser mais escura todo o tempo e mantendo-se uma sensação de ressonância frontal na altura da máscara (olhos e raiz do nariz), palato duro e ponte alveolar, pode-se experimentar as vogais fechadas mais eficientemente.

Um bom exemplo de clareza de vogais é a vogal /e/ geralmente pronunciada como um ditongo, que deve ser pronunciado com uma posição mais alta da boca. Isto deve ser feito em todas as vogais, o que não significa evitar posições abertas, mas dar atenção à colocação vogal. Cantar vogais em toda a extensão com qualidade sonora consistente requer um compromisso mental para se produzir a vogal pretendida na maneira mais natural, porém sofisticada. Exemplo: um [ɑ] irá lembrar as qualidades equilibradas claro/escuro (*chiaroscuro*) das preferências da escola italiana e não irá soar como a mais escura [ɔ] (/o/ aberto), pois distorceria o som do [ɑ].

Geralmente, um maior espaço interior (boca e garganta) e um maior fluxo aéreo são necessários nas notas agudas e cada vogal precisa de mais espaço ressonador quando sobe em altura, o que é feito deixando-se cair suavemente a mandíbula ou abrindo-a, dependendo da vogal cantada. A língua deve estar relaxada, a mandíbula confortavelmente solta, a parede faríngea deve ser esticada vertical e lateralmente, e a laringe permanecer em uma posição livre e flutuante, mas relativamente baixa. Não deverá haver tensão na produção de maior espaço para notas agudas, ou o resultado será um som escuro e pesado. A solução para problemas da mandíbula é manter um foco consistente, posicionado no alto na cabeça.

Esses ajustes de espaço interno apresentam grande dificuldade para os alunos. Compreender as diferenças dos espaços nos registros grave, misto e agudo é um desafio constante durante o estudo de canto. Tais ajustes se relacionam às proporções acústicas entre pressão aérea, região da voz, resistência glótica e desenho do trato vocal para produção do fonema desejado, um conjunto complexo de fatores que geralmente não são compreendidos claramente nem por parte do professor nem do aluno. A verdade amplamente difundida na literatura é que a energia do apoio deve sustentar o trato vocal, principalmente por meio da tensão do véu palatino. Qualquer tensão na região faríngea é nociva e a voz deve sempre flutuar (cantar *sul fiato*) e levar o som através da coluna de ar, sem esforço, mas com tônus e atitude artística.[6]

Grande parte da literatura vocal sobre técnica vocal é pautada na técnica lírica. Poucos livros traçam um paralelo entre a técnica do *belcanto* e as técnicas vocais contemporâneas. Como a minha prática docente e artística já somam três décadas e, em média, atendo vinte alunos por semana, algumas ocorrências têm sido frequentes. A técnica lírica tem um padrão verticalizado, mais escuro e com articulação mais intensa. Isso ocorre porque o sistema fonatório de cantores líricos foi treinado para a execução ao vivo, sem microfone, em teatros grandes e orquestras de porte médio a grande. O ajuste do trato vocal de cantores líricos requer treinamento específico para essa demanda. Em contrapartida, no canto popular, vários níveis de tensão são necessários. No Capítulo 9, falaremos sobre os diversos gêneros musicais e seus ajustes. Aqui quero registrar que não é possível lidar com cantores populares como se lida com cantores líricos. Um fato é certo, se a emissão está frontalizada, o sistema equilibrado, com uma distribuição consciente de articulação, apoio, postura e vitalidade, será mais viável a transição dos ajustes populares e eruditos. Alguns cantores têm uma competência maior ou menor de transitar como *crossover*, outros não. Além disso, é mentalmente esgotante ficar trocando a chave mental entre ajustes vocais distantes. É mais fácil para os homens transitarem pois usam registro modal (fala) na maior parte de seu canto. Para as mulheres, os ajustes são mais complexos. Na minha experiência, sopranos lírico-coloratura ou ligeiros apresentam mais facilidade de ajustes de *belting* (metalização). Os sopranos robustos sentem mais conforto cantando como *mezzos* no teatro musical. O principal, nos casos de cantores de estética popular, é compreender a proximidade que a emissão deve ter como a fala. Usar o recurso do "*calling voice*", indicado pelo professor Marvin Keenze, tem sido a melhor ferramenta que tenho usado na minha prática como cantora, atriz e como docente.

VOGAIS E LEGATO NO CANTO

As vogais são usadas para o desenvolvimento do estilo vocal *legato*. Esse estilo, ou técnica articulatória, implica em seguir com o som, ligar, cantar homogeneamente, de maneira conectada, como descreve e prescreve Clifton Ware: *legato* significa literalmente "ligado" (seguido) e, no canto, isso significa cantar de um modo suave e conectado. A técnica do canto *legato* é baseada na prática de sustentação do som de vogal pura, evitando-se a prolongação das consoantes (mantendo-as secas e energizadas) e adiando a vogal final de um ditongo, dando-se atenção primordial à primeira vogal. Embora se possa levar tempo para desenvolver essas habilidades, uma maneira de se obter essa "linha vocal" é treinar cantar todo o repertório com os sons vocálicos do texto, retirando-se as consoantes.

Articulação é um termo usado para todas as manobras que mudam o formato do trato vocal. É realizada pelos articuladores (faringe, língua, mandíbula, véu palatino – *velum* – e lábios). As frequências dos dois primeiros formantes F1 e F2 determinam a qualidade das vogais, enquanto os formantes mais agudos F3, F4 e F5 influenciam mais a qualidade do timbre e interferem na intensidade vocal.

Nas transições de registro, o cuidado com a articulação deve ser redobrado. O movimento contínuo do mecanismo articulador impede as posições fixas do trato vocal; contudo, boa articulação e dicção clara exigem movimentos do trato vocal e podem ser gravadas por símbolos fonéticos exatos. Os ajustes da língua, dos lábios, da mandíbula, do *velum* e dos ressonadores podem definir uma posição fonética reconhecível, mais precisamente durante o canto que na fala, por causa da duração da emissão sonora.

Apesar das posições não serem estáticas, fixas ou rígidas, a definição da vogal garante um alto grau de exatidão acústica, que objetiva a produção de uma vogal pura, traduzida em som de qualidade.

DISCUSSÃO SOBRE REGISTROS

De maneira simplificada, um registro vocal é um determinado trecho da extensão vocal que é executado com ajustes semelhantes mantendo um mesmo timbre. A literatura vocal organiza os registros de diversas formas e há algumas teorias a esse respeito. Este capítulo é um resumo sucinto, e, principalmente, a minha experiência em mais de trinta anos de ensino e prática como cantora.

Os pedagogos vocais registrados na minha dissertação de mestrado fizeram as seguintes colocações: as opiniões variam com relação ao número de registros vocais que existem. As sensações de *"colocação" mudam assim que o cantor percorre as alterações de registro. Os professores procuram trabalhar a liberdade nas mudanças de registro. Ressonância e registros estão interligados. Certas condições podem ser usadas para ajudar ao cantor a negociar as passagens e as mudanças de registro. O trabalho das vogais é uma chave importante para o ajuste dos registros. Uma mudança de registro branda envolve sutis ajustamentos da respiração, da fonação e da ressonância das vogais. A coordenação desses elementos é uma parte fundamental no treinamento do canto.*

Há os que defendem a teoria dos três registros, apesar de coexistirem teorias de dois, cinco ou outras possibilidades. Há claramente dois ajustes que separam os três registros. Estes registros apresentam características diferentes e o ajuste é audível entre o grave e o médio, e entre o médio e o agudo.

A maioria dos problemas de passagem ocorre por excesso de ar empurrado nas regiões de passagem. O importante é saber utilizar o fluxo aéreo, mantendo o tubo de ressonância, em vez de soprar excessivamente. Desse modo a passagem será facilitada.

O termo "*calling voice*" foi usado pelo professor Marvin Keenze, com quem tive o privilégio de estudar durante parte do meu mestrado na Rider University. O termo "*calling voice*" é usado para definir uma voz falada aguda semicantada, que o professor Marvin tem utilizado para fazer com que os alunos compreendam o fluxo dinâmico da voz falada nas diferentes alturas. Ele usa esse recurso para ajudar os alunos a compreenderem que a voz trabalha com pontos de equilíbrio: respiração-fonação, fonação-ressonância e registro-*pitch*. Eu chamo de "fala cantada" ou manter a proporção de fala na mistura da voz cantada.

Outro pedagogo argumenta que a chave mais importante para trabalhar registros é a vogal. Não acredita em "cobertura" ou qualquer mudança brusca, e que é uma questão de construir cada nota por todos os registros.

A teoria dos três registros defende que há dois mecanismos: "peso" e "leveza" que se misturam no médio, que podemos considerar o terceiro registro. Entretanto, é mais seguro crer o que a ciência argumenta, a saber, que as passagens existem em função de diferenças físicas que ocorrem na garganta e na criação da frequência ou *pitch*. Os cantores mais sensíveis e treinados apresentam o que se pode denominar "um registro". Tamanho é o equilíbrio do antagonismo dos músculos cricoaritenóideo e tiroaritenóideo, que suas passagens tornam-se imperceptíveis. Costumo comparar esses casos com carros de marcha manual e carros automáticos. No início do nosso treinamento, temos carros manuais, percebemos as trocas de embreagem a cada troca de marcha. Com o treinamento, passamos a sentir como se fôssemos um carro automático, nem sequer percebemos que houve a troca de marchas, mas elas estão lá, sutis, imperceptíveis.

Os cantores que apresentam problemas de passagem, geralmente, levam muita tensão dos registros mais graves até um nível muito alto em vez de permitir que os ajustes de mistura ocorram. O registro misto é um grande termômetro do controle técnico do cantor. As manobras do trato vocal, principalmente do véu palatino, são responsáveis por conectar os registros e atenuar as quebras das regiões de passagem. Um paradoxo de sensação tátil e auditiva que o canto exige causa a maior parte dos conflitos de passagens. Enquanto temos o véu palatino (região da úvula, arcos laterais do palato mole) expandido, com uma sensação de repuxar para trás, devemos sentir o som e o ar direcionados para frente. Por causa desse paradoxo, músculos *versus* ar, confundimos as direções e, assim, é estabelecido o conflito das passagens.

ESTRATÉGIAS PARA ESTUDAR REGISTROS

O sistema de modificação das vogais não só é adequado para equilibrar a ressonância quanto para ajustar os próprios registros. Nos homens, há uma tendência de se empurrar o registro médio até muito alto, assim como as mulheres tendem a empurrar a voz de peito até muito alto. No canto lírico, é comum usar vogais fechadas e trabalhar do agudo para o grave. As vogais fechadas são mais fáceis de ser usadas no registro agudo (as vogais [e] e [o] apresentam um melhor equilíbrio entre o espaço oral e faríngeo, proporcionando um melhor ajuste global). Aprendi muito no livro *Discover your voice*, de Oren Brown,[7] o uso da sequência [ieaou] em um único tom, começando no registro médio, tentando desenvolver uma mistura discreta e, assim, abrindo a extensão, gradualmente, para os dois extremos.

O uso da fala dramática, ou colorida, que o professor Marvin Keenze adota, ajuda sobremaneira. Ele adota a fala dramática, varrendo os diferentes registros, mas sem trocar registro com quebras. É mais adequado cantar mais no agudo se há qualidade correta da mistura de fala e canto. A seguir, intensifica-se o discurso que se torna mais dramático e, a seguir, coloca-se a fala "sobre o ar" (*sul fiato*). Comprovadamente o uso dos fonemas [i] e

[u], em exercícios sobre passagem, favorecem sua execução. Fisiologicamente, estas vogais produzem uma maior tensão no espaço ariepiglótico, afastando a epiglote das aritenoides. Esse fenômeno produz um melhor fechamento das pregas vocais, reduzindo a possibilidade de escape desnecessário de ar, assim como o esforço indesejável para o fechamento glótico, uma vez que são vogais facilitadoras da adução.

Richard Miller diz que, às vezes, é necessário trabalhar degrau por degrau nos rapazes jovens.[3] Há vários tipos de vocalises para trabalhar registros, mas ele privilegia os exercícios de agilidade. Ele acredita que, para construir o registro agudo, é mais adequado o uso de agilidade em vez do uso da sustentação. Ele critica quem tenta construir a voz dos extremos porque todo problema que existe no registro médio será exacerbado no registro agudo pela atividade extremamente muscular das pregas vocais.

Certa vez o soprano Diva Pieranti me contou que um tenor amigo seu estava vocalizando apenas com a vogal [e]. Ele disse que essa vogal é uma ótima vogal para trabalhar a passagem do agudo dos tenores e que, se ele conseguia cantar em [e], conseguiria cantar qualquer vogal. A maioria dos tenores gosta muito da vogal [i] para fazer sua primeira passagem. Na minha experiência, estatisticamente tenores e sopranos gostam de [i] e [u] para equalizar seus registros de forma global. Vozes mais robustas, sejam homens ou mulheres, preferem trabalhar com [ɑ] ("a" escuro com em *heart*) bem arredondado em toda sua extensão. Marvin Keenze ensinou-me a escolher a vogal ideal do meu instrumento e desenvolver minha técnica a partir daí. Para as mulheres é também importante manter o apoio de modo que a profundidade do agudo não seja forçada na passagem, que o conceito de *chiaroscuro* (brilho e veludo) ocorra ao mesmo tempo e que o núcleo do som (foco) seja brilhante e concentrado.

Alguns pedagogos costumam aquecer o registro médio inicialmente e evitar sustentar bruscamente uma nota aguda. Exercícios de longa extensão funcionam como um preparo para o instrumento. Correspondem ao alongamento do corpo antes de uma atividade física qualquer, tal como nadar, correr, malhar, dançar. A adaptação do trato vocal para os registros mais agudos deve ser muito bem cuidada. As vogais no registro agudo (geralmente a partir de D3 para homens e D4 para mulheres) necessitam de um espaço extra que está relacionado com a modificação da vogal. Não falamos no agudo, logo não é possível haver precisão das vogais quando é necessário criar espaço extra para essas notas. Esse espaço extra altera os formantes das vogais, e as distorce ligeiramente para a produção de um som belo e artístico. Apesar de termos de ser o mais inteligíveis possível, questões fisiológicas e acústicas interferem nessa inteligibilidade, por mais treinado que o cantor seja.

CONCLUSÃO

Para trabalhar registros eu prefiro a concepção de registro único. Entretanto, procuramos mostrar a diferença entre: 1) a existência real e fisiológica das mudanças musculares (diferentes para cada registro) e 2) a percepção auditiva desses registros. O fato de um registro existir fisiologicamente não implica na sua percepção por parte do cantor e, muito menos, por parte do ouvinte (no caso o público). Apesar dos registros existirem por um lado, o treinamento sistemático faz com que eles se integrem em uma só unidade. Para mim o ponto de partida é pensar que realmente há um só registro, um só foco e que a voz deve ser concebida em um plano horizontal que se expande para os lados e para trás (no sentido dos sons mais agudos), e não em um plano vertical. Com uma concepção central e horizontal, os registros mesclam-se espontaneamente em toda a extensão vocal. Eu costumo dizer para os cantores para pensarem que a pauta musical está deitada à sua frente, paralela ao chão. Desse modo, os agudos estarão mais longe à sua frente, enquanto o grave estará mais perto. Uso também a imagem do trombone de vara, cujos agudos são produzidos com o afastamento da vara para frente, em relação ao corpo do instrumentista que o toca.

Dominar os registros e passagens é a meta de todo cantor profissional. Requer treinamento, repetição e uma pesquisa pessoal sistemática. Até hoje, na minha prática profissional, só consigo cantar bem se minhas passagens estiverem estáveis. E uma regra tem me acompanhado vida afora: adotar leveza no registro médio, pois isso dá flexibilidade aos agudos e cria a sensação de registro único ao aproximar das extremidades da minha extensão vocal. Procure descobrir um jeito pessoal de dominar seus registros, com intimidade suficiente para cantar como se dirigisse um supercarro automático.

Este capítulo foi escrito com foco prioritário no cantor, dentro de uma visão da execução. Quero, entretanto, sugerir um artigo científico[8] que apresenta uma discussão ampla sobre registros com mostras diversas de vozes masculinas e femininas, de cantores treinados e amadores. Através da medida da EGG (eletroglotografia) dos sujeitos dessa pesquisa, os autores apresentam não apenas uma discussão sobre as regiões de passagens de forma mensurável, como também uma revisão da história dos registros desde 1840. Para pesquisas específicas nesse assunto, este trabalho de 2009 é referência indispensável.

REFERÊNCIAS BIBLIOGRÁFICAS

1. Titze I. *Principles of voice production.* Englewood Clifs, New Jersey: Prentice-Hall; 1994.
2. Sundberg J. *The science of the singing voice.* Dekalb, Illinois: Northern Illinois University Press; 1987. p. 53.
3. Miller R. *The structure of singing – system and art in vocal technique.* New York: Schirmer Books; 1986.
4. Miller R. *The structure of singing – system and art in vocal technique.* New York: Schirmer Books; 1986. p. 134-5.
5. Miller R. *The structure of singing – system and art in vocal technique.* New York: Schirmer Books; 1986. p. 115-9.
6. Ware C. *Basics of vocal pedagogy – the foundations and process of singing.* New York: McGraw-Hill; 1997. p. 121-2.
7. Brown O. L. *Discover your voice – how to develop healthy oice habits.* San Diego: Singular; 1996.
8. Roubeau B, Henrich N, Catellengo M. Laryngeal vibratory mechanisms: the nation of vocal register revisited. *J voice* 2009 Jul; 23(4):425-38.

FONÉTICA E DICÇÃO – AS FERRAMENTAS FUNDAMENTAIS DO CANTO

CAPÍTULO 8

CONSIDERAÇÕES SOBRE FONÉTICA E DICÇÃO

Fonética básica é ferramenta fundamental para o cantor. Neste capítulo serão abordados os fonemas do Português Brasileiro com foco na prática do canto e, por uma questão didática, alguns quadros comparativos com outros idiomas ilustrarão as diferenças básicas entre eles. Neste livro, o uso de aspas (" ") indica apenas a letra e o uso de colchetes ([ ]) indica o símbolo fonético que define o som exato que as letras podem ter. Uma determinada letra pode apresentar várias opções fonéticas, sendo motivo de grande confusão do estudo de idiomas.

Os profissionais que trabalham com ópera e teatro musical sabem da importância de uma comunicação artística clara. E, certamente, um texto mal articulado torna-se imediatamente desinteressante para a plateia. Um exemplo disso foi minha própria história pessoal. Como sou carioca recebi muitas reclamações sobre a minha articulação, pois na pronúncia do Rio de Janeiro não se usa "r" rolados anteriorizados, fala-se praticamente tudo com o "r" tipo [h]. Também os "s" são palatalizados e lateralizados com som de [ʃ] = "sh". Falamos [ˈpiʃ.tə ˈkuh.tə] (pista curta), que além de palatalizar o "s" também usa a vogal neutra [ə]. Além da questão da neutralização do sotaque, a dicção será discutida de uma forma clara e objetiva. Tanto a pronúncia com sotaque quanto a dicção serão abordados mais adiante neste capítulo. Ao se falar em má articulação das palavras e perda de inteligibilidade, isto se refere à falta de dicção.

Várias colocações têm sido feitas por cantores e professores de canto sobre dicção, tais como:[1] Uma boa dicção resulta do equilíbrio de certos fatores críticos, incluindo vogais nítidas, consoantes iniciais e finais claras, articulação firme e flexível, e músculos linguais relaxados. Uma dicção pobre pode ser uma ferramenta diagnóstica: frequentemente indica problemas em alguma parte do instrumento. Dicção e articulação resultam de fatores acústicos que se baseiam em uma forma apropriada do trato ressonador. Dicção abrange o fluxo da língua e a precisão idiomática de cada língua cantada. Uma boa dicção não deve comprometer a voz; é o resultado da liberdade dentro do instrumento.

Expressões tais como a "boca interna" quieta e calma também deixarão a base da língua sob controle e "haverá liberdade da articulação com mínima interferência do instrumento". Quando a palavra é formada adequadamente, a vogal também será. A fonação melhora, porque a vogal bem ajustada e ressonante fará com que todo o sistema fique flexível e livre. Quando a fonte vibratória está equilibrada, é porque a respiração está coordenada.

Em resumo, se a respiração está adequada, o corpo alinhado e elegante, os músculos da língua relaxados, o cantor perceberá um estado de liberdade e haverá a integração fono-respiratória-articulatória plena, criando-se a sensação de espaço e projeção, sem necessidade de forçar o som.

As vogais devem permanecer distinguíveis o bastante, e então, sempre insistindo em boas consoantes iniciais e finais, as vogais podem ser ligeiramente modificadas sem afetar o que se está dizendo. Principalmente nas regiões agudas tanto da técnica lírica quanto popular, sem exageros, para não parecer que estamos cantando em outro idioma.

Também há o outro extremo. É comum alguns apresentarem uma "boca mole" (o jeito de falar do carioca típico, por exemplo). Muitos problemas de dicção também se relacionam a uma língua preguiçosa e uma solução é manter-se a mandíbula o mais neutra possível e a língua o mais ativa possível. Sempre chamo atenção de que se há uma tensão inadequada em alguma parte do corpo, é porque essa tensão deveria estar em outra, que seria a "certa". Tensão aqui no sentido tônus. E, provavelmente, esta parte supostamente "certa" deve estar "boba", sem tônus. Não sou adepta dos termos certo e errado para me referir às questões de técnica vocal. Seguindo os preceitos da técnica de Alexander, prefiro usar os termos adequado e inadequado: "cada macaco no seu galho", "cada tônus no seu devido lugar" (adequado).

A dicção é o resultado dos vários entrecortes que o som recebe desde quando sai da laringe. Estes entrecortes são feitos pelos articuladores lábios, dentes, língua e mandíbula e os espaços faríngeos na boca. Os cantores realmente dedicados devem estar conscientes de que os músculos envolvidos na articulação devem estar livres. Se a dicção não está clara, algo está inadequado. Os cantores que cantam bem certamente terão uma dicção clara.

Design da Voz

A voz é um instrumento fonético. A diferença básica entre a fala e o canto é a duração de cada vogal, que, no canto, em geral é mais longa. Cada vogal tem uma configuração laríngea e uma configuração correspondente no trato vocal com a qual se correlaciona. Na busca de uma boa dicção deve-se corresponder ou correlacionar o som "originalmente gerado" (som fundamental da fonte glótica) com o sistema ressonador, e manobrar as consoantes apropriadamente.

A dicção é também apenas uma questão de forma, que eu chamo de "*design* da voz". Isso ocorre acima da laringe nas estruturas supraglóticas, enquanto os mecanismos de ajuste do *pitch* (frequência do som emitido) encontram-se nos espaços glóticos e infraglóticos (imediatamente abaixo pregas vocais), que dependem da pressão de ar e de ajustes laríngeos os quais aumentam a contrarresistência glótica. Entretanto as duas situações, aqui descritas separadamente, ocorrem simultaneamente. O som é influenciado pelas formas/*designs* do trato vocal e a habilidade de fazer estas formas bem claras resultará em uma dicção ótima o tempo todo. Entretanto, a inteligibilidade das palavras depende mais das consoantes do que das vogais; uma sem a outra não tem sentido, mas consoantes com baixa energia e pouca precisão articulatória não permitem que o cérebro do público monte a palavra que está sendo ouvida.

No treinamento lírico é comum, no início, o uso do idioma italiano, a língua mãe da ópera, pois isto colabora com a abertura (clareamento) das vogais e compreensão do estilo. Além da energia das vogais, o italiano apresenta uma atividade consonantal mais intensa que o português brasileiro. Mesmo no treinamento de teatro musical ou outros gêneros populares, o uso de recursos, não apenas do italiano mas de outros idiomas, mostra claramente como cada língua tem um *design* próprio que facilita certos aspectos em detrimento de outros. Eu uso sistematicamente exercícios que alternam português, inglês, italiano e francês, esses quatro principalmente. Quando percebemos o *design* do outro idioma, acabamos tendo mais consciência do *design* do nosso idioma nativo, simplesmente, porque realizamos uma comparação.

PORTUGUÊS BRASILEIRO

Neste capítulo, quero discutir sobre as vogais e consoantes do português brasileiro, suas posições e seus modos e pontos de articulação. O conhecimento sonoro e visual (símbolos fonéticos) dos fonemas ajuda-nos a explorar melhor nosso instrumento e a compreender porque certos ajustes vocais são facilitados e outros dificultados, simplesmente, por causa da combinação de fonemas daquela determinada sílaba ou frase.

As consoantes são a força motora das vogais. Sabendo usar as consoantes a favor da dicção, o cantor se beneficiará delas. Elas disparam o apoio de forma espontânea. Desse modo, em vez de pensarmos como apoiar um som, nós devemos investir mais tempo em como melhor emitir cada consoante. A energia que imprimimos à consoante irá disparar o apoio adequado para realizar aquela determinada emissão.

Ao falar de Português Brasileiro, não posso deixar de incluir que, em 2007, no XVII Congresso da ANPPOM, em São Paulo, foram criadas as Normas para a Pronúncia do Português Brasileiro (PB) neutro que resultou em um documento final que foi publicado na Revista Opus.[2] Neste documento ficou estabelecido o padrão de pronúncia reconhecidamente brasileira para o canto erudito, sem estrangeirismos ou regionalismos, reservando-se a consideração das influências internacionais e das importantes variedades regionais e históricas da nossa língua para estudos futuros. O registro foi feito em tabelas, conforme alguns modelos de documentos das áreas de linguística, fonoaudiologia e também nos estudos fonético-articulatórios aplicados ao canto. Entretanto, no estudo do canto para MPB, os sotaques regionais são mantidos, pois essa diversidade de dialetos representa a riqueza fonética de um país continental como o Brasil. Os fonemas do PB nesse documento foram registrados com o sistema fonético chamado **Alfabeto Fonético Internacional** explicado a seguir.

ALFABETO FONÉTICO INTERNACIONAL

Na minha prática profissional, o uso dos símbolos fonéticos foi fundamental para a precisão da execução das obras de diversos idiomas que o canto lírico exige. Um exemplo foi o francês, que tive dificuldades no início dos meus estudos. Somente quando eu "vi" os sons representados graficamente por símbolos fonéticos específicos, eu consegui cantar um bom francês, pois eu não conseguia perceber certas *nuances* entre as vogais.

Esses símbolos foram padronizados em códigos compilados em um documento único, conhecido como IPA (*International Phonetic Alphabet*). Esse sistema internacionalmente padronizado traduz sons da fala em símbolos fonéticos, sendo que um mesmo símbolo é utilizado em diversos idiomas. Apesar de não prever dialetos ou sotaques regionais, o cantor encontra nesse sistema uma boa referência para a literatura internacional, tanto lírica quanto popular. O Quadro 8-1 apresenta algumas das vogais dos idiomas mais usados no estudo do canto e mais adiante, neste capítulo, você encontrará, no Quadro 8-2, as consoantes do PB em IPA, que são o foco do nosso estudo. Aprendendo as consoantes do PB, poucos serão os fonemas a serem acrescentados para o estudo dos outros idiomas.

Como as vogais em IPA são mais complexas, e vou discutir mais adiante sobre sotaque na emissão brasileira, é importante incluir aqui uma descrição desses fonemas em comparação com outros idiomas estrangeiros.

Quadro 8-1. Vogais nos Idiomas Português, Inglês, Italiano, Alemão e Francês[3,4]

Fonemas básicos	IPA	Português	Francês	Inglês	Italiano	Alemão
i longo	[i:]	isso	Paris	beat	così	die
i curto	[ɪ]	---	---	bit	---	immer
ê fechado	[e]	selo	été	get	per	sehen
é aberto	[ɛ]	céu	mère	Bed	quelle	wenn
é mais aberto	[æ]	---	---	bad	---	---
a aberto	[a]	focar	pourquoi	---	---	---
a fechado	[ɑ]	---	bateau	heart	della	Mann
a fechado final	[ɐ]	coisa	---	---	---	---
ó aberto	[ɔ]	pacote	bonne	saw	gloria	Sonne
o fechado	[o]	todas	Rousseau	tone	dove	Hoch
u curto	[ʊ]	---	---	look	---	um
u longo	[u:]	caju	tout	food	sua	zu
neutra átona (schwa)	[ə]	---	belle	obvious	---	Liebe
neutra tônica	[ʌ]	---	---	but	---	---

Quadro 8-2. Consoantes do Português Brasileiro[4-7]

Modo de articulação	Lugar	Bilabial	Labiodental	Alveolar	Alveolopalatal
Oclusiva	Não vozeada	p (pato)		t (tapa)	
	Vozeada	b (bata)		d (data)	
Africada	Não vozeada				ʧ (tia)
	Vozeada				ʤ (dia)
Fricativa	Não vozeada		f (faca)	s (sapato)	ʃ (chá)
	Vozeada		v (vaca)	z (casa)	ʒ (jaca)
Nasal	Não vozeada	m (mão)		n (não)	
	Vozeada				
Tepe	Vozeada			ɾ (cara, prata)[5]	
Vibrante	Vozeada			ř (marra)	
Retroflexa	Vozeada			ɻ (mar)[6]	
Lateral	Vozeada			l (lata) ɫ (sal)	

Continua.

Quadro 8-2. (*Cont.*) Consoantes do Português Brasileiro[4-7]

Modo de articulação	Lugar	Palatal	Velar	Glotal
Oclusiva	Não vozeada		k (capa)	
	Vozeada		g (gata)	
Africada	Não vozeada			
	Vozeada			
Fricativa	Não vozeada		x (rata)[(1)]	h (rata, carta)[(3)]
	Vozeada		ɣ (carga)[(2)]	ɦ (carga)[(4)]
Nasal	Não vozeada	ɲ (banha)		
	Vozeada			
Tepe	Vozeada			
Vibrante	Vozeada			
Retroflexa	Vozeada			
Lateral	Vozeada	λ (malha)		

[(1)] Dialeto carioca: fricção região velar.
[(2)] Idem (1). Final de sílaba seguida de consoante vozeada.
[(3)] Dialeto de Belo Horizonte.
[(4)] Idem (3). Final de sílaba seguida de consoante vozeada.
[(5)] Vibração de língua.
[(6)] Pronúncia do português europeu e paulista.

As vogais variam de idioma para idioma e, apesar do IPA, ao se tentar organizar visualmente a maioria das variações, algumas sutilezas não conseguem ser registradas. Para o cantor lírico que executa peças em muitos idiomas é preciso discutir aqui algumas dessas sutilezas.

Primeiramente a vogal "e" pode apresentar inúmeras *nuances*. Um exemplo claro é a ocorrência do "e" nas palavras *bed* e *bad* (do inglês), e *pede* (do português). Há uma *nuance* tênue entre elas. O [ɛ] de *bed* é o menos aberto, o [ɛ] de *pede* é o intermediário e o [æ] de *bad* é efetivamente mais aberto e até o seu símbolo fonético é diferente. Nós brasileiros frequentemente não notamos a sutileza de *bed* para *pede* ou *bad*. Em contrapartida, o [e] fechado do alemão como em *sehen* é mais fechado que o da palavra *selo* do português, pois *sehen* soa muito próximo ao [i]. A natureza do [o], "o" fechado, também difere entre os idiomas. O [o] de *Hoch* é mais fechado que o [o] da palavra *todas* (português) ou *dove* (italiano), que é ligeiramente mais aberto do que o [o] da palavra *todas*. Também não existem vogais longas e curtas no português. A sutileza entre *beat* [i:] longo e *bit* [ɪ] curto, ou entre *food* [u:] longo e *book* [ʊ] curto, não ocorre no nosso idioma. Isso vai caracterizar sotaque ao se cantar em inglês sem diferenciar as durações, ou seja, pronúncias iguais para [fu:d] e [bu:k], sendo que esta deveria ser [bʊk]. Quanto ao português, quando um cantor é muito influenciado pelo inglês, é frequente usar o fonema neutro [ə] em peças musicais genuinamente brasileiras no lugar do [a] claro do PB.

VOGAIS

Aproveitando a discussão anterior, vamos começar a falar das vogais. Muitas expressões são encontradas para descrever o papel das vogais no estudo de canto:[1] O *design* ideal de cada vogal oferece projeção e liberdade ao instrumento. Devido a considerações acústicas, as vogais devem ser ajustadas para subir o *pitch* (percepção de frequência). Há um ajuste de ressonância ideal para cada *pitch* e cada vogal e as sensações sonoras respondem a estas mudanças. As vogais cantadas exigem um tratamento diferente das vogais faladas porque soam por mais tempo no canto. A fala se encontra na faixa grave da voz, no canto executamos vogais em regiões agudas o suficiente para sermos obrigadas a ajustá-las. As vogais estão sujeitas a impulsos expressivos e escolhas expressivas e no teatro musical, em função da prioridade do texto, muitas vezes a afinação fica ligeiramente mais baixa.

A dicção no canto é, na verdade, um equilíbrio de três fatores: espaço oral, controle respiratório e vogais frontalizadas. Buscar ressonância está ligado à procura por uma forma de vogal que ofereça uma qualidade musical e que projete o som. A busca da vogal ideal de cada cantor é o ponto de partida para construção de seu próprio *design*. Qualquer que seja a vogal que estejamos cantando, ela deve irradiar em todo o instrumento. Na região mais aguda é necessária realmente a modificação da vogal, e é isso que nos permite construir uma equalização de registros.

As vogais são como as cores do arco-íris. Há vários matizes com os quais se pode trabalhar. Elas tomam várias cores e diferentes significados, assim como nossas emoções. As vogais devem ser trabalhadas respeitando-se a natureza acústica e fisiológica de cada uma delas, e para isso é preciso conhecê-las. Cada vogal tem sua formação acústica particular. Cada vogal tem uma configuração laríngea e uma configuração (que chamei *design*) no trato vocal correspondente que se relacionam (Fig. 8-1). O falar é natural (as crianças e até papagaios o fazem por imitação), mas, no canto treinado, a fala deve ser estudada consciente e profissionalmente. É o que vamos estudar agora.

Vogais Segundo Posição da Língua e Lábio

Nós cantores **articulamos** consoantes e **expressamos** um texto, mas efetivamente **cantamos** vogais. E para o canto artístico, a classificação das vogais de acordo com a posição da língua dentro da cavidade oral, como mostrado na Figura 8-1, é uma grande ferramenta de compreensão de sua emissão:

1. **Vogais anteriores ou de língua:** [i], [e], [ɛ] (é aberto).
2. **Vogais baixas ou centrais:** [a], [ɑ] (a escuro).
3. **Vogais posteriores ou de lábio:** [u], [o], [ɔ] (ó aberto).

O Quadro 8-3 e a Figura 8-1 ilustram, com muita clareza, a relação dos espaços anterior e posterior da cavidade oral e faríngea de cada uma das cinco vogais cardinais do português brasileiro. Observe que esse *design* está relacionado com a posição da voz falada. Quando fazemos ajustes de agudos ou para o *belting*, esses espaços sofrem modificações para ajuste das vogais. Não é possível articular vogais puras (cardinais) em regiões de *belting* (A3-Eb4) e agudos líricos femininos (D3-Ab4), muito menos, acima de A4. Sempre ocorrerá um ajuste do trato vocal.

Como a voz masculina praticamente está no registro de peito em quase toda sua extensão (em vozes treinadas), é mais fácil manter o nível de fala (*speech level*) na maioria dos registros (ver Capítulo 7). Excetuam-se as vozes muito agudas que usarão mais voz de cabeça, como o fazem as vozes femininas.

A vogal [a] mostra a maior variedade de timbre e seu espectro é próximo ao espectro da glote. A resistência glótica é similar em [a] e [u], mas é mais alta em [i], o que significa que as diferenças das produções laríngeas nas vogais podem ser relacionadas com

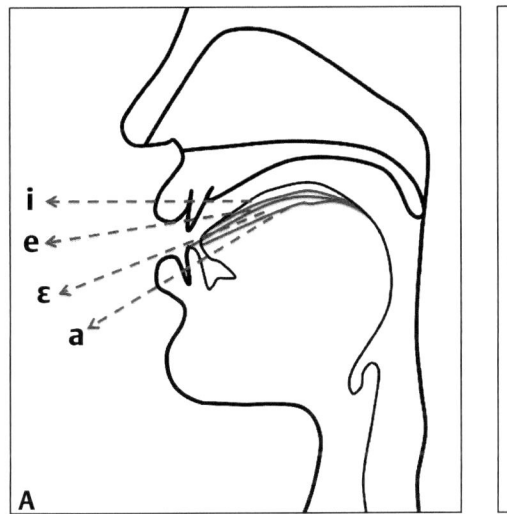

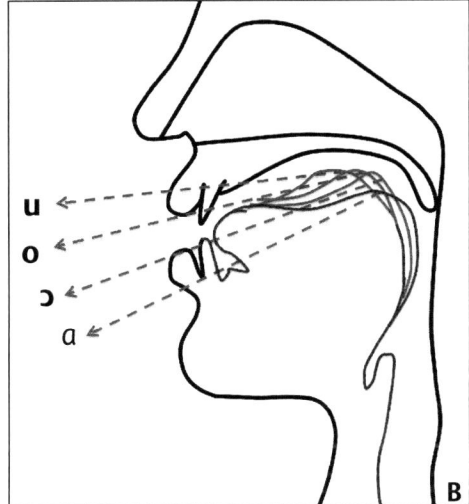

FONÉTICA E DICÇÃO – AS FERRAMENTAS FUNDAMENTAIS DO CANTO

Fig. 8-1. Movimento da língua ilustrando os fonemas vocálicos: (**A**) [i], [e], [ɛ], [a]; (**B**) [u], [o], [ɔ], [ɑ].

Quadro 8-3. Resumo das Características das Vogais

Características das vogais cardinais	[i]	[e]	[a]	[o]	[u]
Percepção de altura *pitch* – afinação	Mais alta (anterior)	----	----	----	Mais baixa (posterior)
Timbre	Brilhante	----	Médio	----	Escuro
Posição da língua e laringe	Ponta levantada	Equilibrada	Levemente levantada	Equilibrada	Abaixada
Espaço atrás da língua	Expandido	Equilibrado	Reduzido	Reduzido	Mais reduzido

as diferenças na quantidade de esforço para a produção. O som vocal com maior energia acústica é [u], e o mais fraco é [i].[8] Entretanto, cantores treinados são capazes de intensificar o [i] de tal maneira que o podem igualar às outras vogais em timbre e consistência.

Cantando [i] há uma conexão entre o sorriso da comissura anterior e o fechamento das pregas vocais (glote). As vogais [i] e [u] apresentam o maior alongamento do músculo ariepiglótico, a base da língua eleva-se levemente e a epiglote afasta-se para as pregas vocais serem visualizadas. A vogal [u] tem efeito de alívio e terapêutico. Numa das pesquisas que orientei, constatei que a vogal [u] era a mais equilibrada em termos de tensão global do trato vocal, tanto no lírico quanto no *belting*.[9]

Para um estudo aprofundado sobre as vogais, indica-se o trabalho de Ralph Appelman,[3] que realizou uma pesquisa incluindo fotos de radiografias em perfil de todas os fonemas do inglês americano. No Capítulo 10 do seu livro, cujo título é "Análise cinesiológica dos sons da fala no canto", ele desenvolve todo um processo de análise dos fonemas e suas

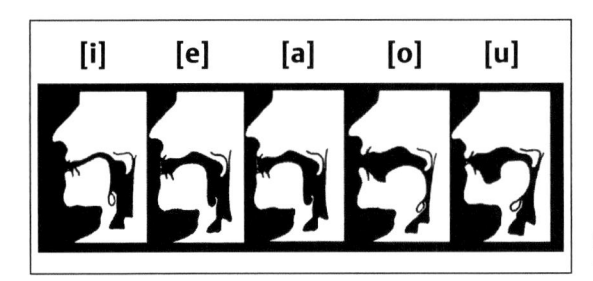

Fig. 8-2. Comparação dos espaços orais e faríngeos para vogais cardinais.

características peculiares. O trabalho de Appelman oferece uma gama de possibilidades para estudos completos sobre fonemas.

Este autor comenta que as vogais cardinais, ou cardeais, são aquelas que apresentam posições de língua específicas e que asseguram uma reprodução acústica mais precisa. Apesar de a literatura apontar para diferentes definições, a mais aceita é o conjunto das vogais [i, e, ɛ, a, ɔ, o, u].[5-7,10] Dentre esses fonemas, [i, e, a, o, u] apresentam língua mais firme (Fig. 8-2), enquanto que os fonemas [ɪ], [ɛ], [ɑ], [ɔ] e [ʊ] são relaxados ou abertos pela necessidade de menor elevação de língua. Os fonemas escuros [ɪ, ɑ, ʊ] são usados em idiomas como o inglês e o alemão, e fazem com que esses idiomas soem bem arredondados. Em compensação, no italiano e no português observa-se a presença de vogais mais claras como [a, ɛ, ɔ]. Além das vogais cardeais, o PB possui cinco nasais [ɐ̃], [ẽ], [ĩ], [õ], [ũ].[4,5-7]

A compreensão do posicionamento das vogais é imprescindível no estudo de canto, e grande parte dos problemas técnicos está relacionada ao mau uso dos articuladores para a formação adequada dos fonemas. Miller também discute isso no Capítulo 5 de seu livro *The Structure of Singing*,[11] cujo título é "A vogal bem equilibrada: diferenciação vocal no canto." Ele apresenta um estudo individualizado sobre cada vogal quanto à posição, forma e demais características. Segundo Miller, o uso equilibrado dos articuladores para produção adequada dos fonemas também está intimamente relacionado com a projeção do canto lírico.

As vogais nasais, como descritas acima, permitem que o palato mole (*velum*) abaixe, e a porta nasal permaneça levemente aberta,[8] facilitando a ressonância nasal. Tal nasalidade usada de maneira sutil corresponde à sensação de cobertura da voz, uma manobra palatal que ajuda a equalizar os registros. Um ajuste conhecido como *french nose* ajuda muito na percepção da cobertura na técnica lírica.

Vogais Mistas

As vogais mistas constituem na mistura de duas vogais, ou seja, uma vogal de língua (anterior) com uma vogal de lábio (posterior). Este tipo de vogal mista está presente, principalmente, no francês e no alemão, e recebem o apelido alemão *Umlaut* (trema). Na prática, por exemplo, para pronunciar o fonema [y] você deve falar ou cantar [u] com uma forma labial de [i] ou vice-versa. Isso se aplica às demais vogais mistas conforme o Quadro 8-4.[12] Muitas vezes, na prática do canto, é necessário migrar para uma vogal mista, principalmente, na técnica lírica. Pensar em [y] (chamado "i" francês), ajudou-me muito a produzir um bom "i" cantado. Apesar de esse recurso ser mais necessário na estética do canto lírico, algumas vezes um pequeno arredondamento melhora muito as passagens no canto popular.

Quadro 8-4. Vogais *Umlaut*[12]

Símbolos IPA	Alemão	Francês
/y/= [i] + [u]	Über (longo)	Sur
/Y/= [ɪ] + [ʊ]	Hütte (curto)	Elysium
/ø/= [e] +[o]	Schön (longo)	Deux
/œ/= [ɛ] + [ɔ]	Götter (curto)	Fleur

Vogais Neutras

No caso da fala, a língua e a mandíbula devem conservar uma posição central média, e todo trabalho deve ser feito com apoio na articulação temporomandibular, jamais com o queixo. Esta é a descrição de uma vogal neutra representada pelo fonema [ə], chamado *schwa*, e este fonema é encontrado no inglês (obvi**ou**s), no alemão (Lieb**e**) e no francês (bell**e**), principalmente, e é sempre usado em sílabas átonas. Já a vogal neutra, representada pelo fonema [ʌ], encontra-se no inglês (d**u**ll, b**u**t) e é usada em sílabas tônicas.

A vogal neutra promove um maior relaxamento global do trato vocal, relaxamento este que deve ser trabalhado constantemente. De acordo com Heirich,[13] existem muitas técnicas para o relaxamento da mandíbula, que evitam rigidez. Estudiosa da técnica de Alexander, ela defende que o ideal é não tensionar a mandíbula ou, se o cantor tiver esse problema de tensão, ele deverá deixar esse hábito, promovendo um redirecionamento para um estado relaxado de mandíbula. Segundo Pinho e Pontes,[14] exercícios de vibração labial (principalmente os de lábio inferior e língua) são exercícios que colaboram com o relaxamento faríngeo, promovem a drenagem das pregas vocais e também o relaxamento da mandíbula. Esse exercício de vibração lembra um bebê que vibra a língua e o lábio inferior quando está comendo uma sopinha (e obviamente suja toda a roupa). É um som quase primal que usamos na mais tenra infância.

Vogal Modificada

Falamos várias vezes sobre arredondamento, ajuste para agudos etc. Vamos entender o que seria isso. Segundo Appelman,[15] modificação da vogal é sinônimo de **migração fonética**, ou, ainda, **migração da vogal.** É uma técnica originada do *Bel Canto* que preconiza a modificação da vogal cantada a fim de preservar sua inteligibilidade e reduzir alterações sonoras nas mudanças de registro. Para tanto, são realizados ajustes no trato vocal que devem ser graduais e imperceptíveis, na maioria das vezes, principalmente em sequências do grave para o agudo. A migração fonética tende para a direção do *schwa* [ə], cuidando-se da integralidade mínima da vogal original. De acordo com Miller,[11] aproximando-se uma vogal de sua vizinha próxima, com neutralização ou não, o espectro harmônico (equilíbrio da fundamental e seus harmônicos) pode ser mantido em proporção dentro da escala. O *aggiustamento* (termo preferido por Miller), ou **modificação da vogal**, explica o que ocorre na voz equilibrada dinamicamente no decorrer da extensão vocal, resultando na produção de um som caracterizado por ambas as qualidades: brilhante e escura (*chiaroscuro*). Implica, portanto, em equalização do timbre em toda a extensão cantada. Miller chama a atenção para dois ajustes importantes:[16] 1) aumento gradativo na energia respiratória (com suporte ou *appoggio*, sem necessariamente aumento da taxa de expulsão do ar) e 2) um ajuste do trato vocal pela modificação vocal. Apesar de, na escola de Canto Italiana tradicional, não se utilizar a vogal neutra [ə], pois esta não existe no idioma italiano, Miller alega que ir em direção à neutralidade nos sons agudos ajuda a manter a sonoridade mais flexível. Entretanto, é importante manter o máximo da integridade das vogais para não haver distorções e perda de inteligibilidade.

A seguir vamos discutir as consoantes do PB.

CONSOANTES

As consoantes são sons obtidos por meio da obstrução (parcial ou total) ou subdivisão nas cavidades supraglóticas (acima da prega vocal). São produzidas pelo processo articulatório exercido sobre o ar proveniente dos pulmões. No Quadro 8-2, Thais Cristófaro apresenta divisões detalhadas sobre as consoantes, e elas podem ser classificadas de diversas maneiras. Para este livro, considerando o treinamento da voz cantada, as seguintes classificações são mais relevantes:[5-7]

1. Segundo os **pontos de articulação**: podem ser bilabiais, labiodentais, linguodentais, alveolares, palatoalveolares, palatais, velares e glotais (Figs. 8-3, 8-4 e Quadro 8-2).
2. Segundo os **modos de articulação** que descrevem o grau de constrição:
   - Plosivas: ou de fechamento completo, que são [p], [b], [t], [d], [k], [g].
   - Contínuas: consoantes com som prolongado, podendo subdividir-se em duas categorias:
      A) Vozeadas: produzidas com vibração das pregas vocais: [v], [z], [ʒ], [l], [r], [m], [n] [ɲ] – guarde que essas são as consoantes "afináveis" e muito importantes para a coordenação fonoarticulatória;
      B) Não vozeadas: sem vibração das pregas vocais: [f], [s], [ʃ], [h].

Na Figura 8-3 são encontrados alguns exemplos de *design* dos articuladores e o foco deve estar em dois fatos: 1) posição da língua, se *anterior* ou *posterior* e 2) palato, se *aberto* (som nasal) ou *fechado* (som oral). Em função desses comportamentos dos articuladores, o cantor

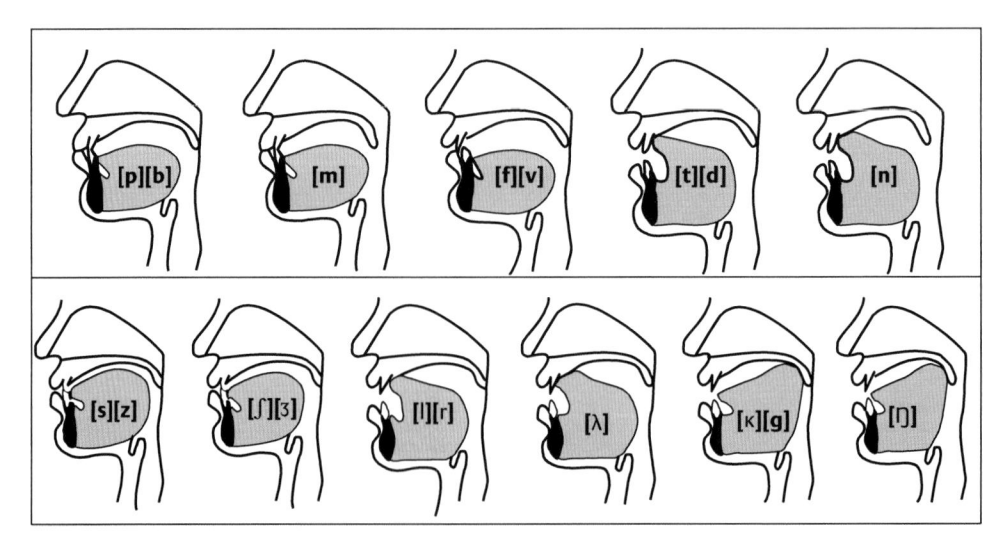

Fig. 8-3. Posicionamento das consoantes (adaptada de Appelman.)[3]

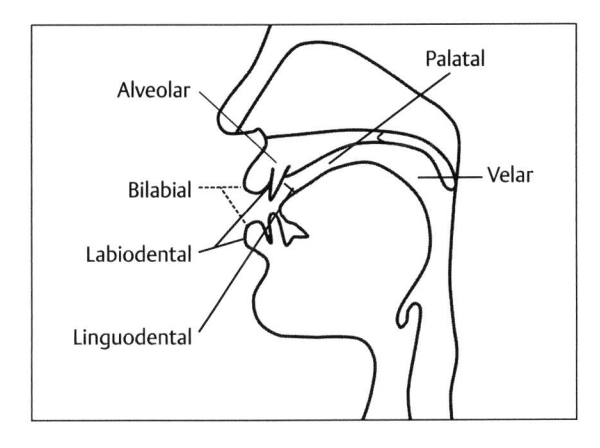

Fig. 8-4. Pontos de articulação das consoantes.

deverá estar atento a alguns equívocos ligados a língua e palato. Durante o canto, o artista deve principalmente: 1) buscar sempre manter a ponta da língua tocando a raiz dos dentes inferiores; 2) ter clareza das consoantes e seus pontos de articulação (estudo do Quadro 8-2); 3) compreender que o [s] é frontalizado, com a ponta da língua tocando o dente inferior. Atenção: cariocas articulam o [s] lateralizado próximo à mordida na região dos molares e 4) entender a diferença do [r] rolado (como no espanhol **perro**) e o chamado *tap* (tepe) [ɾ], que tem uma vibração única como na palavra **arara** do português.

Para entender como o conhecimento das consoantes pode otimizar a dicção do artista, é primordial analisar com atenção a Figura 8-4 na qual você pode visualizar onde são os pontos de articulação e seu significado.

No Quadro 8-2, os dados foram obtidos de Thais Cristófaro, considerando o ponto e o modo de articulação das consoantes.[5-7] O termo vozeada (*voiced*) corresponde à antiga classificação de consoante sonora, e não vozeada (*unvoiced*) refere-se às consoantes antes denominadas surdas. Os detalhes dos fonemas usados em dialetos específicos no Brasil encontram-se no rodapé do Quadro 8-2.

Na minha prática, eu uso como referência os pontos e modos de articulação para construir os princípios que norteiam meu estudo. Para maiores detalhes, Appleman faz um estudo detalhadíssimo com imagens em Raios X para cada fonema.[3]

Dois aspectos mais centrais devem ser considerados: as vogais conduzem os sons vocais, enquanto as consoantes representam "ruídos" entre as mesmas. No Anexo 2 há uma discussão sobre o comportamento acústico de vogais e consoantes do PB para quem estiver interessado em aprofundar esse assunto.

Observando o modo de cantar de inúmeros artistas, uma dicção ruim deve-se em grande parte a consoantes mal executadas, por falta de estudo suficiente sobre esses fonemas. Quero alertar que uma boa dicção depende não apenas da habilidade do cantor com sua própria articulação, mas também da acústica do ambiente no qual ele está cantando. A análise da dicção de um cantor não pode ser feita com base em um único momento deste artista. O ambiente inadequado e um PA (*power amplification*) ruim, assim como a sonorização como um todo, podem derrubar um cantor.

Muitas vezes, para compreensão do texto, é necessário que haja uma diminuição da projeção da vogal emitida, pois é ela que carreia a real pressão sonora. Essa é uma das razões pela qual a música de câmara (executada em espaços pequenos) apresenta maior grau de inteligibilidade que a ópera (executada em espaços grandes), considerando-se o canto lírico não microfonado. É claro que o uso de microfones promove uma dicção aprimorada, pois não é necessário projetar tanto as vogais. Cantei muitos anos sem microfone e agora que faço teatro musical escuto todos os técnicos de som, sem exceção, alertando sobre a importância de uma energia sonora mínima necessária para a boa amplificação e da importância da articulação precisa das consoantes e vogais.

Como foi discutido no Capítulo 6 sobre ressonância, a articulação tem papel fundamental para a amplificação vocal, e como o canto lírico não faz uso de amplificação artificial, em geral, há maior comprometimento da inteligibilidade. Tanto a dicção quanto o *vibrato* são fatores mecânicos de aumento de projeção vocal.[5] Logo, tudo que se aplica ao canto popular deverá ser atenuado se comparado ao treinamento lírico e isso é preciso ficar bem claro para os cantores líricos que estão ingressando no mercado de teatro musical e música popular.

Dois fatos devem ser considerados no treinamento lírico: a projeção e o tamanho das salas onde se está cantando. Salas maiores exigem maior projeção e mais brilho nas vogais, e quanto mais aguda a região na qual se está cantando, maior será a competição entre as frequências das vogais e consoantes e menor será sua inteligibilidade, a menos que as consoantes estejam bem articuladas e o controle técnico da pressão sonora vocal seja muito bem administrado. Em compensação, nos casos de teatro musical microfonado, será bem mais fácil reduzir a pressão sonora das vogais e usufruir-se com mais liberdade das consoantes.

Como é difícil para a maioria dos cantores aceitar que a emissão adequada das consoantes durante o canto não corresponde àquela usada em sua fala habitual, é necessário adotar-se uma postura aberta para o fenômeno. Há de se desapegar de suas percepções sensoriais enganosas. Relembrando o que foi discutido no Capítulo 1, sobre Corpo Integrado, para se **inibir** uma articulação com baixo tônus da fala habitual, é preciso **redirecionar** esse hábito. O cantor vai precisar exagerar durante um certo período de tempo, em geral quatro semanas são suficientes, para mudar seu **velho hábito**. Ao experimentar o exagero na articulação dos fonemas, parecerá que sua articulação está "ridícula, exagerada, errada e feia". Aconselho você a gravar seu estudo para observar de fora, driblando a **percepção sensorial enganosa**, e constatando como o que lhe parecia exagerado nada mais é do que a real medida de uma dicção clara, inteligível e com a energia. É isso o que se espera de um cantor com uma técnica sólida. Importante frisar que, para o canto popular, o excesso de articulação pode causar *puffs* no microfone, ou seja, é preciso graduar essa energia articulatória para cada gênero (ver Capítulo 9).

ESTRATÉGIAS PARA ESTUDAR DICÇÃO

Inúmeros exercícios podem ser usados para melhorar a dicção e o ponto de partida do estudo de fonemas deve ser nossa língua nativa, pois lá estão os ajustes com os quais temos mais intimidade.[15] Por outro lado, também estarão os maiores equívocos, pois frequentemente não temos consciência de que nossos fonemas estão posicionados de forma inadequada. Como já disse, o meu [s] estava lateralizado por ser carioca. No momento em que compreendi a frontalidade da língua para emissão do meu [s], todos os demais fonemas consonantais foram frontalizados, como consequência da correção de um único fonema desajustado.

Quando a emissão das consoantes e vogais está ajustada e coordenada com a respiração, grande parte dos problemas técnicos está solucionada e a voz poderá ser amplificada de maneira adequada, sem hiperfunção ou sobrecarga laríngea. Na minha prática pedagógica, tenho adotado o seguinte critério:

1. Crio exercícios com base nas palavras da canção que o aluno está executando (faço isso na minha própria prática até hoje).
2. Utilizo combinações de consoantes e vogais facilitadoras (próximas em posição articulatória, como, por exemplo, [r] com [i] ou [g] com [u]).
3. Procuro usar exercícios com vogais protegidas por uma consoante que a precede (atacar uma vogal pura é mais difícil para o sistema fonatório dos alunos iniciantes).
4. Sempre busco combinações de fonemas que ajudem a solucionar o problema de cada aluno.

A seguir, descrevo alguns exemplos de criação de exercícios:

- *Caso 1:* alunos com paralisia cerebral (PC). Tenho dois alunos com PC, um brando e um cadeirante, que, no início dos estudos, apresentavam baixo tônus de alguns fonemas e uma resposta muscular limitada em relação a maioria das consoantes. Com base em critérios fonêmicos e de controle mental, desenvolvi um processo de estímulo das seguintes consoantes: [k], [g], [m] e [n]. Ao aumentar o estímulo das bilabiais, eu ajudava no fechamento labial, que é muito difícil para os PC. O uso da sílaba [ki] estimulava a parte lateral da língua pelo [i], e a parte posterior de língua e palato pelo o [k]. Esse estímulo causou um progresso imenso na articulação global dos dois. Por que estou me referindo a dois alunos com PC? Porque neles as dificuldades são mais evidentes que em um indivíduo não PC. Um indivíduo que não apresenta restrições motoras apresenta as mesmas características de um PC, mas não as percebe. Nos que são PC, tudo fica muito mais evidente porque é tudo mais difícil. O tônus labial e palatal são elementos primordiais para uma boa dicção em todo tipo de aluno ou técnica.
- *Caso 2:* cantoras que são treinadas na técnica lírica e começam a praticar o *belting*. Nesses casos, o ajuste vertical e o arredondamento das vogais do canto lírico entram em conflito com os ajustes laterais e abertos dos timbres usados nos musicais. Assim, eu procuro ajustar o instrumento das vozes femininas na direção do [ɛ]. Costumo pedir que a cantora faça uma face de [ɛ] e emita simultaneamente a sílaba [ga] na face de [ɛ]. O fonema [ɛ] traz um sorriso e frontaliza a voz. O [ga] expande a faringe para trás e aumenta o espaço atrás da língua. Com isso, a emissão do [ɛ] fica menos estridente e mais confortável. O timbre fica mais completo.
- *Caso 3:* cantores do sexo masculino com dificuldade de ajuste de agudo. Neste caso, eu utilizo o conceito de neutralização de vogal defendido pelo Richard Miller, como dito acima. A vogal migra para o *schwa* [ə], reduzindo as tensões do trato vocal em vez de tentar executar vogais cardinais (puras). Uso exercícios com o ditongo [wə] em diversos desenhos musicais, de preferência algo semelhante à frase musical na qual o cantor apresente a dificuldade específica.
- *Caso 4:* vozes com excesso de estridência. Nesses casos, utilizo o exercício do Papai Noel, que aprendi na prática com a fonoaudióloga Silvia Pinho, [hoʊ, hoʊ, hoʊ], exaltando a oralidade do exercício. Uso arpejos descendentes curtos na região grave dos alunos, tanto homens quanto mulheres, explorando a região da fala. Nos casos em que a voz falada é excessivamente metalizada, em geral a voz cantada também será, e vice-versa. A maioria desses casos eu encaminho à fonoterapia para uma melhor conscientização do *design* dos fonemas.

PRONÚNCIA AMERICANIZADA NO TEATRO MUSICAL NO BRASIL

Para encerrar o capítulo, quero deixar uma lista de hábitos que tornam a pronúncia do português "estrangeirada", principalmente influenciada pelo inglês. São estes os aspectos que fazem parecer que não se está cantando em português:

1. *Alta pressão sonora, muito* punch: na execução de música genuinamente brasileira. Defendo a seguinte opinião: (a) se o musical é tipicamente brasileiro, a emissão deve ser mais branda e (b) se o musical é americano, traduzido, aconselho a fazer apenas ajustes de *belting* nas passagens específicas de efeito para emoções fortes, geralmente nas regiões mais agudas. E, uma vez cantando em português, devemos priorizar as características próprias do nosso idioma na região central e média da voz.
2. *Sílabas tônicas não brasileiras*: um exemplo que sempre uso é a palavra maravilhoso, cuja sílaba tônica é – lho. Por causa da influência do inglês em nosso dia a dia, acabamos falando **má**ravilhoso, por causa da sua correspondência com **marvelous**. Esse deslocamento de prosódia ocorre com frequência e deve ser evitado.
3. *Ataque aspirado das consoantes plosivas [p], [t], [k] que passam a soar americanizadas [pʰ], [tʰ], [kʰ]*: para os jovens falantes do inglês, muitas vezes esse som aspirado é feito de modo tão automático que nem o percebem. As consoantes plosivas do português brasileiro não são aspiradas. Jamais!
4. *Vogais neutras*: tanto português quanto espanhol e italiano são idiomas cujas vogais são cardinais, puras. Muitos cantores de teatro musical acabam usando a vogal neutra *schwa* [ə] sem necessidade. Como já falei anteriormente, essa vogal neutra se aplica em ajustes das passagens de agudo e *belting*, mas, por conta da prática, os cantores de teatro musical usam o *schwa* [ə] em partes centrais e graves, causando uma "americanização" do canto. Também ocorre com frequência o uso do [ɪ] ou [ʊ] no lugar das vogais puras [i] ou [u]. Isto gera um sotaque estrangeiro.
5. *Choro do belting*: a manobra do "choro do tenor" é um termo que eu adoto para definir o ajuste da passagem do agudo masculino entre F#3 e C4 (essas faixas podem variar ligeiramente de pessoa para pessoa). Esta mesma manobra é usada para vozes femininas na região de A3-Eb4 (que eu chamo de choro do *belting*). É um ajuste muito semelhante, guardadas as devidas proporções, e, quando este ajuste se torna excessivo na região central da voz, resulta em uma emissão estrangeira.
6. *Abuso de melismas*: a influência da música *pop* americana nos jovens brasileiros e estrangeiros é um fato. E nada caracteriza mais esse gênero do que a inclusão indiscriminada de melismas (sequências de notas rápidas e leves que preenchem o tempo das notas mais longas). Exemplos disso são as rainhas do melisma: Beyoncé e Christina Aguilera. No teatro musical (exceto os de estilo *pop*), esses melismas caracterizam um equívoco de estilo. Precisam ser evitados. No entanto, podem e devem ser usados em musicais nos quais são pertinentes, como, por exemplo, *Dream Girls* e *Color Purple*. Adequação de estilo é a palavra de ordem no uso de melismas.
7. *Abuso do* vibrato: *vibrato* é elemento necessário e evidência de técnica equilibrada. Um instrumento vocal bem ajustado vibra espontaneamente. Os cantores que vêm do treinamento lírico tendem a "girar" a voz todo tempo, usando muito *vibrato*. Eu tenho por hábito dizer que o *vibrato* do lírico é um tsunami, enquanto um *vibrato* do *pop* é uma marola. Os musicais *legit* (estética mais próxima do canto lírico) podem ter ondas ligeiramente mais presentes. O **vibrato** tsunami exagerado vai caracterizar uma estética lírica antiga. O que eu estou defendendo é uma estética onde haja *vibrato* **sem abuso** em notas longas (ver Capítulo 6 sobre *vibrato*). No teatro musical mais

moderno, a "tradição" é atacar uma nota longa lisa e vibrar apenas mais perto do seu terço ou quarto final. No caso do teatro musical genuinamente brasileiro, o *vibrato* deve ser reduzido ao mínimo necessário para se executar um bom fraseado. Se o cantor de musical brasileiro usar mais *vibrato* que o necessário, o público o associará à estética da era do rádio, onde o canto lírico não apenas influenciava aquela estética, como também era necessária uma emissão forte para imprimir a voz nos sulcos dos discos de cera daquela época.

8. *Cantar no tempo (on beat)*: outra questão que influencia a *performance* é o tempo musical. Muitos cantores habituados a cantar música *pop* americana cantam música brasileira no tempo exato (*on beat*), influenciados pelas batidas rítmicas precisas da música *pop*. No caso da MPB ocorre um fenômeno peculiar: a banda toca no tempo e os intérpretes "patinam" mais para trás ou mais para frente em relação ao tempo exato. Exemplos clássicos desse estilo são João Gilberto, Elis Regina e Alcione. Jazzistas também usam este recurso. No teatro musical, entretanto, o "patinar" ou *groove*, como é chamado, é estabelecido por conta do texto que deve ser a prioridade. Lembre que teatro musical é TEATRO – a palavra está no comando. Além dessa questão do tempo em si, há também as divisões típicas dos diversos gêneros de música popular brasileira, que são muitas. A melhor maneira de se aprender esses recursos é consultar um especialista daquele gênero, ou ouvir inúmeros cantores diferentes e observar atentamente os recursos de fraseado que eles usam. Na música brasileira, o estilo mais comum é cantar ligeiramente depois do tempo.

CONCLUSÃO

As bases da fonética são ferramenta primordial para qualquer cantor que deseja atingir um nível de excelência vocal. Dicção é um desmembramento da fonética bem estudada e precisa ser trabalhada incessantemente. Tenho observado muitos atores, professores, palestrantes que perdem a atenção e o foco de seu público por falta de uma dicção bem cuidada, e aproveito para sugerir aqui um estudo complementar que se encontra no Anexo 2 sobre o comportamento dos fonemas brasileiros.

Na minha opinião, o texto e a palavra bem estudados associados a uma dicção bem cuidada representam cerca 80% do trabalho do artista. Junte-se a isso um lindo fraseado musical, o estudo das personagens, suas *nuances* e emoções, e você terá uma performance extraordinária. A grande atriz Camila Amado uma vez me disse: "Se o ator souber o texto muito bem memorizado e souber explorar a inflexão das palavras, com as prosódias corretas e os momentos tônicos bem escolhidos em cada frase, ele já terá suplantado uma multidão de outros artistas que não cuidam do texto com esse primor."

REFERÊNCIAS BIBLIOGRÁFICAS

1. Rubim M. *Pedagogia vocal no Brasil: uma abordagem emancipatória para o ensino-aprendizagem do canto*. Rio de Janeiro. [Dissertação de Mestrado] – UNIRIO/PPGM; 2000.
2. Kayama A (org.). PB Cantado: Normas para a Pronúncia do Português Brasileiro no Canto Erudito. Revista OPUS 2007. v.13, n.2 dez.
3. Appleman R. *The science of vocal pedagogy. Posicionamento das consoantes*. Indiana: Indiana University Press; 1986.
4. Behlau MS, Russo I. *Percepção da fala: análise acústica*. São Paulo: Lovise; 1993. p. 49-50.
5. Silva TC. *Fonética e fonologia do português: roteiro de estudos e guia de exercícios*. São Paulo: Contexto; 2005.
6. Silva TC. *Pronúncia do inglês para falantes do português*. São Paulo: Contexto; 1997.

7. Silva TC. *Fonética e fonologia do português*. 10.ed. São Paulo: Contexto; 2012.
8. Sundberg J. *The science of singing voice*. Dekalb, Illinois: Northern Illinois; 1987.
9. Moço M. *Belting: definição e estudo de caso dentro de uma visão videolaringoscópica*. Rio de Janeiro. [Dissertação de Mestrado] – UFRJ; 2010.
10. Ware C. *Basics of vocal pedagogy*. Minneapolis: University of Minnesota Press; 1998.
11. Miller R. *The structure of singing: system and art in vocal technique*. New York: Schirmer Books; 1986. p. 157.
12. Ware C. *Basics of vocal pedagogy*. Minneapolis: University of Minnesota Press; 1998. p.165.
13. Heirich JR. The Alexander technique and voice pedagogy. NATS Jornal 1993;49(5):16-8.
14. Pinho S, Pontes P. *Músculos intrínsecos da laringe e dinâmica vocal*. Série desvendando os segredos da voz. Rio de Janeiro: Revinter; 2008. v. 1. p. 52-3.
15. Appleman R. *The science of vocal pedagogy*. Indiana: Indiana University Press; 1986. (*Posicionamento das consoantes.*)
16. Gusmão CdeS, Campos PH, Maia MEO. O formante do cantor e os ajustes laríngeos. PerMusin 2010;21:43-50.
17. Lehmann L. *How to Sing*. New York: Macmillan Company; 1902.

VOZ PROFISSIONAL CANTADA: CUIDADOS, GÊNEROS, GESTOS E REPERTÓRIO

CAPÍTULO 9

DISCUSSÃO SOBRE VOZ PROFISSIONAL CANTADA

O foco deste livro é no cantor-ator, mas os impactos sobre a voz desse profissional também se aplicam a todos os profissionais da voz. Como muitos cantores-atores frequentemente executam atividades fora da carreira, incluindo aulas no setor público, ou privado, dublagens, locução etc., decidi incluir uma análise de uso vocal por área de trabalho. Por uma questão didática, listei alguns profissionais da voz, incluindo o cantor-ator e sua posição no *ranking* de demanda vocal. O Quadro 9-1 é apenas uma sugestão de gradações de uso vocal em profissões afins. Veja a explicação abaixo do quadro. O objetivo aqui é apresentar uma reflexão sobre o empenho vocal de vários profissionais da voz dentro de suas atividades e traçar uma meta de cuidado de forma a otimizar seu uso e aumentar sua longevidade vocal. Situar o cantor-ator em comparação com outras profissões me ajudou a ter uma visão mais holística da situação.

    Este quadro está longe de ser abrangente. É apenas uma tentativa de análise dos componentes que afetam a *performance* do profissional da voz e que exigirão mudança de comportamento, pois a grande maioria dos casos de disfonia está relacionada a algum tipo de abuso vocal relativo à profissão. No quadro referido pode-se observar quatro principais fatores geradores desse abuso: 1) o número de horas seguidas de uso; 2) o tamanho do espaço físico no qual se está trabalhando; 3) a demanda vocal devido ao gênero vocal em questão e 4) a presença de emoção no uso vocal.

    Vamos então descrever um modelo frequente de comportamento vocal: um cantor-ator que, além de suas *performances* no teatro, também produz seus espetáculos, faz projetos, fotos e vídeos em propagandas, trabalha em TV e cinema. Se este profissional for do sexo feminino, em geral, também tem uma família para administrar. Nesses casos, é óbvio que haverá sobrecarga vocal. Raros vão se preocupar em se poupar, ou economizar suas vozes, uma vez que estão em busca de seu sustento. A situação utópica na qual um profissional pode se concentrar apenas em uma atividade, não é uma realidade frequente na vida do cantor profissional. Poucos são os privilegiados que conseguem essa situação. A conduta mais assertiva então é fazer um levantamento minucioso do uso vocal e uma análise do comportamento vocal do artista. Para tal, eu sugiro um levantamento com base nos critérios apresentados.

Quadro 9-1. Voz Profissional e Demanda Vocal

Nível de impacto	Categoria	Atividade	Observações
BAIXO	Arte	Atores de TV	Exclusivamente
	Arte	Bossa nova	Exclusivamente
	Arte	Pop	Extensão curta e projeção suave
	Saúde	Médicos	Em consultório
	Educação/Arte	Professor de canto individual	Exclusivamente
	Educação/Arte	Professor de canto para turma	Em salas médias
MÉDIO		Professor universitário	Em salas médias
	Comunicação	Locutores	Média demanda
	Arte	Regente de coro	Coro de médio porte
	Comunicação	Repórteres	Em externas
	Comunicação	Tradutores simultâneos	Médio porte
ALTO	Arte	Ator sem microfone	Porte grande
	Arte	Ator de circo	Porte grande
	Arte	Cantor de axé	Trio elétrico
	Arte	Cantor gospel	Abuso de horas
	Arte	Cantor lírico	Demanda técnica
	Arte	Cantor de teatro musical	Demanda técnica e muitas *performances*
	Arte	Cantor de rock	Muitas *performances*
	Arte	Cantor sertanejo	Muitas *performances*
	Mercado financeiro	Operadores de pregão	Sobrecarga vocal
	Comunicação	Operadores de *telemarketing*	Sobrecarga vocal e emocional
	Liberais	Políticos	Sobrecarga vocal
	Liberais	Pregadores/oradores	Sobrecarga vocal
	Educação	Professor de escola	Turmas grandes sem microfone

Observação: O conteúdo do Quadro 9-1 foi feito com base na minha experiência com cantores que também trabalham em outras profissões com uso intenso da voz falada. O levantamento dessa sobrecarga na anamnese da fonoterapia é fundamental para o autoconhecimento dos cantores de sua alta demanda vocal. A maioria dos cantores em fase de preparo são jovens que não têm noção do seu grau real de abuso vocal.

Quadro 9-2. Organização do Uso Vocal Diário por Semana

Hora	Seg	Ter	Qua	Qui	Sex	Sáb	Dom
Manhã							
Intervalo							
Tarde							
Intervalo							
Jantar							
Noite							
Outros							
Total diário							
Total geral							

Número de Horas Seguidas de Uso

Utilize o Quadro 9-2 para preencher seu uso vocal diário e observe: a) o número de horas totais de uso vocal ao dia; b) número de horas seguidas de uso por período do dia e c) número de horas de repouso entre as atividades. Todos estes dados são muito importantes para você analisar seu uso vocal. Por exemplo, em cada quadrado de cada dia escreva o seu uso vocal. Se você ensaiou das 10-15h, escreva: ensaio 5h, em caso de uso contínuo. Caso tenha tido intervalo, escreva: intervalo 1h. Se você deu aulas, indique. Se você saiu para a balada, registre. Não deixe nada de fora. Muitas vezes, não nos damos conta do quanto usamos nossa voz diariamente e semanalmente.

Preencher este quadro será fundamental para você avaliar seu uso vocal e, em caso de alta demanda, procurar a ajuda de um fonoaudiólogo especializado em voz para orientá-lo nessa empreitada.

Dados importantes a considerar: a) uma das leis do uso das pregas vocais é o repouso que se deve fazer proporcional ao número de horas utilizadas. Por exemplo, se você ensaiar 3 horas seguidas, deve repousar 3 horas a seguir. Se você é cantor-ator, você vai perceber como é difícil seguir essa lei; b) alguns profissionais têm mais resistência vocal que outros, mas, em média, minha equipe de professores cantores-atores alega que, com mais de 3 horas seguidas de uso vocal, percebem uma fadiga vocal evidente. Uma das medidas para melhorar esse empenho vocal é o uso de hidratação abundante e reposição de energia com carboidratos de fácil assimilação (frutas, cenoura crua, granola) e complementar com outros reforços (barras de proteína, frutas secas, nozes de todos os tipos). A escolha será feita em função do custo-benefício preço-calorias-digestibilidade, já que carboidratos causam uma elevação do peso corporal. Mas lembre, cantar é uma atividade atlética, é necessária uma alimentação rica e balanceada.

Tamanho da Sala, Teatro, Arena, Trio Elétrico, Palanque ou Qualquer Outro Espaço no Qual Você Usa Sua Voz

Faça um levantamento de todos os espaços em que você usa sua voz. Classifique-os e avalie em quantos deles você precisa usar a voz com alta projeção. Em **descrição,** apenas coloque qual é o lugar: teatro, sala de ensaio, sala de aula, circo, ar livre. Em **tamanho**, coloque por faixas: 4 a 20 m², 11 a 50 m², 51 a 200 m², 201 a 800 m², acima de 800 m² (Quadro 9-3).

Locais grandes, sem microfone, criam condições inadequadas para o uso vocal equilibrado. Mas isso com certeza já melhorou muito no mercado atual, com a tecnologia de microfones de captação de ótima qualidade, além de ficarem invisíveis no corpo.

Demanda Vocal devido ao Gênero Musical/Teatral Utilizado

Em **demanda**, descreva se houve sobrecarga, por exemplo, falando ou cantando sem microfone para muitas pessoas será demanda alta, falando ou cantando com microfone em espaço grande será demanda média (Quadro 9-4). Use o Quadro 9-1 de Voz Profissional para guiar seu critério.

Presença de Emoção no Uso Vocal

Considere fala ou canto com emoção, por exemplo, os ensaios de papéis dramáticos, óperas sérias, aulas em grupo sobre assuntos intensos, discussões de trabalho, atividades religiosas, ou qualquer outro uso vocal que se caracterize por traços emocionais (Quadro 9-5).

A partir dessa autoavaliação, analise seu uso vocal. Ele será abusivo se:

1. Você trabalhar mais de 4 horas seguidas sem repouso.
2. Mais de 10 horas diárias com intervalos.
3. Se está usando a voz com emoção durante o ambiente de trabalho.
4. Se está ficando rouco sistematicamente e não se recupera mais.
5. Se está percebendo perdas vocais substanciais.

Se você tiver pelo menos três itens dessa avaliação, é urgente a procura de um otorrinolaringologista com atuação em voz. Mas sem um reequilíbrio sistêmico, como apresento a seguir, os maus usos retornarão.

Quadro 9-3. Espaço e Tamanho

Descrição do espaço	Tamanho

Quadro 9-4. Demanda Vocal segundo o Gênero Musical

Descrição do gênero	Demanda

Quadro 9-5. Emoção e Intensidade Vocal

Descrição do gênero	Emoção

EQUILÍBRIO SISTÊMICO

O nome deste livro é Voz, Corpo, Equilíbrio porque eu acredito nessa tríade. Acredito que, para ter uma voz profissional saudável, é necessário desenvolver uma técnica vocal sólida, manter atividades físicas regulares e buscar equilíbrio sistêmico. Para atingir este equilíbrio é fundamental estabilizar os quatro pilares existenciais: **físico**, **intelectual**, **emocional** e **espiritual**. Alguns autores[1-4] subdividem esses pilares em mais itens, mas foi a partir destes quatro pilares que comecei a compreender o que deveria buscar para atingir o meu equilíbrio. Veja nas Referências, no final deste capítulo, uma sugestão de autores que serviram de base para meu crescimento pessoal.[1-12] Manter o equilíbrio sistêmico é dar atenção proporcional a todos os quatro pilares apresentados a seguir.

Equilíbrio Físico

Para obtê-lo, você deverá cuidar da qualidade do seu sono, hidratação, alimentação balanceada, exercícios físicos regulares (aeróbicos, musculação, ioga, alongamentos etc.), cuidar das alergias e refluxo gastresofágico (muito frequentes em cantores), buscar suporte de um fonoaudiólogo (um trabalho de fortalecimento aumenta a resistência vocal), assim como atividades como *shiatsu*, acupuntura, e qualquer outra ação que mantenha o seu corpo em condições ideais de funcionamento, como um verdadeiro atleta.

Equilíbrio Intelectual

Neste item, você vai buscar desenvolver sua capacidade intelectual por meio de aprofundamento na sua área (cursos, especializações), leitura de livros técnicos, leituras que aumentem a capacidade de sua mente e o torne uma pessoa melhor.

Equilíbrio Emocional

Neste equilíbrio estão incluídos os relacionamentos afetivos, amizades; relacionamentos em instituições sociais ou religiosas, assim como o suporte técnico de psicólogos, *coaches;* relação com os pais, filhos, cônjuge, e toda e qualquer atividade social que traga harmonia emocional.

Equilíbrio Espiritual

Sou defensora do estado laico, mas nada impede que cada um de nós busque sua espiritualidade onde encontre coerência e pertencimento. A espiritualidade traz descanso e conforto ao ser humano. Por alguma razão misteriosa, nossa mente precisa de ter fé de modo a nos sentirmos reconhecidos e valorizados no mundo.

Vamos então cuidar desse corpo nos aspectos que dependem diretamente de nós.

EQUILÍBRIO FÍSICO E CUIDADOS COM A VOZ

Primeiramente, cuidar de sua voz e de sua saúde global é uma questão de ação. Este livro traz uma série de informações de que nada adiantam se você não as colocar em prática. Apesar de haver uma literatura sobre esse assunto em português,[7,8] quero listar resumidamente aqui os mais relevantes para cantores-atores:

A) **Hidratação:** hidratação não depende só da ingestão de água. Outras fontes de líquido podem ser incluídas, como, por exemplo, água de coco, sucos de frutas e isotônicos. Procure incluir 2 litros de líquidos no seu dia. Lembre que a melhor maneira de reconhecer uma boa hidratação é a cor límpida e clara de sua urina.

B) **Bebidas geladas:** sempre sou indagada sobre esse assunto em minhas palestras. Gelo, água gelada, sorvete, e outros alimentos gelados, não são prejudiciais se o indivíduo deglutir após o aquecimento realizado na cavidade oral. Há indicações sobre o impacto de um líquido gelado sobre a laringe após o uso vocal intenso. Isso é tão individual que Pavarotti chupava gelo depois de cantar uma ópera e alguns fonoaudiólogos estão adotando a crioterapia (bolsa de gelo sobre a parte anterior externa do pescoço, na altura da laringe) para reduzir edema em cantores com alto impacto vocal. Não há uma definição clara sobre isso. Mais uma vez, use seu bom senso e vigie a qualidade de sua voz. O som que você emite irá mostrar o quanto suas pregas vocais estão bem ou com alguma alteração que precise de cuidado especial.

C) **Alergias:** esse é um problema recorrente em cantores. Às vezes, acho que somos alérgicos porque somos mais sensíveis ao corpo como consequência do nosso treinamento vocal. Mas esta correlação não está comprovada cientificamente. Para cuidar das alergias, veja o item **Conduta** mais adiante.

D) **Refluxo gastresofágico (RGE):** de acordo com o depoimento de alguns médicos otorrinolaringologistas que tenho tido contato, parece haver uma correlação do RGE com a atividade do canto. Algumas suspeitas parecem estar relacionadas com a pressão abdominal mais alta em função do apoio para o canto. Mas ainda não há pesquisas científicas claras que comprovem esse dado. O cantor profissional deve observar seu o comportamento gástrico, assim como a dieta, prioridade para o cantor. É importante saber também que muitos casos de refluxo são assintomáticos clinicamente (sem queimação ou sensação de refluxo real), mas se manifestam na sensação vocal. As queixas mais comuns são: dificuldade de sustentação dos agudos, pigarro constante na região faríngea, rouquidão, podendo evoluir para uma gastrite aguda com epigastralgia severa.

E) **Maçã, gengibre, pastilhas e afins:** esses tipos de alimentos produzem diversos efeitos. A maçã realmente promove uma sensação adstringente positiva. Mas o gengibre e as pastilhas que "ardem" causam um tipo de irritabilidade e uma pseudo-sensação de anestesia que não apresentam efeito terapêutico e agridem bastante a mucosa. Melhor evitar esses últimos.

F) **Laticínios, café, chocolate, glúten, ovos:** as pesquisas na área de saúde e alimentação têm-se desenvolvido muito. Entretanto, passamos por ondas de informações inconsistentes, tais como os benefícios ou malefícios do café, ovos, laticínios, glúten etc. Não há uma fórmula mágica para lidar com esse assunto, ou nos sentirmos seguros para discuti-lo, mas há uma atitude a ser usada: parcimônia. O corpo humano está submetido a sobrecargas de todo tipo, a alimentar também é uma delas. Por exemplo, as restrições ao leite variam. Pode ser intolerância à lactose ou reação à caseína (proteína do leite). O que se sabe hoje a respeito disso é que o ser humano tem competência para digerir pequenas quantidades sem maiores danos ao corpo. Com base nisso, consumir laticínios, café, chocolate, glúten, ovos etc. com equilíbrio e parcimônia (a menos que você seja comprovadamente alérgico a esses alimentos) não causarão nenhum problema. É verdade que laticínios espessam o muco e que café pode promover um aumento no refluxo gastresofágico. Eu adoto a seguinte atitude: não ingiro laticínios em dias de espetáculo, só tomo café duas a três vezes ao dia e sempre acompanhado de algum alimento, como chocolate esporadicamente em quantidades pequenas, reduzo o glúten ao máximo (causa muito edema generalizado) e ovos são minha principal fonte de proteína.

G) **Álcool:** o uso de bebidas alcoólicas tem o seguinte impacto sobre a voz: desidratação generalizada, perda de controle do volume vocal, perturbação na tomada de decisões, mau comportamento e comprometimento hepático. Estes são os principais efeitos corporais que afetam o cantor-ator. O uso de bebidas é uma atividade que precisa ser evitada para aqueles que são cantores-atores profissionais. E se você quer seguir as sugestões das pesquisas e reportagens que defendem seu uso com parcimônia, vale a pena alertar que algumas bebidas podem causar muita alergia, como o caso do vinho tinto (a menos que você tome os vinhos *top* de valor *ultratop*). É necessário conhecer suas limitações e os efeitos que cada bebida causa no seu corpo. Evite, mas use com parcimônia e sabedoria, se necessário.

H) **Tabagismo:** o uso do cigarro é uma das causas mais comprometedoras da saúde vocal e global em cantores-atores, apesar de muitos ainda fazerem uso do hábito. O calor do cigarro e o seu uso frequente causam uma inflamação crônica na borda livre das pregas vocais com consequente edema na camada de Reinke. O impacto vocal do uso de cigarro é o abaixamento do tom vocal falado e cantado, e a perda de qualidade tímbrica devido à diminuição dos harmônicos produzidos na prega vocal alterada. Cigarro e voz não formam um bom par...

I) **Drogas recreacionais:** Toda e qualquer droga tem impacto na psique e afeta o funcionamento ideal do sistema fonatório. Alguns artistas defendem o uso regular de *Cannabis* alegando seu efeito ansiolítico. Pode até ser um fato verídico, entretanto o seu uso sistemático causará uma perda gradual da camada de mielina (camada lipídica que ajuda a acelerar o impulso nervoso nos neurônios do corpo). Há evidências da interferência da *Cannabis* na memória de curto prazo e o usuário permanente tende a ter seus reflexos lentificados. Drogas sempre comprometem alguma parte do sistema fonatório. O impacto ressonantal para os usuários de *Cannabis*, cigarro e outras drogas é sempre relevante para quem deseja fazer uma carreira sólida como artista.

OUTROS PARÂMETROS PARA A BOA SAÚDE VOCAL

Saúde vocal é a manutenção da integridade de todo sistema, incluindo ossos, ligamentos, músculos e mucosas, resultando na longevidade vocal e qualidade tímbrica. O **sistema fonatório**, formado por fonte e filtro (pregas vocais e trato vocal), e **todo o corpo** – que oferece a estrutura para o funcionamento ideal da voz e da expressividade – precisam ser cuidados permanentemente. Saúde vocal engloba um corpo integrado, e uma voz harmonizada, que precisa dos recursos apresentados a seguir.

Voz de Repouso Vocal

A voz de repouso vocal é uma voz com tônus equilibrado que reúne boa articulação, tom de fala médio, flutuação na corrente de ar e baixo impacto. De forma prática, a voz de repouso vocal é uma voz que soa límpida, firme, mas sem força ou peso, e que tem uma melodia dócil. Todo cantor-ator profissional precisa adotar a voz de repouso vocal no seu uso cotidiano, fora dos palcos.

Tom da Voz Falada

O tom de fala é determinado pela pesquisa do tom mais grave da extensão cantada do indivíduo. Ao encontrar essa nota (a última nota grave da extensão vocal que ainda consegue ser afinada), o cantor deve subir quatro a cinco tons inteiros. A nota encontrada será a nota média de sua fala. Por exemplo, se uma cantora tem como nota limite do grave um C2, ao subir cinco tons inteiros, obteremos a nota Bb2. A nota de fala desta pessoa estará entre Ab2 e Bb2. É muito frequente que cantores-atores falem em regiões inadequadas, o que irá prejudicar a sua voz cantada profissional.

Disfonias mais Frequentes

Etimologicamente **disfonia** vem do grego "*dis*", dificuldade, privação e "*phone*", som. Significa uma perturbação no sistema fonatório, em geral, que causa dificuldade ou privação na emissão dos sons. **Afonia** seria a perda total da voz. A laringe não possui receptores táteis ou de dor. Em consequência, as alterações laríngeas manifestam-se como alterações no som, daí o termo **disfonia**. Qualquer alteração na qualidade da voz deve ser investigada imediatamente. Em geral, a voz apresenta ruídos inespecíficos, genericamente chamados de rouquidão, ou percebe-se um tom de voz falada mais grave. O procedimento ideal é procurar um otorrinolaringologista com atuação em voz que, após um diagnóstico bem elaborado, indicará o melhor tratamento, seja medicamentoso, cirúrgico ou fonoterápico.

Abuso Vocal

O abuso vocal é o uso vocal excessivo, seja pelo uso repetitivo por longo tempo, ou pelo uso intenso com grande carga de peso. Em geral, nessa situação se enquadram os cantores-atores, que frequentemente também são professores, ou quando estão em períodos de ensaios intensos, nos quais usam a voz durante muitas horas ininterruptas ao dia. Este uso, em geral, é feito com muita intensidade e peso. Quando ocorre a soma de uso repetitivo com intensidade e peso, o abuso vocal será extremo. Geralmente, o resultado de tal abuso vocal pode ser leve ou pode causar um **fonotrauma** (atritos fonatórios, como gritos, choro em excesso, gargalhadas descontroladas, imitações de extremos vocais). Resultados frequentes de fonotraumas em cantores são principalmente os nódulos, devido ao impacto repetitivo, e os pólipos, consequências de gritos bruscos e intensidade vocais altas. Muito antes disso, o artista deve estar apto a perceber que se estabelece a fadiga vocal muscular e sintomas de espessamento das pregas vocais, cujos sintomas principais são o tom da voz falada mais grave e a dificuldade de sustentação dos sons.

EQUILÍBRIO EMOCIONAL

O equilíbrio emocional engloba uma série de fatores, mas um deles é causa de muitas carreiras interrompidas: ansiedade pré-*performance* e em audições.

Ansiedade Pré-Performance

A ansiedade pré-*performance*, que pode chegar a se tornar o "pânico de palco", acontece devido a uma descarga maciça do sistema nervoso simpático. É um quadro de estresse descrito como **reação de alarme** ou também chamada de **reação de luta ou fuga**.[9] Esse mecanismo físico prepara o corpo humano para reagir a situações de alto estresse e ativa, principalmente, toda a musculatura periférica, aumentando a força física e possibilidade de fuga. A reação de alarme que é deflagrada no estresse pré-*performance* se caracteriza pelas seguintes alterações fisiológicas:

1. Aumento da pressão arterial.
2. Aumento do fluxo sanguíneo para os músculos ativos periféricos (músculos de locomoção para fuga).
3. Redução do fluxo sanguíneo de órgãos menos prioritários para momentos de alarme, tais como o sistema digestório e renal.
4. Aumento do metabolismo celular em todo corpo.
5. Aumento da concentração de glicose no sangue.
6. Aumento da glicólise no fígado e no músculo.
7. Aumento da força muscular.
8. Aumento da atividade mental.
9. Aumento da coagulabilidade sanguínea.

Todas estas alterações do sistema nervoso simpático simplesmente preparam o corpo humano para **luta** ou **fuga** (*flight or fight*).

Os sintomas mais evidentes na superfície são:

1. Aceleração do pulso e batimento cardíaco.
2. Ofegância respiratória.
3. Boca seca e garganta apertada.
4. Tremor nas mãos, joelhos, lábios e voz.
5. Mãos úmidas e geladas.
6. Náusea e mal-estar gástrico.
7. Perturbação visual.

Todos os sintomas de descarga de adrenalina.

Conduta
Sempre a melhor conduta será a procura de um médico otorrinolaringologista com especialização em voz. Não adianta você procurar qualquer otorrino, pois há várias atuações nessa área: clínicos com foco em ouvido e nariz, clínicos com foco em voz e os cirurgiões de cada uma dessas áreas. Não necessariamente um mesmo médico atua nas três áreas. Logo, o critério para escolher seu médico é saber que ele tem clientes cantores-atores com bons resultados e que ele se especializou nessa área.

Cuidados para Prevenir o Estresse da Performance em Geral
A maneira mais eficiente de não entrar nesse estado de estresse é preparar-se muito bem, tanto para *performances* quanto para audições. Em função disso, sugiro que se tome as seguintes medidas para reduzir o impacto do estresse pré-*performance*/audição:

1. Cuidar da alimentação: consumir alimentos de alto valor energético até no máximo 2 horas antes da *performance*. Siga os padrões já conhecidos de boa nutrição, usando alimentos integrais, proteínas de fácil digestão (peixes e frango) e frutas. Nunca cante

com fome! Mas também nunca coma demais imediatamente antes de cantar! As duas situações são inadequadas.
2. Se você estudou bastante para sua *performance*, não deixe que sua voz interna comece a criticar. Lembre e repita para si mesmo: Eu estudei! Vou conseguir!
3. Procure focar. Não disperse energia com conversas inúteis e evite entrar em contato com problemas pessoais nas horas que antecedem a *performance*.
4. Faça exercícios físicos adequados que possam energizar seu corpo. Polichinelos, ou simplesmente pular no mesmo lugar, uma boa caminhada de 30 minutos na parte da manhã ajudam a reduzir as tensões.
5. Antes da *performance*, procure alongar o corpo e fazer exercícios respiratórios que você esteja habituado. Eu uso minhas sequências de ioga e solto um [s] por cerca de 30 segundos umas 4 vezes.
6. Nos dias que antecedem a *performance*, procure dormir adequadamente, evite encontros sociais que exigem mais empenho da sua voz e suspenda o uso de bebidas alcoólicas pelo menos por 7 dias antes da *performance*.

Descubra seu próprio processo, o que realmente funciona para você e siga sua própria rotina. Uma coisa é muito certa: o preparo do repertório é o fato real que vai convencer sua mente que você é capaz de fazer uma boa *performance*.

Estudo. Estudo. Estudo. Essa é a "cura" do estresse pré-*performance*.

O equilíbrio emocional como eu já disse antes, é complexo e seria irresponsável resumi-lo em um único parágrafo. Mas quero sugerir aqui quatro parâmetros a serem cuidados: 1) preparo do trabalho, ou seja, fazer bem o dever de casa: se o cantor-ator está bem preparado com sua canção ou papel muito bem estudado, memorizado, analisado, impregnado em suas células, ele não terá medo e não ficará nervoso ou tenso; 2) preparo físico: não é possível ter equilíbrio emocional sem atividade física regular. Busque a atividade que faça mais sentido à sua rotina de vida; 3) alimentação e hidratação: seu corpo é uma máquina que precisa de água e nutrientes. Sem esses elementos, sua máquina não vai trabalhar, e grande parte das questões emocionais passam por fadiga mental por falta de nutrientes; e, por fim, 4) autoestima elevada: se você está com uma baixa autoestima fatalmente tenderá a ficar deprimido, inseguro, ansioso, ou seja, totalmente desequilibrado. Deixe de preguiça e vá cuidar desse corpo que você recebeu do Divino para servir à humanidade como artista.

Medicamentos e seu Impacto na Voz do Cantor-Ator

De forma bem resumida, pode-se dizer que há quatro grupos de medicamentos[10] muito usados na rotina dos profissionais da voz que precisam ser conhecidos:

1. **Anti-inflamatórios esteroides:** os famosos **corticoides**. Estes são os anti-inflamatórios mais incríveis que existem, mas também são os que mais podem causar efeitos colaterais sérios. Nunca se deve usá-los sem acompanhamento médico, pois são hormônios sintéticos com efeito semelhante ao cortisol produzido naturalmente pelas glândulas suprarrenais. Este hormônio está diretamente relacionado com o estresse, e o excesso dele na corrente sanguínea faz o corpo pensar que há algo muito errado e perigoso acontecendo. Além de agitação psicomotora e ansiedade, pode causar muitos problemas no organismo. É uma bênção por um lado e uma maldição para quem não sabe usá-lo.
2. **Anti-inflamatórios não esteroides:** aqui se enquadram desde os mais leves até os mais perigosos para a saúde. É importante você saber que todo e qualquer anti-inflamatório

não esteroide tem três competências, ou seja, são antitérmicos (baixam a temperatura), anti-inflamatórios e analgésicos. Dependendo de cada fórmula, as competências variam em proporção, por exemplo, dipirona tem mais função analgésica e antitérmica, enquanto o diclofenaco potássico (Cataflam e demais da mesma família) tem mais função anti-inflamatória que antitérmica. Todos, sem exceção, apresentam impacto grave sobre a produção de leucócitos. É absolutamente contraindicado o uso contínuo e prolongado de quaisquer desses medicamentos. Se você buscar seu equilíbrio emocional, como descrevi logo acima, você provavelmente não precisará de nenhum deles.

3. **Anti-histamínicos:** o anti-histamínico, ou o famoso antialérgico, é o medicamento mais usado por cantores-atores. Mas se você estabilizar sua crise alérgica e buscar tratamentos homeopáticos e a medicina chinesa, há uma grande chance de você reduzir drasticamente ou mesmo abolir o uso dos anti-histamínicos. Estes medicamentos agem nos receptores de histamina, que é uma amina orgânica, fabricada principalmente nos mastócitos (tipo de glóbulo branco), cuja função é atrair os macrófagos (outro glóbulo branco) que executam a limpeza na região inflamada. Os anti-histamínicos reduzem a resposta da histamina que é o trio edema-rubor-calor. Os alérgicos apresentam resposta mais intensa à histamina e reagem exageradamente. Eu costumo dizer que alérgicos "matam formiga com canhão". Estes medicamentos causam ressecamento do trato vocal e, apesar de serem os menos nocivos de todo o "*kit* do alérgico", seu médico sempre deverá ser consultado

4. **Antibióticos:** o grande amado "vilão". Amado porque é absolutamente necessário, "vilão" por causa dos efeitos que vou explicar. Antibióticos matam microrganismos, além de algumas funções de quem os toma. O maior e mais grave impacto dos antibióticos no organismo é a morte das bactérias que são necessárias ao nosso funcionamento. Bactérias fazem parte da máquina humana. Elas digerem, limpam, transformam substâncias, possuem inúmeras funções químicas no nosso organismo. São muito necessárias ao nosso funcionamento. Entretanto, antibióticos, apesar de "vilões", são extremamente necessários, pois sem eles o número de mortes por infecção bacteriana teria dizimado grande parte da população do planeta. Tente evitar, mas sempre consulte seu médico, pois ele saberá quando a indicação de antibióticos será inevitável. Lembre que o uso constante de antibióticos faz com que seu corpo fique cada vez menos sensível a eles, e suas bactérias patogênicas (que causam doenças) podem se tornar superbactérias difíceis de tratar.

Outro grupo de medicamentos que deve ser usado com parcimônia é a linha dos psicotrópicos. Artistas são pessoas sensíveis e possuem mentes criativas. Lidam com expectativas imensas em relação às suas carreiras e frequentemente sofrem de depressão ou quadros de euforia, chegando à mania. Não se pode omitir esse fato nas discussões sobre equilíbrio emocional, quando se fala dessa classe profissional. Os cantores-atores com melhor conhecimento nessa área certamente serão privados de sofrimentos desnecessários.

Os psicotrópicos que precisam ser usados com muito cuidado e merecem alerta especial são:

1. ***Carbolitium***: é um sal e causa muito edema. Apesar de ser cada vez menos usado, ainda vejo artistas que fazem uso deste sal. Cantores, que precisam fazer seu uso, precisam saber que suas vozes ficarão ligeiramente mais graves. Dependendo do estilo

que se cante, isso será positivo. Para os que precisam reduzir o edema, é aconselhável a prática regular de exercícios físicos e o uso de uma dieta reduzida de sal.

2. **Ansiolíticos:** em geral há suspeitas de que causem irregularidade de vibração da onda mucosa, afetando a qualidade dos harmônicos e é comum que o tom de voz fique mais grave. Sendo imprescindível o seu uso, é importante ter uma técnica compensatória para solucionar o problema e talvez haja necessidade de readaptação do repertório.
3. **Controladores de humor**: podem causar muito refluxo e merecem atenção redobrada por parte do gastrenterologista, laringologista e psiquiatra deste artista para obter melhores resultados vocais.

Por último, o betabloqueador para ansiedade de *performance* ou audição, cuja fórmula é conhecida como propranolol. Esse medicamento, que tem sido usado vastamente pelos artistas, nada mais é do que um medicamento cuja função é baixar a pressão arterial. Logo, não se trata de uma droga tão sutil como se pensa. O propranolol age bloqueando os receptores de adrenalina, que o organismo libera sob estresse. O betabloqueador impede então que a adrenalina se acople em seus receptores para deflagrar sua ação, reduzindo, desta forma, os sintomas descritos anteriormente do sistema *flight or fight*.

Em vez de abusar do uso de medicamentos, seria melhor encontrar o equilíbrio, certo? Conheça os malefícios dessas drogas e liberte-se delas. Há momentos em que são realmente necessárias e impossíveis de serem descartadas. Por isso, é muito importante o acompanhamento de uma equipe de médicos altamente qualificados e especializados, que conheçam o impacto das drogas na voz, seja do cantor-ator ou de qualquer pessoa que dependa de sua voz para seu sustento.

Na próxima seção serão discutidos os gêneros, ajustes vocais e repertório em sua relação com a saúde vocal. Dependendo do gênero que se canta, o impacto sobre a laringe pode ser grande. Além do mais, acredito que a escolha do repertório adequado é a essência para a manutenção da saúde e longevidade vocais.

GÊNEROS MUSICAIS E AJUSTES VOCAIS

Antes tudo, não é possível em um único livro cobrir todos os gêneros e estilos musicais contemporâneos. Apresento apenas uma sugestão de organização didática. Isto é apenas o começo de um assunto que ainda há muito a ser falado.

Dividi os gêneros musicais em dois grandes grupos: 1) o universo do treinamento clássico (ópera e *legit*) e 2) a música comercial contemporânea (a música do mercado atual). Essa última categoria, considerando a realidade do nosso país, subdividi em: a) o universo da música brasileira (gigante) e b) o universo estrangeiro mais ouvido pelos brasileiros, os dois últimos com base em pesquisas recentes do IBGE.

TREINAMENTO CLÁSSICO

O treinamento clássico, feito principalmente em universidades, conservatórios ou professores renomados em suas carreiras, compreende um tipo de emissão e repertório focado e fechado. Um cantor lírico profissional com carreira ativa prepara uma lista de um repertório determinado (óperas e canções) e repete esse repertório durante toda a sua carreira. Obviamente vai renovando gradualmente as obras que canta conforme amadurece e muda de timbre (a voz encorpa e sua aparência também amadurece). A voz, no treinamento clássico, enfrenta transições nas quais o cantor passa a executar repertórios mais difíceis e pesados, que exigem grande controle e resistência física. Mas, de todo modo, o repertório é estudado a fundo e executado com maestria. Esta é uma peculiaridade desse universo.

Dentro do treinamento clássico há um ramo no teatro musical. Os cantores dessa categoria se beneficiam da estética lírica adaptada à estética teatral. Neste caso, os registros grave e médio da voz são realizados com um ajuste mais próximo à fala, se comparados ao treinamento clássico original. Considerando, de um lado, o treinamento dentro da estética erudita e, do outro lado, a estética totalmente popular e declamada, haverá um leque de gradações entre as duas estéticas, o que causa muita confusão na percepção auditiva dos cantores e na terminologia usada para descrever tais estéticas.

Nessa primeira análise do treinamento clássico, vamos apenas considerar a gradação entre o canto erudito e o *mix*, lembrando que os termos para definição desses ajustes variam muito na literatura e, aqui, está tudo muito resumido e simplificado. De todo modo, espero que, ao ler outros autores ou durante seu estudo de canto, você tenha uma visão mais prática e eficaz do que uma taxonomia excessivamente sofisticada de tais fenômenos. Lembre que, basicamente, o nosso ouvido percebe frequências com diversas amplitudes e que o sistema fonatório pode fazer inúmeros ajustes vocais, do mais leve ao mais pesado. O importante é aprender a reconhecer quando um som é leve, pesado, oco, metalizado, com cor mais ou menos lírica. Ou seja, descrever, da sua maneira, as qualidades tímbricas de cada determinado som. A partir daí, podemos analisar mais a fundo os ajustes mecânicos reais e organizá-los adequadamente. O que eu pretendo é que você seja capaz de cantar esses sons, reconhecendo que tipo de ajuste você está fazendo. Isso é autoconhecimento. Isso é controle técnico.

MÚSICA COMERCIAL CONTEMPORÂNEA (MCC)

Este nome tem sido amplamente usado pelos professores mais conhecidos da atualidade e que são referências aqui no Brasil. Autores, como Jo Estill, Seth Riggs e Jeanie LoVetri, têm sido referências para o mercado brasileiro. Com a expansão da TV Youtube, mais *vocal coaches* têm sido acessados e trazem concepções práticas e eficazes. Trago aqui uma organização para ajudar a preparar você para compreender essa linguagem tão amplamente difundida pela *web*. Esses temas também são tratados no meu próprio canal do Youtube: Mirna Rubim.

A Música Comercial Contemporânea, em inglês *Contemporary Commercial Music* (CCM) é o conjunto de gêneros musicais mais adotados na música *pop* mundial, oriunda da indústria fonográfica dos Estados Unidos, que muito influencia os jovens do mundo todo e também do Brasil. Dentre os gêneros mais escutados, vou selecionar aqueles que impactam o estudo do canto no Brasil.

Teatro Musical

O Teatro Musical[11] é um gênero que encampa uma série de gêneros musicais. Com sua origem nas operetas e *vaudevilles* do século XIX, evoluiu desde os gêneros *Old Broadway*, com uma estética vocal lírica, até o mais moderno estilo atual com um hibridismo de gêneros dentro de uma própria obra, como Hamilton e Natasha e Pierre, desta última década. No Anexo 3 está um artigo que escrevi em 2010 que vale a pena ser lido. Inclusive porque inúmeros musicais foram montados depois desta data, provando o quanto a produção desse gênero no Brasil é gigante.

Como são muitos gêneros e estilos, focarei em quatro mais usados: *Legit, Belting, Pop Rock* e *Jazz*.

Legit como Variação do Treinamento Clássico
Aqui se enquadram os cantores que estudaram canto lírico em sua formação. Podem focar em suas carreiras e simplesmente só cantar óperas e canções eruditas, ou podem se beneficiar de suas técnicas para cantar o repertório de teatro musical chamado *Legit*. Como explicado no Capítulo 7 e repito aqui, o termo *Legit* é oriundo do conceito *Legitimate Voice*, voz legítima, usado amplamente nos EUA para definir a voz do estilo *Old Broadway*, mais próximo à estética lírica, como, por exemplo, A Noviça Rebelde, O Rei e Eu, Carrossel, Oklahoma, entre outros. Relembrando o termo *Legitimate Voice* provavelmente surgiu em associação ao termo *Legitimate Theatre*, onde eram executadas as óperas sérias, com técnica lírica, em oposição ao *vaudeville*, com estética mais próxima à voz falada.

Mix
O termo *Mix* (voz mista) tem sido amplamente utilizado no ambiente do teatro musical para definir uma emissão que apresenta sonoridade leve, porém nitidamente falada. Ela difere da emissão do treinamento clássico que usa o conceito de cobertura vocal, um ajuste palatal que oferece uma espécie de "nasalidade" no qual o som apresenta um timbre semelhante em toda a extensão vocal. Voz coberta e voz aberta são os componentes tímbricos que mais definem uma estética: a) coberta é a encontrada na estética lírica e b) aberta é a encontrada na estética popular. Obviamente, não se pode generalizar essa observação, há muitos matizes entre um extremo e outro, desde o lírico muito coberto e escuro, até o popular mais aberto, estridente e exagerado. Não importa o ajuste, nem o conceito de beleza. O que importa é a adequação desse timbre à função artística e dramática que ele se propõe. Eu trabalho nas duas áreas e tenho orientado profissionais de todas as áreas. O papel do artista e do professor de canto é colocar sua arte e conhecimento a serviço do público. Todos temos preferências estéticas, mas nada impede de compreendermos a estética do outro. Isso é muito importante no mundo atual, tão diverso e democrático.

Mix-Belting
Apesar de descrever o *belting* apenas na seção seguinte, há aqui uma interseção de ajustes. O *Mix-belting* seria um tipo de ajuste metalizado com o mínimo de carga possível. Em geral, as vozes femininas beneficiam-se desse ajuste quando sua formação original vem do treinamento lírico. Há um risco de se fazer um ajuste chamado *Fake-belting* no qual se metaliza a voz de cabeça, mas ainda no ajuste lírico coberto. Este som é feio e frágil. Não é *belting*.

Jazz
Musicais em estilo *Jazz* utilizam um ajuste vocal de médio impacto. O ajuste vocal para o *jazz* muito se assemelha ao *mix* e eu sempre sugiro a cantores que estão migrando do canto lírico para o popular que estudem *jazz*.

Pop: Pop Ballad, Pop Rock
Considerando também ajuste de baixo impacto, esses gêneros são compatíveis com o ajuste *mix*.

Rock: Middle, Heavy Metal, Screaming
Os ajustes vocais para *Rock* mais pesado requerem um estudo especializado. É aconselhável um estudo comprometido com base sólida na técnica lírica para que o instrumento

se desenvolva ao máximo e procurar estudar com os especialistas nesse gênero, que, em sua maioria, são estrangeiros.

MÚSICA BRASILEIRA

Temos que considerar aqui dois aspectos principais: o gênero[5] em si e os ajustes vocais para tais gêneros. Muitos ajustes vocais brasileiros se assemelham ao lírico ou à Broadway; entretanto, o fraseado e a "levada" é que vão caracterizar aquele determinado gênero. A "levada" é que marca o domínio do cantor daquele determinado gênero. Não adianta saber cantar com aquele ajuste vocal apenas, você vai ter "acentos" do estilo que você mais usa. Por essa razão, eu defendo que o artista, assim que decidir seu caminho, procure focar sua estética naquele gênero. Em alguns casos, é possível adotar uma carreira *crossover*, mas, na grande maioria dos casos, o cantor precisa se especializar para atingir sua maestria plena.

Seguindo o resultado da pesquisa IBOPE a Figura 9-1 exibe o *ranking* brasileiro recente.[12]

O gênero **sertanejo** é atualmente o mais escutado no país e estes *rankings* variavam de tempos em tempos de acordo com campanhas e investimentos da indústria fonográfica. Mas agora, com a nova realidade da *web*, o modo de divulgação mudou e as mídias sociais estão definindo o comportamento musical do mundo. De todo modo, o importante é discutirmos os ajustes e o estilo, e sigo o *ranking* apenas como uma referência para a discussão.

Sertanejo

Tecnicamente falando, os ajustes do canto Sertanejo têm muito a ver com os ajustes líricos. Vários cantores, principalmente os homens, claramente recebem influência do canto lírico. No caso das cantoras, como o *belting* feminino corresponde ao ajuste lírico do tenor, eu ouso afirmar que o ajuste vocal do Sertanejo feminino é um *belting* adaptado ao estilo de cantar Sertanejo. O ajuste de agudo da voz masculina deste gênero é o mesmo ajuste utilizado pelos tenores líricos, com as adaptações do estilo.

Pop

O *Pop* não é brasileiro. Por essa razão foi tratado junto com a MCC anteriormente.

Samba (Pagode)

Os ajustes vocais de samba, em geral, têm um impacto médio a intenso quanto à energia vocal utilizada. Originalmente, o samba é executado em rodas, em quintais, lugares abertos.

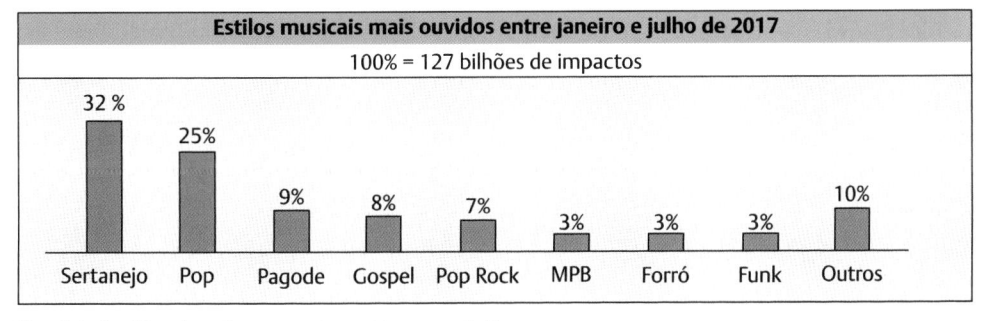

Estilos musicais mais ouvidos entre janeiro e julho de 2017
100% = 127 bilhões de impactos

- Sertanejo: 32%
- Pop: 25%
- Pagode: 9%
- Gospel: 8%
- Pop Rock: 7%
- MPB: 3%
- Forró: 3%
- Funk: 3%
- Outros: 10%

Fig. 9-1. *Ranking* dos gêneros mais ouvidos no país.[12]

Sambistas são usuários de bebida alcoólica e tabagistas, em sua maioria. Longe de mim fazer qualquer crítica ou apologia a esses hábitos, apenas precisamos levar em conta que os ajustes vocais usados nesses gêneros, principalmente no Pagode, recebem o impacto de tais hábitos. Com isso, as vozes do samba possuem algum tipo de ruído característico, que acabam por imprimir uma identidade vocal ao sambista. Este é um gênero que precisa ser muito bem respeitado, uma vez que representa as raízes no Brasil. É muito comum cantores decidirem que serão sambistas sem terem uma história originalmente dentro do Samba e suas raízes. Acredito que é necessário fazer um mergulho no mundo do samba para ser impregnado no estilo. É um universo próprio com seu próprio "acento", marcante e único.

Gospel
Também não é um gênero brasileiro. É uma música oriunda da música protestante cantada nos Estados Unidos, com forte influência do *Soul* e *Rhythm and Blues*.

Pop Rock
O *Pop* não é brasileiro. Por essa razão, foi tratado junto com a MCC anteriormente.

MPB e Bossa Nova
A Música Popular Brasileira, MPB, tem uma abrangência razoável, que não terei como desenvolver aqui. Mas quero considerar, no gênero, o uso vocal de impacto suave a médio. Apesar de cantoras como Elis Regina incluírem o *belting* em seu estilo, o ajuste vocal mais usado na MPB, principalmente na Bossa Nova, é o *Mix*. O que difere o *Mix* usado na música brasileira é a fidelidade ao idioma. Cantores habituados a cantar em inglês, com muita frequência, acabam por contaminar com sotaque a estética brasileira (ver Capítulo 8).

Forró
O ajuste vocal para o Forró muito se assemelha ao Sertanejo. Deve-se considerar o estilo peculiar desse gênero.

Funk
O *Funk* é uma manifestação popular que não é brasileira, mas se tornou um gênero muito difundido no país.

Mesmo não estando no *ranking* das rádios, quero incluir dois gêneros: Axé e Country, que é uma variação do Sertanejo.

Axé
Para mim, o Axé é o "*Belting* do Nordeste". Cantoras de Axé, como as musas Daniela Mercury, Ivete Sangalo e Cláudia Leitte, todas apresentam grande demanda vocal e consequentemente graus de disfonias por abuso proporcionais ao uso. Uma das características mais marcantes desse gênero é o número de horas seguidas que estas artistas precisam cantar. Isso também ocorre no Sertanejo e no *Rock*. Enquanto a maioria dos cantores Sertanejos é homem, cuja resistência vocal é superior por uma maior concentração de ácido hialurônico, as musas do Axé são mulheres, brancas, com menos resistência vocal, inerente a componentes hormonais e menos ácido hialurônico. Fazem ajustes metalizados, intensos, com grande pressão sonora e uso vocal prolongado. Precisam de um grande preparo físico e receber acompanhamento permanente de fonoaudiólogos e otorrinolaringologistas.

Country

Este gênero, apesar de usar uma terminologia em Inglês, é uma música admirada pelas cidades do interior. O *Country* corresponde ao Sertanejo, ou música caipira. Entretanto, hoje a música **Sertaneja** se enquadra nos grandes nomes do mercado atual, que mais se enquadram no estilo Sertanejo Universitário. O **Sertanejo** Caipira, o estilo antigo, tem sido chamado *Country*. O ajuste vocal corresponde ao Sertanejo.

GESTOS VOCAIS E FRASEADO

Como diria Lavoisier, "na natureza nada se cria, tudo se transforma", e assim é na história da música. Como os estudantes de música erudita mergulham em literatura escrita por eruditos, ficarão familiarizados com os termos usados por esse grupo de pesquisadores. O outro lado, do mundo popular, acaba criando termos mais coloquiais, ou mesmo lúdicos, para se referir aos mesmos fenômenos, mas "do seu jeito". Em toda a história da humanidade houve três grandes grupos: 1) os nobres de berço; 2) os eruditos que conseguem poder por meio do conhecimento e 3) as classes desprivilegiadas (o resto do povo). Não estou aqui defendendo nenhum dos grupos, inclusive porque não sou historiadora, estou apenas mostrando que, por conta dessas camadas sociais, a linguagem de comunicação na música foi diretamente afetada. Um exemplo interessante desse fenômeno aconteceu com a Modinha, que, anteriormente, era conhecida como Moda, e surgiu em Portugal como uma maneira popular de cantar canções operísticas (influência de classes). A Moda chegou ao Brasil e tornou-se um sucesso nas mãos de Domingos Caldas Barbosa, passando a se chamar Modinha, e virou febre na corte do século XIX. Aqui ocorre o fenômeno de interferência entre classes.

Do mesmo modo, com a Sonata para Piano N. 32 Op. 11 de Beethoven (conhecida como Sonata *Jazz*), fica evidente o estilo precursor do futuro *jazz* que nasce apenas no início do século XX. A Polca, espécie de dança nascida no Império Austro-Húngaro (nobres) teve como objetivo aproximar mais as pessoas (comportamento do povo). E houve inúmeros desmembramentos, tais como polca-maxixe, polca-choro, polca-canção, aqui no Brasil, principalmente pela interferência de Chiquinha Gonzaga (erudita e do povo).

Considerando tais cruzamentos de interesses e saberes, surgem termos diferentes em função de qual grupo deu sua origem. Os eruditos vão usar termos tais como:

- *Legato:* executar cantando ou por meio de um instrumento de forma ligada.
- *Staccato:* executar cantando ou por meio de um instrumento de forma destacada, com notas curtas, entrecortadas.
- *Sotto voce:* executar cantando ou por meio de um instrumento de forma suave com uma cor obscura, quase fosca, reduzindo o brilho.
- *Sul fiato:* literalmente "sobre o ar". Este termo é muito usado no canto para representar o canto flutuado (*floating* do inglês),
- *Parlato:* literalmente "falado". Mas este termo é quase um conceito no canto erudito. Corresponde ao *Mix* do canto popular. Eu tomei emprestada a cor "falada" do canto popular, principalmente do *jazz*, para a estética do canto lírico de certos trechos de ópera, como, por exemplo, a Ave Maria (personagem Desdemona) da ópera Otelo de Verdi. O *parlato* é extremamente necessário para ajustar as regiões médias e graves da voz feminina.
- *Sforzato ou sforzando:* trata-se de um ataque firme de um som. Esforçado.
- *Ossia: ossia* significa opcional em italiano. Os compositores eruditos usam muito esse termo para dar duas ou mais opções de execução de certo trecho.
- *Ad Libitum:* significa livremente, principalmente na questão do tempo.

- *Col canto:* é um *ad libitum* onde a orquestra ou piano seguirão o tempo do cantor.
- *Tacet:* mudo. É o trecho de orquestra ou acompanhamento de piano que todos deverão se calar, não tocar.

Outros termos muito usados nos diversos mundos da música são oriundos do conceito de ornamentação (*fioritura, embelishment*). Ornamento é chamado "firula" no universo popular, firulas essas que também têm sua correspondência no mundo erudito:

- *Trinado* (ou *trilo*): quando se oscila rapidamente entre duas notas contíguas, de um a dois semitons. Muito usado em óperas, também é fartamente usado em melismas da música pop.
- *Bordadura* ou *mordente:* quando se executa três notas em torno de uma principal. Por exemplo: dó-ré-dó (bordadura superior) ou dó-si-dó (bordadura inferior).
- *Gruppetto* (em português, grupeto): esse ornamento é muito usado na música clássica. Também é muito usado nos melismas e nem nos damos conta.
- *Appoggiatura* (apogiatura ou apojatura): é um ornamento composto apenas por duas notas. Pode ser rápida ou lenta, superior (ré-dó) ou inferior (sí-dó) e é muito usada nos melismas da música *pop*.
- *Floreio* (fioritura, coloratura): aqui está o é chamado melisma no universo popular. Execução de inúmeras notas em uma sequência longa e rápida. Geralmente um grande melisma é composto de uma combinação das demais opções de ornamentação.
- *Arpejo* (ou harpejo): executar as notas de um determinado acorde. Por exemplo, no acorde C, usa-se as notas dó-mi-sol em sequências livres ascendentes ou descendentes.
- *Glissando:* na música *pop* é chamado *run:* correr uma sequência de notas rapidamente.
- *Leitmotiv:* pode corresponder ao *riff.* Uma sequência curta que se repete.

Trazidos para a realidade da música popular contemporânea, os ornamentos descritos no treinamento erudito foram adaptados para a música moderna. A técnica para o desenvolvimento dos melismas é a mesma usada no canto lírico para a execução de coloraturas. A melhor técnica para estudar melismas é organizá-los por grupo de tipos (*riffs*). Podem ser escritos na pauta, ou simplesmente podem ser memorizados por sequências menores, usando um conceito de *Note Grouping*, onde cada *riff* é compreendido, memorizado e acoplado aos demais em sequência. Qualquer pessoa pode executar melismas muito bem, apenas com treinamento inteligente, sistemático e repetitivo. O melisma é um tremendo recurso técnico que todo cantor de música popular deve estudar.

CLASSIFICAÇÃO VOCAL

Esse é sempre um assunto polêmico, pois há várias maneiras de se pensar em classificação. Quando decidi escrever este livro, meu maior objetivo era reduzir as inconsistências nos termos que se usam, uma vez que o mundo erudito não conversa com o mundo popular. Eis uma área de muitos conflitos – a classificação.

Primeiramente, não se classifica uma voz por sua extensão. O que define uma classificação, acima de todos os parâmetros, é o conforto com um determinado repertório. Em segundo, é a tessitura na qual o cantor consegue permanecer cantando. Enquanto no lírico ou na Broadway não se muda de tom (na grande maioria das vezes), na MPB o cantor define o melhor tom para sua natureza vocal. Por último, considera-se a extensão como parâmetro complementar de avaliação. Considerando-se um cantor no início dos estudos, é praticamente impossível classificar uma voz com precisão, com exceção dos extremos radicais: os muito agudos e os muito graves.

Quadro 9-6. *Fächer*, Broadway e MPB: Classificação Vocal por Analogia

Tipo de voz	*Fächer* – Ópera	Broadway	MPB
Voz Feminina	Soprano ligeiro	Soprano	Aguda
	Soprano lírico com coloratura	Soprano	Aguda
	Soprano lírico	Soprano	Aguda
	Soprano lírico spinto	*Mezzo belter*	Média
	Soprano dramático	*Mezzo belter*	Média
	Mezzo lírico com coloratura	*Mezzo belter*	Média
	Mezzo dramática	*Mezzo belter*	Grave
	Alto	*Mezzo belter*	Grave
Voz Masculina	Tenor ligeiro	Tenor	Agudo
	Tenor lírico	Tenor	Agudo
	Tenor lírico *spinto*	Baritenor	Médio
	Heldentenor ou dramático	Baritenor	Médio
	Barítono lírico	Baritenor	Médio
	Baixo-barítono	Baritenor	Grave
	Baixo	Baixo	Grave
	Baixo Profundo	Baixo	Muito grave

A grande maioria dos cantores, no Brasil, é de natureza centro-aguda e grande parte deles apresenta um timbre central que dificulta a classificação com pouco tempo de estudo. A minha sugestão é seguir o Quadro 9-6 no qual eu sugiro uma classificação comparada entre os gêneros ópera, musical e MPB como ponto de partida.

Como no treinamento erudito os cantores seguem um repertório estável e repetitivo, eles costumam ser enquadrados num sistema antigo cujo nome é *Fach* (do alemão: categoria, compartimento, prateleira, modo) ou *Fächer*, no plural. Na verdade, a partir dessa categorização, ficou mais fácil contratar os cantores para papéis específicos de ópera com base nos seus *Fächer*. Hoje o sistema não é tão rígido, mas ainda facilita pensar nessa categorização para escolher o repertório.

REPERTÓRIO

Para falar de repertório de maneira abrangente, eu teria que escrever um tratado. Decidi, então, adotar uma lista de critérios para se pensar repertório e estabelecer um roteiro de pesquisa. Em geral, duas angústias assombram os cantores profissionais: 1) que música escolher para minha audição ou 2) que música indicar para o meu aluno.

Vou considerar três áreas de especialidade: técnica lírica, teatro musical (que abrange o planeta) e MPB, considerando a demanda de mercado do Brasil no momento atual.

Canto Lírico
Deve-se pensar em três aspectos principais: idiomas, níveis de dificuldades e quantidade de repertório.

1. **Idioma:** quanto a idiomas, um cantor lírico precisa e deve estudar em sua língua nativa, português, no caso do Brasil, e, a seguir, nessa ordem: italiano, francês, alemão, inglês, latim e espanhol. Quanto mais idiomas são usados para cantar, mais flexibilidade articular se adquire e mais estímulo mental se tem. É sempre favorável o estudo de idiomas para qualquer cantor. No treinamento erudito é fundamental.
2. **Dificuldade:** os níveis de dificuldade devem acompanhar o nível técnico do cantor. Eu uso uma estratégia para qualquer etapa de estudo: todo cantor deve estudar 50% de repertório fácil, 30% de dificuldade média e 20% de dificuldade alta (dentre sua faixa daquele momento). Com isso, ele suporta a dor do estudo do repertório de dificuldade alta, pois compensa com os prazeres dos seus 50% de dificuldade baixa. Eu adoto essa estratégia para qualquer gênero de canto.
3. **Quantidade:** para definir a quantidade de repertório a ser aprendida, eu uso os parâmetros que recebi no meu mestrado e doutorado nos EUA. Na graduação, espera-se uma média de 15 peças novas por semestre, que seria uma nova a cada semana. Cada canção ou ária não precisa ser apresentada em público, pode ser simplesmente ouvida, ou analisada, ou estudada em grupo. O importante é ter contato com 15 novas peças por semestre. No final de quatro anos de graduação serão 120 novas peças. No doutorado espera-se o acúmulo de anos de graduação com 2 de mestrado e mais 4 anos de doutorado, acumulando-se uma média de 30 novas obras por ano, perfazendo um total de 300 obras. Este é um padrão de alta qualidade, usado nos EUA, para o treinamento erudito.

Teatro Musical
Do mesmo modo, adotaremos os mesmos três parâmetros:

1. **Idioma:** diferentemente do canto lírico, no teatro musical canta-se na língua nativa do país em que se vive e trabalha. Acredito que esta é a razão do sucesso do teatro musical – o idioma nativo e o uso de microfones, que colabora sobremaneira com a inteligibilidade no texto e o aumento do interesse do público por este gênero.
2. **Dificuldade:** uso exatamente o mesmo parâmetro usado no canto lírico.
3. **Quantidade:** podemos considerar os mesmos parâmetros numéricos também, mas quero incluir uma estratégia para escolha de repertório para audições, como explicado a seguir.

MPB
No Brasil, o número de audições para musicais biográficos e autorais em português disparou nas últimas duas décadas. Neste caso, o idioma em questão é o português; para dificuldade e quantidade, pode-se usar exatamente os mesmos critérios. Mas também é preciso discutir a questão de repertório para audições.

ESTRATÉGIA DE REPERTÓRIO PARA AUDIÇÕES
Sistematicamente alguns alunos, colegas e amigos me ligam pedindo sugestão de repertório para audições. Repertórios de teatro musical, ópera e MPB são tão vastos quanto as

águas do mar. Nenhum de nós sabe tudo e apenas a convivência no mercado nos faz mergulhar nesse mar infinito de possibilidades. Porém existem estratégias para essa escolha:

1. **Audições em teatro musical:** o mais importante é saber o gênero: *pop, legit, rock, jazzy, old* Broadway, *belting*; se brasileiro, MPB, sertanejo, rock, *pop* etc. É fundamental saber o gênero do musical. Como saber? Há musicais de gêneros mais óbvios, tais como os de *rock:* Hair, Next to Normal, Godspel, Tommy, Jesus Christ Superstar. Há os híbridos, como Hamilton, Natasha e Pierre. Os *legit* antigos de 1960, Oklahoma, O Rei e Eu. *Country* do tipo Memphis, e assim por diante. O melhor caminho para descobrir o gênero é buscar pelo compositor (música) e perseguir suas obras na internet ou pelas partituras (caso você tenha acesso a elas). Uma vez encontrando o gênero, você também encontrará outras canções afins do mesmo compositor em outros musicais que não aquele para o qual você está audicionando. E aí, sim, você vai escolher essa canção, "prima" daquela que sua personagem desejada vai cantar. Evite cantar qualquer canção do musical para o qual está audicionando, mas escolha a sua "prima" (semelhante) mais próxima. O Anexo 4 traz uma lista de sugestões de autores para audições organizados por gênero e período.
2. **Audições em MPB:** em geral, audições para musicais genuinamente brasileiros são facilitadas, uma vez que as canções podem ser cantadas em qualquer tom confortável para o candidato. A questão mais importante, nesse caso, é adequação de estilo. Vejo muitos candidatos fazendo audição para musicais de samba ou sertanejo com estilo totalmente americanizado. Se você vai fazer audição para um musical brasileiro, prepare-se brasileiramente (ver Capítulo 8).
3. **Audições para ópera:** apesar de ser um mercado restrito, há bastante audições de ópera no país, nos quais o preparo é meticuloso e o nível de exigência muito alto. É esperado do cantor lírico um estudo rigoroso e uma competência clara para a execução daquele papel. Neste caso, o conhecimento do seu *Fach* será muito adequado, pois aceitar fazer um papel que não é para sua voz pode trazer prejuízos vocais e emocionais. Em geral, cantores líricos têm o hábito de se prepararem muito bem para audições, devido à grande dificuldade técnica dessa área profissional.

De todo modo, tendo encontrado ou não sua canção, ou mesmo no caso de produções que já pré-definem as músicas a serem cantadas, é imprescindível que se tenha um bom *vocal coach* para orientá-lo na audição. Muitas vezes, uma ou duas consultas com um bom *coach* são suficientes para tirar de você muitas potencialidades que você não usaria se não tivesse sido ouvido por um especialista.

MERCADO DE TRABALHO E TÉCNICAS DE AUDIÇÃO

Você pode acessar um artigo completo que publiquei em uma revista, no Anexo 3, que aborda o mercado de trabalho no teatro musical hoje, mercado que mais absorve artistas cantores-atores. Quanto às técnicas de audição, aqui vou resumir os principais critérios que devem ser adotados no preparo para audições:

1. **Preparo:** estude muito sua canção, o texto e a coreografia, caso haja. Estude muito mesmo! Como já dito acima.
2. **Traje:** por favor, não se vista como a personagem! Evite estampas, textos bobos ou obscenos na blusa. O ideal é usar uma roupa de cor neutra, elegante ou casual, dependendo do tipo de espetáculo em questão. Cuide do calçado também. Sou banca de audições: observo tudo! Seu traje revela muito de sua relação consigo mesmo.

3. **Memorização:** jamais cante lendo a partitura ou a letra (a menos que a audição seja originalmente lida). A banca pode concluir que você é relapso e preguiçoso. Tudo hipermemorizado!
4. **Partitura corporal:** planeje toda a sua cena, suas atitudes, seu foco do olhar. Não crie na hora. Eu costumo dizer que, no Brasil, os artistas usam a "técnica japonesa" chamada "na-hora-sai". Por favor, planeje! Sempre contrate um *coach* vocal e um *coach* teatral para preparar você para suas audições. Uma opinião de especialistas sempre vai fazer com que melhoremos 200%.
5. **Tom adequado:** em muitas audições podemos mudar o tom das canções. Fique atento para escolher um tom bem adequado para você antecipadamente.

Basicamente, a audição é o lugar onde você se vende, onde você mostra suas competências. É sua vitrine profissional. Cuide dela com esmero, capricho e responsabilidade.

CONCLUSÃO

A melhor maneira de estudar um determinado estilo é definitivamente procurando um especialista daquela área que esteja ativa na carreira. Aprender samba é com sambista, *jazz* é com jazzista, canto lírico com cantor lírico e assim por diante.

Entretanto, tecnicamente falando, já dizia Richard Miller, nosso instrumento é um só, com determinadas competências físicas que são as mesmas para qualquer ser humano ativo. Os possíveis ajustes também podem ser conhecidos por todos. Ou seja, para estudar técnica vocal, você pode procurar qualquer professor bem qualificado que vai lhe ensinar a usar seu instrumento. Quando você estiver efetivamente na carreira, você terá que procurar os especialistas do seu estilo e, principalmente, o nicho do gênero musical que você decidiu abraçar.

Técnica vocal é prática, maestria. É a compreensão dos fenômenos físicos atrelados à sua execução artística. Seja um cantor excelente em qualquer gênero ou estilo.

Seja um verdadeiro artista, acima de tudo.

REFERÊNCIAS BIBLIOGRÁFICAS

1. Hallowell E. *Sem tempo pra nada: vencendo a epidemia da falta de tempo.* Rio de Janeiro: Fronteira; 2007.
2. Barbosa C. *Equilíbrio e resultado.* Rio de Janeiro: Sextante; 2012; *A tríade do tempo.* Rio de Janeiro: Buzz; 2018.
3. Mathew K. *O ritmo da vida.* Rio de Janeiro: Sextante; 2006.
4. Barbosa C, Cerbasi G. *Mais tempo, mais dinheiro.* Sextante; 2014.
5. Souza MG, Tinhorão JR. *História da música popular brasileira.* São Paulo: Editora 34; 1998.
6. Sullivan J. *The phenomena of the belt/pop voice.* 4th. Print. Logos; 1996.
7. Behlau MS, Rehder MLS. *Higiene vocal para o canto coral.* Rio de Janeiro: Revinter; 1997.
8. Behlau MS, Pontes P. *Higiene vocal, cuidando da voz.* 2. ed. Rio de Janeiro: Revinter; 1999.
9. Guyton A. *Neurociência básica.* Rio de Janeiro: Guanabara Koogan; 1993. p. 251-2.
10. Brunton L, Chabner B. *As bases farmacológicas da terapêutica de Goodman & Gilman.* Ed. McGraw-Hill; 2012.
11. Henrich J. *Musical theater: a history.* New York & London: Continuum; 2012.
12. IBOPE Media. *Músicas foram ouvidas mais de 127 bilhões de vezes no rádio.* [Acesso em 23 out. 2017] Disponível em: https://www.kantaribopemedia.com/musicas-foram-ouvidas-mais-de-127-bilhoes-de-vezes-no-radio/.

MÉTODO MIRNA RUBIM

CAPÍTULO 10

MINHA HISTÓRIA PESSOAL PROFISSIONAL

Há duas formas principais de se fazer uma carreira: pelo estudo e pela prática. Com base nos dois acabei por criar um método próprio, resultado de muitos anos como professora, ensinando gêneros musicais diversos, mas principalmente ópera e teatro musical. Há vinte e cinco anos, sou cantora profissional ativa e tenho ensinado a centenas de cantores tanto em aulas individuais, quanto em turmas de técnica vocal e oficinas. Costumo dizer que sou uma "estatística ambulante" prestes a me tornar uma "lenda viva". Sempre busco usar uma linguagem de comunicação leve e divertida e por essa razão, como será apresentado mais adiante, o meu método se baseia em quatro aspectos principais, transmitidos de forma lúdica: 1) lidar com emoções; 2) cores ou timbres; 3) registros e 4) intensidade vocais. E, para tal, sugiro exercícios, desenvolvidos nesses anos de prática, que favoreçam o aprendizado.

Como a maturidade é a coroação de uma vida dedicada ao estudo e ao conhecimento, neste capítulo vou compartilhar com você alguns dos mais importantes achados desses anos de ensino, além de contar um pouco da minha história pessoal.

Sou cantora lírica profissional desde 1993, tornei-me cantora de teatro musical em 2008 e agora também sou atriz, que sempre foi meu grande sonho. Durante essa jornada, fiz a Graduação em Canto na UFRJ, o Mestrado na UNIRIO e o Doutorado em *Voice Performance* na University of Michigan, Ann Arbor. Por diversas vezes pensei em desistir, mas continuei perseguindo meu sonho e acreditando nele. Por que estou falando da minha história? Porque, para a maioria dos artistas, a jornada é muito difícil, lenta e cheia de percalços. Meu próprio pai me disse, no início dos meus estudos, que com "aquela voz eu não chegaria a lugar nenhum". Não recebemos muitos estímulos no processo. Mas alguns anjos surgem em nossas vidas para nos apoiar. Manuel Trogo, maestro do coro da Catedral Metropolitana do Rio de Janeiro, foi meu pai profissional. Deu-me todo incentivo emocional que eu precisava para acreditar em mim. Minha professora de piano, Marisa Maia Batista, fez-me acreditar que eu podia tocar piano muito bem. A professora Diva Pieranti preparou-me para o primeiro lugar no II Concurso de Canto da Funarte em Brasília. A professora Eliane Sampaio apresentou-me toda uma literatura especializada em canto que mudou minha história. E Miguel Falabella acreditou no meu talento como atriz e cantora e convidou-me para encenar a melhor peça da minha carreira. Ele mesmo considera *O Som e a Sílaba* sua obra prima. E, nesse trajeto, muitos momentos foram muito difíceis, mas eu persisti.

PRINCÍPIOS DO MÉTODO MIRNA RUBIM

Com uma carreira paralela de cantora-atriz e professora, acabei por pedir exoneração do serviço público para abrir minha própria escola. Eu desejava expandir e me sentia restrita. Na verdade, empreender me contagiou desde o doutorado em Michigan e, durante sete anos, eu mantive uma escola com matriz em Copacabana e uma filial na Barra. Durante esse período, treinei mais de dez professores que trabalharam com dedicação e paixão, características fortes da minha equipe. Desde 2011, atendendo, com minha equipe, a cerca de duzentos alunos regulares, decidi expandir para o ambiente Online. Daí a necessidade de publicar um livro que registrasse esse processo de ensino.

Os princípios básicos do meu método são: "araricídio", cores vocais, intensidades, registros e exercícios facilitadores como descritos a seguir.

Araricídio

Araricídio foi um termo criado com base em princípios da Neurolinguística. Graças ao meu aluno, o pediatra e médico do trabalho Dr. Claudio Tadeu Aroucas Garcia, fui apresentada à Programação Neurolinguística (PNL).[1] Uma das ferramentas que mais tenho usado na minha prática pessoal é a mudança de relação com o "Grande Crítico" (Superego), uma de nossas vozes interiores que tentam nos fazer desistir de nossos sonhos. Na verdade, nossas mentes precisam economizar energia, como expliquei no Capítulo 1.

De acordo com a Teoria da Personalidade de Sigmund Freud, nossa psique é organizada em três níveis: O Ego, o Superego e o Id. O Id corresponde aos instintos irracionais, nascem com o indivíduo. Estão intimamente relacionados com os instintos de prazer. A partir do Id, Freud afirma que são desenvolvidos os demais componentes de nossa psique: o Ego e o Superego. O Ego manifesta-se nos primeiros anos de vida da criança, a partir da troca de seu entorno. Surge como resultado da sua interação com a realidade. A criança começa a ter controle dos instintos primitivos do Id com seu ambiente. O Ego procura impor de maneira racional os impulsos do Id, ao mesmo tempo que busca saciá-lo de forma mais realista. O Ego traz a sanidade racional do ser humano. Por último, o Superego, que é um desdobramento do Ego, é responsável pela administração dos valores morais e culturais do ser humano. É chamado de conselheiro do Ego, situando-o com base nos princípios da sociedade, recebidos no decorrer de sua existência. Segundo Freud, o Superego manifesta-se depois que a criança é submetida a ambientes sociais, tais como escolas, igrejas, atividades esportivas, onde a troca com outras pessoas faz com que ela desenvolva seus conceitos relacionais. Em resumo, o Id é o impulso, o Ego é a razão e o Superego é a moralidade social.

O Superego, na qualidade de crítico de valores, é o principal item de personalidade que nos faz sofrer a cada "fracasso". Por essa razão, passei a adotar o conceito da PNL, no qual um erro, durante o processo de aprendizagem, não é um "fracasso", é apenas um *feedback*, indicando que você ainda não conseguiu executar aquela determinada tarefa. Mas, se continuar a repeti-la adequadamente, com direções claras e objetivas, você atingirá seu objetivo. Dentro da PNL é aconselhado darmos um nome para o Grande Crítico. No meu caso, juntamente com o Dr. Claudio Tadeu, passamos a chamar de Arara, por ser uma ave barulhenta. Voz essa que será mais escandalosa quanto maior for o nosso medo daquela determinada tarefa a ser executada. Ora, essa explicação bem simplificada do fenômeno está muito aquém de sua real complexidade mental. Mas o importante é compreendermos que há uma voz interna, proveniente principalmente do Conselheiro Superego, nossa Arara, que precisa ser domada. Não é possível ignorar ou "matar" essa voz. Faz parte de nossa estrutura psíquica. Juntamente com o Medo, essas estruturas nos impedem de morrer ou de nos machucarmos. Ao mesmo tempo, podem nos impedir de crescer como pessoas e como artistas. Vamos aprender a lidar com o Superego e domá-lo com o estudo e equilíbrio emocional.

Com base nessas informações, a minha pedagogia preconiza o Araricídio parcial por meio da exposição frequente diante de outras pessoas. Quanto mais um artista se submeter a executar sua *performance* diante de um público, mais rápido sua Arara será domada (observe que domar não é dominar). Uma pesquisa, intitulada *Fear Factor*, realizada por acadêmicos da Universidade de Cambridge, constatou que o maior medo do ser humano é o de falar em público,[2] imediatamente acima do medo de morrer. Por quê? Porque, quando falamos em público, estamos vivos, e, uma vez vivos, estaremos pensando no que os ouvintes estão pensando sobre nós. O medo de sermos criticados é o maior medo do mundo. Por essa razão, o Araricídio, pelo menos, atenua a conversa interna sobre, por exemplo: "o que estão achando da minha *performance*?", "o que estão achando da minha voz?", "será que vou acertar aquele agudo hoje?", "lá vem aquele trecho que eu sempre esqueço". Uma pergunta frequente que os artistas fazem antes de entrar no palco é: "céus, por que eu inventei de cantar?" Para seu governo, todos nós artistas, mais experientes ou não, temos nossas Araras, algumas mais domadas que outras. Mas elas estão lá. E você vai me perguntar: "Mas como posso controlar isso?" Certo dia, eu estava assistindo uma entrevista ao vivo com o grande *mezzosoprano* Grace Bumbry e uma pessoa da plateia perguntou se ela ficava nervosa antes das *performances*. Com toda a calma ela respondeu: "Se eu faço o meu dever de casa bem feito, não há o que temer". Concordo plenamente. O estudo bem feito vai domesticar sua Arara e, por mais que ela tente te perturbar, você dirá a ela: "Querida Arara, eu estudei, por favor me deixe em paz". Isso é o princípio básico do Araricídio.

Cores Vocais

A ideia de cores vocais é baseada no método de Elizabeth Howard.[3] Ela fala em quatro cores: cabeça, nasal, oral e peito. Como esses termos são muito controversos, desenvolvi termos que mais se adéquam ao padrão do cantor brasileiro. Antes que você ache que estou cometendo *bullying*, estes termos usados aqui nada mais são do que mnemônicos que têm funcionado por mais de dez anos na minha prática pedagógica, que é a teoria dos 4 Ps (quatro pês), como descrito no Quadro 10-1.

A primeira cor é a cor de cabeça, ou voz de cabeça, que foi trocada para o nome de voz de Príncipe ou Princesa da Disney (o primeiro P). Trata-se da sonoridade suave da voz. Quando se fala em voz de cabeça, pensamos em agudos. Por isso, prefiro não usar o conceito voz de cabeça, uma vez que essa cor pode estar presente em qualquer parte da extensão vocal do ser humano. Por exemplo, é possível cantar uma nota grave com ressonância alta, suave, de Príncipe, mas que está na região de peito.

Quadro 10-1. A Teoria dos Quatro PS

Nome coloquial	Definição na literatura
PRÍNCIPE	Ressonância de "cabeça", som leve
PAGODEIRO	Ressonância metalizada, som estridente
PAULISTANO	Ressonância oralizada, som "recuado"
PAVAROTTI	Ressonância de "peito", som pesado

A segunda cor, chamada de nasal (equivocadamente), foi apelidada de Pagodeiro(a). Primeiramente, gostaria de desenvolver e discutir o conceito de nasalidade. Um som nasal, foneticamente falando, é um som abafado, muito semelhante ao som de um indivíduo fanho. No português, temos sons nasais como nas palavras maçã, irmão, alguém, fim, bom e algum. Com exceção do "ã", todos os demais sons nasais do português brasileiro são ditongos. Se você falar essas palavras, você estará executando exatamente o que é um som nasal. Segundo Behlau & Russo e Pinho & Pontes, as vogais nasais apresentam uma queda considerável de volume pela queda do Formante 1.[4,5] Logo, quando falamos de nasalidade, principalmente nos musicais do estilo Broadway, estamos falando de metalização, que não tem a ver com a nasalização da fala habitual do português (inclusive há controvérsias sobre os termos na literatura). Hanayama *et al.* definem o som metálico[6] como o som produzido pelas constrições das paredes faríngeas, constrição ariepiglótica, elevação do dorso da língua e retesamento do véu palatino, principalmente. Esses ajustes vão produzir um som chamado *twang*, cuja pronúncia é o próprio *twang*: um som estridente, metalizado. Para apelidar essa cor, usamos o nome Pagodeiro(a), devido ao uso frequente de ajuste metalizado nesses cantores.

A terceira cor é a oral. Chamei de cor Paulistano resfriado. Nada contra esse sotaque, mas, por influência da colonização italiana em São Paulo, o dialeto paulista apresenta uma denasalização (*denasalization*), dando uma cor mais oralizada em sua pronúncia. Com resfriado, esse fenômeno fica ainda mais evidente. A cor Paulistano resfriado atenua a metalização em vozes com o padrão Pagodeiro.

A quarta cor é a cor de peito. Para completar os 4 Ps, escolhemos Pavarotti como representante do ajuste pleno da voz – o canto lírico – que usa ajustes de peito bem claros. A cor Pavarotti pode ser utilizada por vozes femininas no registro grave. Entretanto é aconselhável que as cantoras usem um híbrido de cor Pavarotti e Pagodeiro no médio e agudo no teatro musical. Entretanto, tal ajuste com abuso de cor de peito (Pavarotti), sem mistura de metalização (Pagodeiro), pode ser danoso para as vozes femininas em treinamento.

Pedagogicamente falando, o conhecimento claro das quatro cores básicas ajuda ao cantor profissional a estabelecer critérios de misturas para os diversos gêneros musicais (ver Capítulo 9 sobre gêneros e ajustes). A teoria dos 4 Ps foi criada para organizar o pensamento e também para ajustar qualquer abuso de uma cor em detrimento da outra. Vozes leves demais precisam desenvolver Pavarotti. Vozes Pagodeiras precisam compensar com Paulistano. Vozes muito Pavarotti precisam saber ser Príncipes. Uma voz completa, rica em harmônicos e cheia de matizes deve ter os 4 Ps em equilíbrio.

Intensidade e Dinâmica

Quando se fala em fraseado musical, deve-se considerar a dinâmica (variação de intensidade) e andamento/agógica (variações de tempo). Vou discutir a seguir possíveis gradações de intensidade da voz cantada desde um som bem suave até o mais forte possível. Dividi essas gradações em sete possibilidades, sendo o centro o considerado *mix* absoluto. Como há muita confusão a respeito do que seja *mix*, esse conceito merece atenção. Fisiologicamente falando, o *mix*, ou mistura equilibrada do registro de peito e o registro de cabeça, ocorre quando os músculos intrínsecos da laringe estão em equilíbrio proporcional. Considerando-se as ações do TA e CT, como explicado no Capítulo 5 deste livro, o *mix* se dá quando suas ações estão aproximadas: não há nem excesso de peso nem de leveza. Veja a Figura 10-1, na qual são visíveis os conceitos de registro misto ou médio e a organização muscular do *mix*. O gráfico apresenta uma organização visual da organização do TA

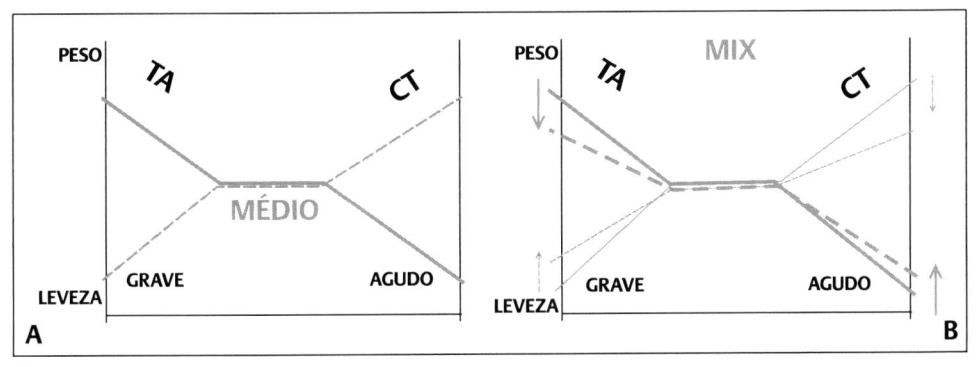

Fig. 10-1. (A) Registro médio (uma faixa de notas somente) e (B) *mix* (uma cor em toda a extensão).

(músculo vocal) e do CT (músculo do agudo). Quanto maior a ação do TA, mais massa, mais intensidade vocal, mais peso. Quanto maior a ação do CT, menos massa, menos intensidade vocal, mais leveza. Conforme a voz desliza do grave ao agudo, observa-se a diminuição da ação do TA e o aumento do CT (Fig. 10-1A). Na Figura 10-1B, verifica-se que o *mix* é resultado da aproximação das ações do TA e CT em toda a extensão vocal. Por outro lado, o registro misto é uma faixa intermediária da extensão vocal de um indivíduo. Por meio dessa imagem fica clara a diferença entre registro misto e o conceito de *mix*, que é uma *nuance* de intensidade vocal.

Com base nessa gradação das ações dos músculos TA e CT, construí uma régua com sete níveis de intensidade. Para executar a régua, eu utilizo uma escala de nove tons com a letra "tá eu vou falar, eu vou falar, eu vou falar, eu vou falar " nas notas 1-2-3-4-5-6-7-8-9-8-7-6-5-4-3-2-1. Executo desde uma voz quase soprosa, de tão suave, até o que eu chamo de "Berrelting" (*belting* berrado). O objetivo desse processo é fazer o cantor entender, com clareza, as possibilidades de ajustes de intensidade que o seu instrumento é capaz de produzir (Fig. 10-2).

Uma dificuldade muito comum, por parte dos cantores, é a compreensão do conceito de voz de cabeça e voz de peito. Na prática, considerando as cores e as intensidades possíveis,

DIAL DA INTENSIDADE

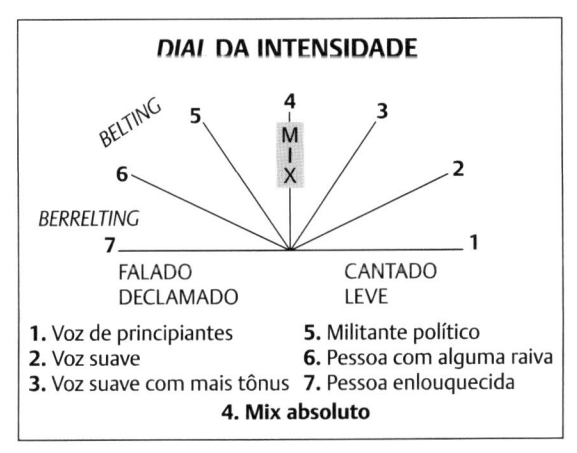

BELTING
BERRELTING
FALADO DECLAMADO
CANTADO LEVE

1. Voz de principiantes
2. Voz suave
3. Voz suave com mais tônus
4. Mix absoluto
5. Militante político
6. Pessoa com alguma raiva
7. Pessoa enlouquecida

Fig. 10-2. *Dial* da Intensidade – gradações de intensidade na voz cantada.

podemos misturar os elementos de cada uma dessas divisões didáticas. Por exemplo, no Dial da Intensidade de 1 a 4 há mais voz de cabeça, mais leveza, que corresponde a uma cor de cabeça. Mas eu poderia executar um ajuste oralizado Paulistano em diversas gradações de intensidade. E, aí, nós estamos falando de cor vocal. Espero que tenha ficado claro que cor vocal não necessariamente se relaciona com o Dial da Intensidade.

Registros

Outro aspecto bastante controverso é a divisão de registros na voz cantada. Conforme visto no Capítulo 7, um registro vocal é um grupo de notas executadas com um ajuste vocal semelhante. No meu método, eu dividi a extensão da voz cantada em cinco registros, conforme a Figura 10-3. As extensões descritas nessa figura correspondem aos registros mais frequentes na minha prática pedagógica. Usei, como parâmetro, o comportamento de centenas de alunos durante mais de vinte anos de docência.

Os nomes mnemônicos usados são meramente para facilitar a aprendizagem. Na mitologia, Hades é o deus que habita as profundezas da Terra. Ele raptou Perséfone e ela fica seis meses nas profundezas e seis meses na superfície, e isso explica o fenômeno das quatro estações, segundo a Mitologia Grega. Logo, o deus Hades representa o som das profundezas da voz. Seu irmão Zeus, o deus do Olimpo, representa o oposto, a região aguda que ainda é viável de ser cantada por seres mortais. Entre Hades e Zeus, está o *self*, o Eu. Este registro engloba o intervalo de cerca de uma quinta, próximo à região de voz falada confortável. Representa a voz falada original do indivíduo. Nessa região, devemos verificar se a voz falada está saudável, bem posicionada, e, assim, o registro *self* será o ponto de partida para construção de toda a extensão vocal do cantor.

REGISTROS

MASCULINOS

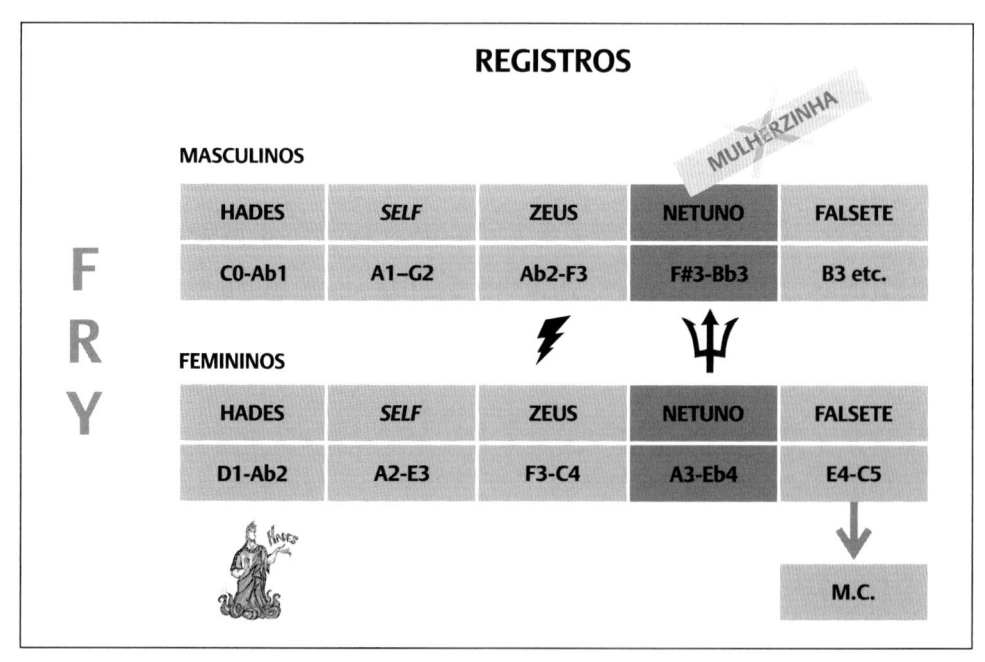

HADES	SELF	ZEUS	NETUNO	FALSETE
C0-Ab1	A1–G2	Ab2-F3	F#3-Bb3	B3 etc.

FEMININOS

HADES	SELF	ZEUS	NETUNO	FALSETE
D1-Ab2	A2-E3	F3-C4	A3-Eb4	E4-C5

FRY

M.C.

Fig. 10-3. Organização dos registros das vozes masculinas e femininas.

Na voz masculina, o próximo registro será o Mulherzinha que, como você pode notar, foi vetado por constituir um termo preconceituoso. Na verdade, o ajuste de voz de peito no agudo masculino pode soar um ajuste operístico, coberto, ou um ajuste de Broadway, mais aberto (relembre esses ajustes vistos no Capítulo 9). A sensação física de um agudo com peito, para cantores que estão aprendendo a fazê-lo, provoca uma sensação de voz chorosa e afeminada. Muitos alunos homens compreenderam muito rapidamente essa sensação, associando o ajuste feminino dessa mesma região.

Na voz feminina, o registro Mulherzinha foi chamado de Netuno. O deus Netuno ou Poseidon pode ter um tridente como representação de seu poder e controle das águas. Este tridente é usado como seu símbolo no zodíaco. Por causa do tridente, eu inicialmente selecionei este deus pela dificuldade do registro, comparável ao tridente do "capeta". Mas compreendendo a natureza do deus Netuno, como aquele que tem o poder sobre as águas e as governa, hoje encaro este registro como um rebelde mar que será dominado por meio do estudo e do conhecimento. Netuno é um registro de poder e, coincidentemente, a faixa de Netuno é a mesma que a Mulherzinha para os homens. Para evitar possíveis críticas por *bullying* ou preconceito, vamos adotar o registro Netuno para ambos. Estamos falando da faixa do *belting*, o canto vigoroso da Broadway, apresentado nos Capítulos 7 e 9. Este registro, tanto para homens quanto mulheres, requer treinamento específico, gradual e muito consciente. Hoje o termo *belting* está em desuso, e passou-se a usar canto vigoroso, cantar no nível da fala, canto metalizado, canto aberto, dentre outros.

O próximo registro é o Lírico, na região acima de Zeus. Cantar com ajuste lírico requer um treinamento também específico. O trato vocal é mais largo e a laringe ligeiramente mais baixa. Todo o trato vocal é expandido e alongado. É um ajuste que surgiu para amplificar a voz humana numa época que não existiam microfones e os teatros estavam ficando cada vez maiores (ver Capítulo 11 sobre pedagogia vocal). O **ajuste** lírico não corresponde ao **registro** lírico. Este nome foi adotado pois, nessa faixa da extensão vocal feminina, se não houver alguma parcela de ajuste lírico, não é possível cantar. A grande maioria das mulheres faz passagem para ajustes líricos a partir de um B3 (si acima do dó central do piano). Com treinamento da técnica para musicais, a mistura de voz falada pode subir muito alto. Há casos de alunas que misturam voz falada com facilidade até um Bb4 e acima. Entretanto, é óbvio que este ajuste é feito com misturas inteligentes do registro de fala e o registro de cabeça. Dentro do meu processo pedagógico eu sempre prefiro usar o termo voz de fala em vez de voz de peito.

O registro falsete masculino é outro termo controverso na prática do canto. Fisiologicamente, falsete é um ajuste no qual a prega vocal está bem alongada e apenas o ligamento vocal está formando a borda das pregas vocais. Qualquer pequeno aumento de massa vai deixar de caracterizar o som como sendo falsete. Será denominado ajuste de cabeça. A confusão existe porque a descrição fisiológica de falsete não corresponde ao resultado sonoro do falsete. Dá-se esse nome para qualquer som emitido por uma voz masculina que parece feminina, aguda, leve ou suave. E, na verdade, de acordo com minha proposta do *Dial* da Intensidade, nós podemos produzir "cinquenta tons de cinza" entre o preto (forte) e o branco (suave). Generalizar o termo falsete para todos os sons agudos e suaves masculinos é um equívoco muito recorrente na prática do canto. Muitos me perguntam: "Mulher tem falsete?" Não. Do mesmo modo que homens não produzem *belting*. Falsete foi um termo criado para a voz masculina. *Belting* foi um termo criado para a voz feminina. No entanto, passou-se a usar o termo falsete para qualquer som agudo suave, e *belting* para qualquer som metalizado, estridente. Como a comunicação humana é feita por meio de palavras, sempre haverá controvérsias sobre terminologias na literatura e na prática de qualquer estudo. Então vamos esclarecer algumas delas:

Na prática, o registro falsete é usado apenas para se referir ao registro agudo masculino acima de B3, mais frequentemente a partir de D4 (em cantores treinados). O termo *Falsettone* tem sido usado para o registro agudo dos tenores que misturam peito na faixa B3-Eb4. Este último ajuste se assemelha àquele usado pelos roqueiros, com uma sonoridade aguda e metálica. Exemplos disso são os ajustes do grupo Bee Gees e Gilberto Gil. Falsete feminino não existe, é voz de cabeça.

Já o termo *belting* tem sido usado para definir o ajuste metalizado, frontal e estridente da faixa entre A3 e Eb4. A literatura é controversa com relação ao uso ou não de voz de peito nos ajustes de *belting* feminino. Por essa razão, prefiro usar o conceito de aumento de proporção de voz falada na região A3-Eb4 (ou acima), respeitando a natureza vocal de cada cantora. Exemplos disso são Barbra Streisand (*mix belter*), Sutton Foster (*belter* aguda), Petti LuPone (*belter* central). *Belting* masculino não existe, usa-se o termo *Rock Style* ou canto aberto.

M.C. é Mariah Carey, apelido do registro do assobio. Este registro é feito por meio de ajuste do trato vocal e das pregas vocais de forma que nós produzimos harmônicos superagudos. Alguns exemplos dos registros superagudos são os vídeos de canto diplofônico de Anna-Maria Hefele. O registro de assobio ocorre acima de E5 podendo chegar acima de C7. Todos podem desenvolver esse registro, apesar de sua função, no cantor profissional, ser praticamente não relevante. Entretanto, é certo que vozes muito leves e agudas precisam ter esse registro disponível para executar seu repertório. Em contrapartida, vozes centrais podem expandir sua extensão pela exploração do registro M.C. Vale a pena ousar e tentar. Não podemos desistir de algo que nem tentamos.

Canto Artístico

Dentro do meu método, eu separo os assuntos que são mecânicos dos subjetivos. Neste livro, você encontra as bases para o estudo do canto, desde respiração até fonética básica. Mas há a parte subjetiva que somente com muito autoconhecimento se pode obter. Enquanto a Teoria Musical é de caráter objetivo e treinável, a musicalidade é de natureza mais subjetiva. Inclusive, muitos me perguntam se qualquer pessoa pode afinar ou cantar. Sim, pode. Apenas 5% da população mundial sofre de problemas neurológicos que impediriam um indivíduo de aprender a cantar. Entretanto, o canto artístico é complexo e exige uma série de competências. Considerando-se afinação, muitos podem desistir no meio do caminho por dificuldade em afinar. Outros, por terem dificuldades em memorizar. Ainda outros, por timidez ou pânico de palco. O que, na verdade, leva alguém a se tornar um cantor profissional é um conjunto de fatores. Mas os maiores deles são sua paixão, determinação, disciplina e foco. Um cantor profissional, que permanece na carreira, vence todos os obstáculos e persiste porque tem paixão por essa carreira. Todos podem, mas nem todos terão força para seguir em frente.

Considerando a parte mecânica, aprendemos respiração, ajustes laríngeos, ajustes de trato vocal e ajustes fonêmicos. Considerando a parte subjetiva, incluímos a musicalidade e a expressividade artística. Se você está determinado a vencer e praticar, deve se preparar com dedicação e excelência utilizando os conceitos abordados nesse capítulo. A Figura 10-4 resume os parâmetros básicos para a realização do canto artístico que eu adoto no meu método. A linguagem é lúdica, mas o conteúdo é legítimo.

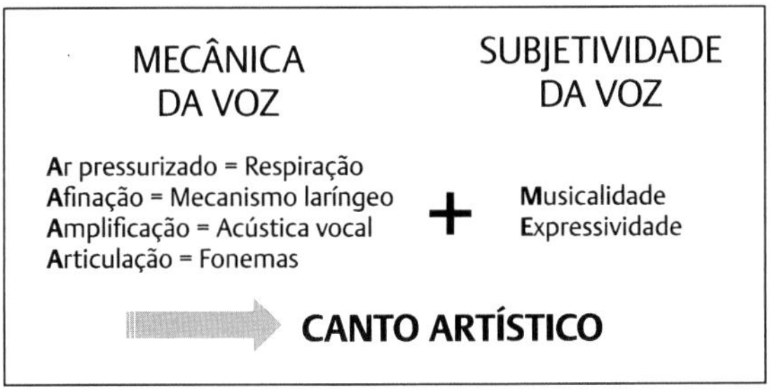

```
┌─────────────────────────────────────────────────┐
│      MECÂNICA           SUBJETIVIDADE           │
│       DA VOZ               DA VOZ               │
│                                                 │
│  Ar pressurizado = Respiração                   │
│  Afinação = Mecanismo laríngeo   +  Musicalidade│
│  Amplificação = Acústica vocal      Expressividade│
│  Articulação = Fonemas                          │
│                                                 │
│         ⇒  CANTO ARTÍSTICO                      │
└─────────────────────────────────────────────────┘
```

Fig. 10-4. A mecânica da voz e a subjetividade da voz resultam no canto artístico.

ESTUDO COM BASE NAS REFERÊNCIAS INDIVIDUAIS

Existem milhares de possibilidades de exercícios vocais para todo tipo de gênero e estilo. O que eu quero dividir com você aqui é o processo de criação dos exercícios. Os critérios que devemos usar para desenhá-los. Obter *nuances* vocais com as cores, executar diversas dinâmicas e dominar nossos registros não é uma tarefa fácil. É complexo cantar bem, mas essa tarefa pode se tornar muito mais simples se você considerar os parâmetros de construção do seu pensamento técnico. De acordo com o Capítulo 1, nós discutimos que há cantores com predileções verbais, musicais, técnicas, auditivas, emocionais, visuais. Com base nisso, construí um sistema customizado para cada tipo de cantor. Isso se aplica a quem dá aula ou para seu próprio estudo.

Referência Fonética

Alguns cantores ficarão mais confortáveis desenvolvendo sua técnica a partir da pronúncia dos fonemas. Muitos autores, incluindo Miller e Appelman, alegam que a emissão adequada dos fonemas representa mais de 70% do preparo técnico do cantor.[7,8] Partindo desse princípio, e com base no Capítulo 8, você pode criar seus exercícios, levando em conta o seguinte:

- Se a voz está recuada, devemos criar exercícios com fonemas anteriores: [i], [e] associados às consoantes anteriores [p], [b], [m], [f], [v], [t], [d], [n] e [r], principalmente.
- Se a voz é muito frontalizada, precisamos praticar fonemas arredondados médios: [ɑ], [o] associados a consoantes de posição média, tais como [ʃ], [ʎ], [ɲ].
- Se a dicção apresenta baixo tônus, deve-se criar exercícios com dígrafos [pr], [br], [bl]. Geralmente a dicção ruim tem uma correlação com [s] e [r] recuados, como no dialeto do Rio de Janeiro, no qual o [r] é pronunciado [x] ou [h], como em rua. A posteriorização do [s] e do [r] faz com que a articulação fique recuada. Desse modo, a falta de frontalização dos fonemas prejudica a inteligibilidade do cantor.
- Se o palato é preguiçoso, exercícios com [m], [ʃ] e [ɲ] são extremamente eficazes. Os três elevam o palato, sendo o [ʃ] o mais eficaz dos três fonemas.
- Exercícios de tonificação global incluem fonemas distantes em termos de articulação, provocando um trabalho muscular intenso. Eu utilizo sequências de malacalamalacalamala ou nadeganadeganadegana, que colocam palato, língua e lábios ativos. A cantora da Broadway Lorraine Serabian apresentou-me uma sequência em ingles *nonsense*: gooseberry-huckelberry-gooseberry-huckelberry-pow (1-8-1). Essa sequência é bem trabalhosa para os articuladores.

Muitos outros exercícios podem ser criados com base no estudo de fonética do Capítulo 8. É uma questão de criatividade com base em informações teóricas bem estudadas.

Referência pelo Texto
Essa ferramenta é muito válida para aqueles com dificuldade de afinação. Muitos organizam o relevo musical por meio da palavra. Pelo texto o cantor memoriza quando um som sobe para o agudo ou desce para o grave. Como a voz com boa técnica soa toda numa mesma posição, torna-se difícil para alguns cantores aceitarem o movimento das notas na escala, uma vez que não percebem seu movimento. Nesses casos, eu costumo usar frases que tenham sentido com o que se está precisando. Por exemplo: primeiro eu vou subir, depois eu vou descer (112345 554321). Essa associação aos degraus da escala com palavras que descrevam o fenômeno tem sido uma tremenda ferramenta.

Muitos cantores são pouco auditivos e cinestésicos no início de seus estudos. Estatisticamente, na minha experiência, o uso do texto como elemento organizador da percepção de alturas e tempo os ajuda a progredir no aprendizado. Assim que compreenderem as alturas e tempos, tudo fluirá.

Referência pelo Fraseado
Para alguns cantores, o fraseado musical está adiante de todos os parâmetros. Esses cantores não percebem o posicionamento da ressonância nem por audição nem por cinestesia. Eles percebem a frase musical. Demoram a perceber a sensação da voz na máscara, e seus ouvidos confundem sons próximos. No entanto, são capazes de cantar lindamente sem saber exatamente o que estão fazendo. Alguns também não conseguem compreender a função dos vocalizes, pois estes não fazem sentido. Mas conseguem executar a obra e compreendê-la por meio do fraseado e, em geral, também com ajuda da palavra, semelhante ao caso anterior.

Referência pela Percepção do *Design* do Trato Vocal
Este grupo de cantores domina a percepção cinestésica. Em geral, conseguem ter um domínio técnico avançado, um excelente controle do seu instrumento, mas tendem a não se envolverem suficientemente com o texto. O exercício para esse tipo de cantor deve ser a desconstrução de sua compulsão por técnica e desenvolver uma linguagem mais teatral, com foco na palavra e no fraseado musical.

Referência por Registro
Outra maneira de acessar o cantor, no início de seu aprendizado, é construir sua técnica a partir do registro mais confortável. O mais comum é construir a técnica do agudo (não tão agudo no início) para o grave. Mas há situações em que é preciso construir a voz do grave para o agudo. Minha voz foi um caso desses, desenvolveu-se o grave e posteriormente o agudo. O importante tanto para o aluno quanto para o professor é achar o registro mais confortável, assim como a vogal ideal como visto no Capítulo 8. O cérebro precisa economizar energia e a aprendizagem será mais eficiente quanto menos energia for necessária para o início do estudo. Caso contrário, a mente começa a recusar-se a trabalhar e isso não é preguiça, é um fenômeno fisiológico.

Referência Customizada para Cada Aluno
Para aqueles que são professores, eu afirmo que é imprescindível desenvolver uma linguagem de comunicação clara com o aluno, customizada, de acordo com as preferências mentais de cada um.

E para você, que é um cantor em busca de aperfeiçoamento, aconselho a admitir o quanto você não se conhece, a estudar muito e desenvolver seus próprios exercícios de aquecimento que façam sentido para o seu instrumento e seu corpo. Somos indivíduos únicos, com mentes diferentes e propriocepções distintas.

CONCLUSÃO

O meu método é o reflexo do meu modo de pensar e o resultado de uma busca incessante por conhecimento. Muitos temas abordados neste livro nasceram na minha dissertação de mestrado.[9]

Juntamente com o conhecimento, devemos cuidar de outros aspectos. Há muitos anos tenho buscado ajuda de inúmeros profissionais, tanto da minha área, quanto os de suporte psicoemocional. A neurociência, por exemplo, oferece ferramentas fundamentais para usufruirmos ao máximo de nossas potencialidades e o canto é uma ferramenta poderosa de desenvolvimento cerebral. Qualquer atividade musical, na verdade, é incrível. Não é à toa que os países desenvolvidos estimulam sua atividade. Mas, em relação ao canto, soma-se a palavra, o idioma, tanto nativo quanto estrangeiro, que estimula as áreas da linguagem verbal, o que torna o canto mais complexo, se comparado aos instrumentos. Por isso procuro usar neste livro uma abordagem de estudo tão abrangente.

Espero que esse capítulo o ajude a complementar seus estudos e a buscar excelência na arte e na vida. Lembre-se que os grandes nomes na história buscam permanentemente um caminho de excelência. Todos têm buscado se tornar pessoas melhores a cada dia. Todos têm se aliado a pessoas que pensam de mesmo modo para fortalecer sua trajetória e se afastam de pessoas negativas que desistem de seus sonhos. Isso os enfraquece. E perder os sonhos é perder a própria vida.

Cante com excelência, sem pensar onde você pode chegar, pois, se você for realmente excelente, em algum momento você simplesmente chegará.

REFERÊNCIAS BIBLIOGRÁFICAS

1. O'Connor J, Seymour J. *Introdução à programação neurolinguística*. 7. ed. São Paulo: Summus Editorial; 1995.
2. Mosca A. *Finanças comportamentais*. Rio de Janeiro: Elsevier; 2009. p. 12.
3. Howard E, Austin H. *Born to sing vocal technique course*. Vocal Power Incorporated; 1989.
4. Behlau MS, Russo I. *Percepção da fala: análise acústica*. São Paulo: Lovise; 1993. p. 33-4.
5. Pinho S, Pontes P. *Músculos intrínsecos da laringe e dinâmica vocal. Série Desvendando os Segredos da Voz*. Rio de Janeiro: Revinter; 2008. v. 1. p. 29-31.
6. Hanayama EM, Tsuji DH, Pinho SMR. Voz metálica: estudo das características fisiológicas. *Rev CEFAC* 2004;6(4):436-45.
7. Miller R. *The Structure of Singing: System and Art in Vocal Technique*. New York: Schirmer Books; 1986.
8. Appelman R. *The science of vocal pedagogy*. Indiana, Indiana University Press; 1986.
9. Rubim M. *Pedagogia vocal no Brasil: uma abordagem emancipatória para o ensino-aprendizagem do canto*. Rio de Janeiro. [Dissertação de Mestrado] – UNIRIO/PPGM; 2000.

PEDAGOGIA VOCAL NO BRASIL

CONSIDERAÇÕES SOBRE APRENDIZAGEM

A aprendizagem é processo e produto esperado da prática de ensino, não obrigatoriamente um resultado desta prática, pois somos cientes da existência das aprendizagens espontâneas. Como ensinar é orientar a aprendizagem, só podemos ensinar se conhecermos a natureza e o processo de aprender, onde sempre estão envolvidos processos cognitivos. Este capítulo trata exatamente de uma perspectiva de estudos sobre cognição e estilos de aprendizagem, que serviram como ponto de partida para a discussão do ensino-aprendizagem no canto na minha dissertação de mestrado, com enfoque na linguagem de comunicação. Todo o discurso desse capítulo defende o ensino-aprendizagem dentro de uma abordagem emancipatória, na qual eu acredito e pauto minha pedagogia.

Consideramos que o canto é uma linguagem a ser aprendida, associada ao modelo de processamento de informação humana, que inclui não apenas processos receptivos de decodificação (auditiva, visual e tatilcinestésica),[1,2] mas também processos integrativos (atenção, discriminação, identificação, análise, síntese, armazenamento, integração, conceitualização, rememorização, organização, planificação e decisão) e processos expressivos de codificação (verbal e motor), além de complicados processos de *feedback*. Trata-se de uma linguagem complexa.

Assim como nas aprendizagens simbólicas e significativas de nível cognitivo superior, no canto, todas as modalidades, auditiva, visual e tatilcinestésica, encontram-se integradas. Mesmo em uma posição de receptor ativo, na concepção emancipatória, são os sentidos que trarão ao sistema nervoso central as informações do professor para o aluno, enquanto que a execução é realizada por meio do controle motor voluntário.[1] Para que haja um enfoque emancipatório no ensino-aprendizagem do canto, é preciso considerar os sistemas de processamento sensorial e cognitivo descritos mais adiante.

O estudante de canto administra, em cada aula, todos os sentidos de uma só vez: ele ouve o professor solicitando atitudes ou procedimentos vocais; ele emite sons vocálicos ou articulados, em português ou em outro idioma; ele lê uma partitura musical, ou seja, ele é bombardeado de estímulos todo o tempo. Aqui está a dificuldade no estabelecimento de uma linguagem acessível ao aluno de canto. Ao se ter conhecimento da complexidade da administração de todos estes sentidos, o professor de canto pode desenvolver uma pedagogia mais flexível e mais bem adaptada ao aluno. Com relação ao canto como linguagem complexa, podemos decompor (mapear) as diversas sublinguagens nela embutidas – os aspectos musicais, da ressonância, dos idiomas, da expressão – e reconstruir o processo de modo mais gradual, respeitando a natureza de cada aluno, organizando as diversas linguagens a partir do conhecimento das diferentes percepções sensoriais dos alunos.

Essas sublinguagens correspondem aos tipos de inteligências discutidos no Capítulo 1. Para tal, é necessário conhecer em detalhe o comando central, o sistema nervoso, os nervos envolvidos no canto, a relação dos músculos e o sistema nervoso, e o uso dos reflexos e experiências do cantor – que é discutido, no Capítulo 2, neste livro. Todos diretamente relacionados com o canto, cuja premissa é "cantar exige pensar". O cantor deve administrar as frequências, as durações das notas, as frases, o andamento, as dinâmicas, o contexto emocional. O cérebro controla o pensamento, lembra e dá ordens aos músculos. A voz responde a conceitos mentais que são acumulados do que se ouve, lê, sente, vê, imagina ou experimenta. É fundamental prestar atenção ao que o corpo está fazendo enquanto sua voz está sendo usada. A observação do funcionamento do corpo e a lembrança de suas sensações são muito importantes para o cantor. Você só lembra de uma determinada palavra, ação ou emoção porque um dia ela foi processada por sua mente e o faz reconhecê-la.

As diversas abordagens pedagógicas, que podem ser utilizadas pelo professor de canto na comunicação professor-aluno, precisam ser incorporadas ao exercício da técnica vocal. Aprendizagem é uma função cerebral, e o cérebro, com suas complexas operações neurológicas e associações sinápticas, constitui o todo funcional para a aprendizagem. Implica mudanças processadas no sistema nervoso central. Apesar de não serem ainda totalmente conhecidas, as investigações apontam para os seguintes fatores mais importantes: processos neurológicos, atividade bioelétrica do corpo, reações químicas, arranjos moleculares das células nervosas e gliais, eficiência simpática, traços de memória e metabolismo proteico, dentre outros. Este assunto foi desenvolvido no Capítulo 2.

Várias são as teorias da aprendizagem e os professores precisam conhecê-las,[3] seja qual for seu nível, seja qual for a matéria que ensina. Tais teorias podem ser organizadas em dois grandes grupos: as teorias associacionistas (conexionismo estímulo-resposta e o behaviorismo) e as teorias gestaltistas (psicologia da forma). O mundo está se transformando numa trama complexa de sistemas aprendentes. Falar hoje de nichos vitais – e não há vida sem nichos vitais – significa falar de ecologias cognitivas. De ambientes propiciadores de experiências do conhecimento.

A teoria gestaltista, concebida por Köhler e Koffka, foi posteriormente adotada por Hilgard e fundamentalmente aplicada à educação por Dewey.[3] As duas grandes correntes (behaviorista e gestaltista) antes recíproco-exclusivas, não mais se apresentam desta forma, devido aos avanços dos estudos sobre psicologia experimental do raciocínio. Discutindo a teoria gestaltista, a seguinte hipótese foi estabelecida: quando o estímulo é simples, o *insight* é imediato; se o estímulo é complexo e o educando encontra-se em fase imatura, as primeiras reações ou respostas serão incorretas, até que surge o *insight* completo. Muitos estudos apresentam inúmeras visões do processo de estudo, mas eu quero deixar aqui um resumo, principalmente, sobre os estilos de aprendizagem. Encontrei um trabalho que, ao abordar o ensino emancipado, define o *insight,* presumivelmente, como as conexões subconscientes entre ideias levemente alinhadas a consciências subitamente expostas.[4] Afirma que há quatro condições principais mais relevantes durante o estágio de *insight* do processo: a) a pessoa deve prestar atenção para desenvolver uma ação; b) deve-se prestar atenção aos objetivos e sentimentos do outro; c) a pessoa tem que se manter em contato com a sua área de conhecimento e d) deve-se ouvir um *expert* da área.

No caso dos músicos, o estudo propõe que, para uma jornada criativa, não se pode começar sem a decisão de: a) ser flexível aos obstáculos que surgirem; b) identificar e filtrar recursos e fontes legítimos; c) explorar relações diversificadas e d) descobrir um meio de aprimorar as experiências.

Os princípios ditados pelas teorias de aprendizagem servem para o pensar na prática de ensino. Durante a realização da pesquisa de mestrado, verificamos que alguns elementos da teoria **gestaltista** vêm permeando nosso trabalho docente associados ao desenvolvimento de um mapa corporal-vocal. Entretanto, autores mais recentes que adotam o conceito de corporeidade,[5] como Assman, fazem uma correlação entre aprendizagem e vida.

Hoje parece urgente, sobretudo do ponto de vista humanista e social e não apenas para estar em dia com os avanços científicos, uma definição do processo de aprendizagem profundamente enraizada na identidade básica entre processos vitais e processos cognitivos.

As condições de aprendizagem são neurobiológicas, socioculturais e psicoemocionais. Os fatores da aprendizagem em conjunto podem determinar o sucesso ou o fracasso do aprendizado e, muitas vezes, os professores não consideram o aluno como um todo. As condições de aprendizagem influenciam a linguagem a ser adotada com cada aprendiz, e isso faz parte do tratamento individualizado a que a literatura sobre canto se refere e que eu defendo neste livro.

A aprendizagem, a partir do aspecto neurobiológico e do aspecto comportamental, é formada pelos sistemas psiconeurológicos de processamento de informação submissos ao sistema nervoso central (SNC) e que podem ser organizados em três partes: sistema de processamento de conteúdo, sistema de processamento sensorial e cognitivo.

SISTEMAS DE PROCESSAMENTO DE CONTEÚDO, SENSORIAL E COGNITIVO

Quanto ao sistema de processamento de **conteúdo**, estudos diversos têm assegurado que o hemisfério direito é responsável pelos conteúdos não verbais, enquanto o esquerdo, pelos conteúdos verbais, e, de modo global, podem ser agrupados segundo o Quadro 11-1, sugerido por Fonseca.[2]

Apesar da atividade integrada dos dois hemisférios, gostaríamos de destacar a importância do hemisfério esquerdo na comunicação. O hemisfério esquerdo processa os conteúdos verbais pelos quais a comunicação se realiza, o pensamento se expressa, a representação interiorizada da experiência se opera e a conceitualização das mesmas se verifica.

Quanto ao sistema de processamento **sensorial**, esse sistema processa conteúdos não verbais e distribui-se pelos sentidos do tato (tátil-cinestésica), da audição e da visão. Pode funcionar de modo independente (intraneurossensoriais), inter-relacionadamente (interneurossensoriais) ou com ambos (integrativos) (Quadro 11-2).[2]

A informação auditiva é processada principalmente nos lóbulos temporais, a visão nos lóbulos occipitais e a informação tátil-cinestésica nos lóbulos parietais.[6] Veja a Figura 11-1 onde Fonseca resume o modelo de processamento especializado do cérebro da seguinte forma:[7]

Nas aprendizagens complexas, nas quais incluímos o canto, todas as modalidades – auditiva, visual e tátil-cinestésica – encontram-se integradas (Quadro 11-2). O foco nos aspectos sensoriais permite estabelecer uma classificação dos alunos por termos constatado, no decorrer de nosso trabalho docente, que a maneira de "perceber" sensações e informações são fundamentais para o estabelecimento da linguagem de comunicação a ser adotada com cada aluno.

Quanto ao sistema de processamento **cognitivo**, a percepção é o processo com o qual o sistema nervoso central inicia o tratamento cognitivo, envolvendo funções de pré-reconhecimento (discriminação e identificação) e de reconhecimento (análise e síntese).

As sensações passam a ser convertidas, selecionadas e interpretadas, o que demanda um estado de vigilância seletiva para captar sensações relevantes, como, por exemplo, o

Quadro 11-1. Localização Inter-Hemisférica e Concomitantes Funções Corticais Superiores

	Hemisfério esquerdo	Hemisfério direito
Global	• Organização e seriação • Análise • Funções tudo ou nada • Processo elaborativo • Processo conceitual • Categorização das alterações do envolvimento • Vigilância primária • Atenção auditiva • Ritmo • Organização volitiva e consciente	• Organização gestáltica • Síntese • Funções difusas e graduadas • Processo imediato e emocional • Sustentação da situação do envolvimento • Vigilância secundária • Atenção visual • Música • Organização involuntária e automática
Lobo frontal	• Fluência verbal • Regulação do comportamento pela fala • Praxia • Escrita • Consciencialização • Julgamentos verbais	• Detecção de erros? • Consciência social? • Julgamentos recentes de tipo verbal
Lobo temporal	• Raciocínio verbal • Memória verbal-auditiva • Vocabulário	• Padrões do ritmo • Memória visual de longo termo • Memória auditiva não verbal • Memória para faces
Lobo parietal e occipital	• Cálculo • Leitura • Escrita • Praxias construtivas • Praxias ideacionais • Síntese e percepção da forma • Aquisições associativas • Apreensão de sequências de objetos e figuras	• Percepção do espaço • Percepção de fundo • Discriminação • Praxia construtiva espacial • Memória de curto termo • Reconhecimento visual

ouvido deve ser capaz de perceber a voz de um emissor no meio de vários sons ou identificar, numa orquestra, as notas produzidas por um instrumento, assim como nossa visão pode ser capaz de focar a atenção para a face de uma pessoa conhecida numa fotografia de um grande grupo.

No ensino-aprendizagem do canto adota-se muitas imagens, como o processo que diferencia a percepção da memória. A utilização de imagem permite a reconstrução da informação recebida anteriormente, assim como permite relembrá-la (*recall*). Outro conceito é o da simbolização, processo humano considerado como verdadeiro produto mental, que permite simplificar, reexperimentar e representar interiormente a experiência. O símbolo está patente na arte, na música, na dança, na religião, e, em termos de desenvolvimento, surgem primeiro os símbolos interiores de contexto não verbal, como as figuras, os sons e as imitações.

Quadro 11-2. Sistemas de Processamento e Atividades[2]

Sistema	Atividade
Intraneurossensorial	
Auditivo	Repetir palavras
Visual	Copiar figura
Tatilcinestésico	Comparar texturas
Interneurossensorial	
Auditivo para visual	Ditado
Auditivo para tátil	Selecionar texturas a partir de direções orais
Visual para auditivo	Leitura oral
Visual para tátil	Selecionar texturas a partir de direções visuais
Tátil para auditivo	Descrever oralmente objetos
Tátil para visual	Desenhar um objeto depois de ter sido explorado tatilmente
Integrativo	
Visual para auditivo e para tátilcinestésico	Experiência total, envolvendo audição, visão e sentido, para adquirir significação

LOBO FRONTAL

(3° Bloco)
– Estruturação espaço-temporal
– Praxia
– Linguagem expressiva
– Planificação das ações e da linguagem
– Julgamento social
– Controle e regulação exteroceptiva

LOBO TEMPORAL

– Integração auditiva
– Discriminação e sequência dos sons
– Sequência de ritmos

LOBO PARIETAL

(2° Bloco)
– Interação somatossensorial
– Somatognosia
– Espaço agido – Espaço representado
– Autopognosia
– Discriminação tatiquinestésica
– Gnosia tátil dos objetos e dos dedos

LOBO OCCIPTAL

– Integração visual
– Figura-fundo
– Constância da forma
– Posição no espaço
– Cerebelo
– Coordenação de movimentos automáticos e voluntários

TRONCO CEREBRAL

(1° Bloco)
– Atenção
– Vigilância
– Integração neurossensorial
– Integração tônica

MOTORA / SENSORIAL / AUDITIVA / VISUAL

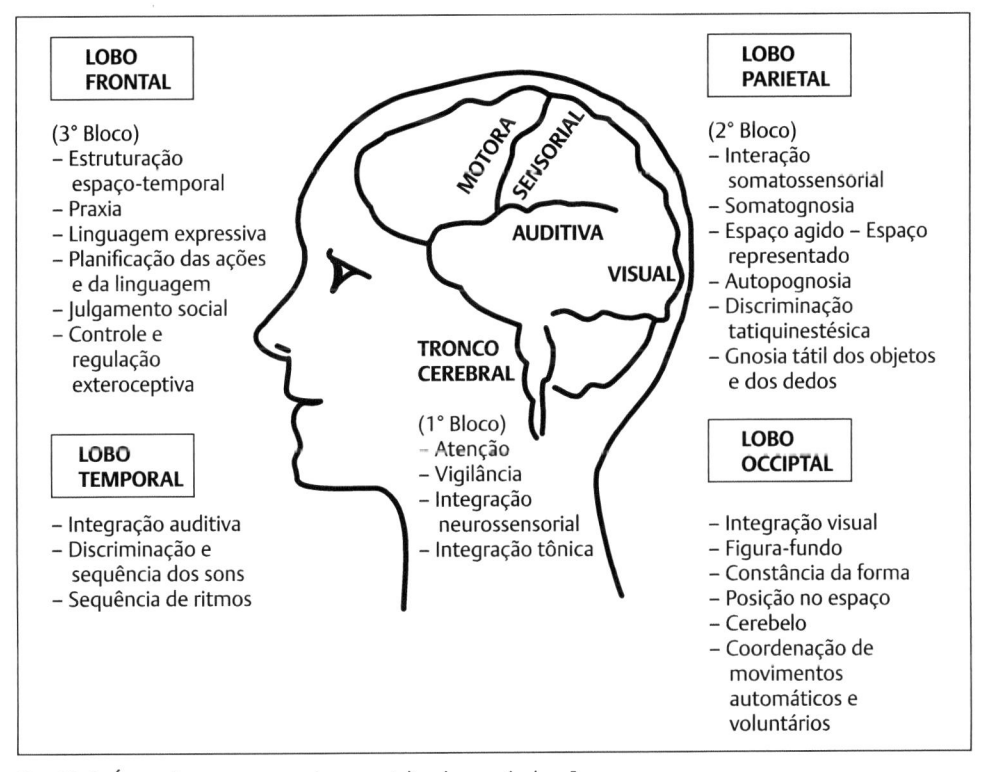

Fig. 11-1. Áreas de processamento especializado no cérebro.[7]

Embora os estudos enfoquem a aprendizagem infantil, associamos, neste estudo, tais processos à aprendizagem do adulto, considerando o processo de aquisição de uma linguagem nova. Como nas crianças, quando as primeiras expressões verbais se associam, a princípio, a experiências não verbais, assim também os primeiros contatos com uma nova linguagem (no caso aqui, o canto) podem ser associados a tais experiências não verbais. No processo infantil, desenvolve-se primeiramente a linguagem falada, a seguir, a escrita e, por último, ocorre a conceitualização, que é o nível mais elevado do processo cognitivo, atingindo toda a espécie de taxonomia e, por meio desse sistema, é possível a generalização e a aquisição de abstração e o pensamento formal. Nesse aspecto, defendo muito a experimentação de sons, ressonâncias e expressão de forma mais lúdica, até que se estabeleça uma relação racional sobre os fenômenos. Mas estes já estarão introjetados no indivíduo de forma espontânea e emocionalmente favorável ao aprendizado no decorrer do processo.

MEMÓRIA E APRENDIZAGEM

Todo aprendizado requer algum tipo de memória para conservação e armazenamento das experiências adquiridas.[6] Do contraste entre uma experiência anterior e a atual se estabelece o controle, que resulta em uma resposta. A memória é composta de dois processos: um bioelétrico (nível nervoso) e outro bioquímico (nível sináptico) que constituem um **engrama** – unidade de memória para conservação da informação, consolidada e integrada pela participação dos ácidos nucleicos. Segundo a teoria da oscilação de Lachman, a amplitude das ondas bioelétricas (ondas alfa) torna-se mais extensa durante a aprendizagem. Ao se estabelecerem as interconexões estímulo-resposta, a transmissão do impulso processa-se sem resistência e sem perdas inúteis, daí a modificação da amplitude das ondas bioelétricas, provocando melhores vias de comunicação neurológica entre os centros receptores, integradores e efetores.[8]

A memória é a base do raciocínio; é indispensável no papel integrativo da análise, seleção, conexão, síntese, formulação e regulação das informações necessárias à elaboração, planificação e execução de comportamentos. Ao repetir para "reconhecer" uma informação, é preciso tê-la "conhecido" anteriormente, e somente assim se pode dar a compreensão de um fenômeno. Esquecer é desaprender ou não ter aprendido, ou mesmo não ter organizado interiormente as informações adquiridas. Memória é essencial ao aprendizado.

A memória é um sistema funcional e inter-hemisférico extremamente complexo que afeta a aprendizagem, principalmente no que diz respeito à memória de curto prazo. Cada vez mais, a memória tem de ser dinamicamente (e não mecanicamente) colocada em situação, pois parece estar provado que a sua treinabilidade facilita a aprendizagem.[9] Ao aprender algo novo, novos circuitos sinápticos se estabelecem, nos quais muitas repetições são necessárias para sua fixação. Além disso, quanto mais áreas de associação cerebral estão envolvidas, mais complexa será a trama de circuitos e mais permanente será a memorização.

Estilos de Aprendizagem

Vários estudos que consultei indicam resultados variados, dependendo da idade, área de conhecimento e outros fatores. Vou partir do fato que em média, em uma sala de aula de ensino regular (não músicos), 46% dos alunos são aprendizes visuais, 35% são cinestésicos e 19% são auditivos.[10] Por outro lado, uma pesquisa realizada com 230 estudantes de medicina apontou que 73% preferem um estilo de aprendizagem,[11] 22% preferem usar dois estilos, 5% preferem usar os três. Neste estudo, 33% preferem o estilo visual, 26% o

Quadro 11-3. Inventário Kolb

O QUÊ?	Pensando/Observando
COMO?	Pensando/Fazendo
POR QUÊ?	Sentindo/Observando
PARA QUÊ?	Sentindo/Fazendo

Quadro 11-4. Inventário de Felder-Silverman

Sentidos × Intuição	Percebem a informação
Visual × Verbal	Informações sensoriais precisam ser lembradas
Ativos × Reflexivos	Focam em processos
Sequencial × Global	Buscam a compreensão

auditivo e 14% o cinestésico. Na minha experiência prática, esta última proporção se assemelha ao que encontro no comportamento da maioria das pessoas. Entretanto o aluno de canto em treinamento é auditivo, visual e cinestésico, nessa ordem.

Os estilos de aprendizagem podem ser analisados de diversas formas[12]. Selecionei os mais relevantes em termos estatísticos. Temos o método VARK (*Visual, Aural/Auditory, Read/write, Kinesthetic*) que é o que usei nesse capítulo (ver www.vark-learn.com). Há a análise do estilo segundo as Inteligências Múltiplas de Gardner, apresentadas no Capítulo 1, e vou incluir um resumo bem sucinto das teorias de Kolb e Felder-Silverman,[12,13] por estarem entre os teóricos mais relevantes dessa área.

Kolb organiza os estilos segundo o Quadro 11-3 e ele adota quatro parâmetros: Pensar, Observar, Sentir, Fazer. Da combinação desses quatro parâmetros, ele organiza a preferência mental dos indivíduos.

Felder-Silverman organiza os estilos segundo o Quadro 11-4 de acordo com o que ele chama de quatro dimensões construídas a partir de parâmetros mentais distintos e opostos: Sentidos × Intuição, Visual × Verbal, Ativos × Reflexivos e Sequencial × Global.

Como cada aluno tem suas características e preferências sensoriais, cada um terá uma tendência maior ou menor para cada uma dessas sensações/percepções, em combinações diversas. Tais tendências vão nos permitir caracterizar o tipo de aluno que estamos orientando e estabelecer a linguagem adequada para ele. Isso será discutido a seguir.

Possibilidades de Linguagens de Comunicação

Como se dá, então, o estabelecimento da linguagem? A linguagem, como sistema simbólico complexo, assenta na compreensão interiorizada da experiência, envolvendo inicialmente a linguagem não verbal, onde o corpo e o gesto, a expressão facial, o contato olho a olho e a dialética das emoções vão dando significações.

Os sentidos são os mecanismos nervosos que coletam as informações sensitivas do corpo. Estes sentidos estão em contraste com os sentidos especiais, especificamente: visão, audição, gustação, olfação e equilíbrio. Para o canto, os mais importantes sentidos a serem desenvolvidos são os mecanorreceptivos: tato, palestesia (vibração) e cinestesia.

Esta primeira fase do aprendizado do canto pode ser associada ao que Brown denomina sons primais do corpo:[14] "Os sons primais (*primal sounds*) são involuntários – chorar, gargalhar, gemidos de surpresa, suspiros. Estes sons são inatos. No Beijing, em Basel ou em Boston, um choro de bebê é seu som primal". No meu trabalho docente, adoto a exploração dos sons primais e os associo ao "resgate espontâneo" da própria voz. Desse modo, podemos convencer o aluno que cantar pode ser visto como um desenvolvimento de algo que já trazemos em nossa essência e não algo totalmente novo e distante do que concebemos como sendo nossa voz original. O aluno de canto, seja em que idade for, está aprendendo uma linguagem complexa e, para tal, é necessário que o professor esteja preparado para abordá-la de forma clara, acessível, estimulante e convincente. Isto demanda um preparo pedagógico que é ainda incipiente no Brasil e já se vê em algumas universidades norte-americanas, como o Westminster Choir College, University of Michigan, e muitas outras que podem ser acessadas pela internet em *ranks* por diversos tipos de categoria.

Levando em conta essa nova linguagem a ser apreendida, reforço o Capítulo 1, onde falo sobre Inteligências Múltiplas. Além de uma mente com predileções variadas, os indivíduos também apresentam predileções em seus sentidos. Somado a isso, somos vítimas da percepção sensorial enganosa. Por isso, acredito que a decomposição da informação é a chave do professor para acessar as percepções sensoriais dos alunos e otimizar a sua comunicação com eles. Essas percepções estão descritas a seguir, considerando que o indivíduo apresenta uma categoria predileta e as demais estão presentes em menor proporção:

- *Prioridade visual:* no caso do canto, o aluno com mais tendência visual que auditiva ou cinestésica é o mais complexo de trabalhar. Em geral, este tipo não percebe facilmente nem informações auditivas, nem tátil-cinestésicas. Neste tipo de aluno, é aconselhável desenvolver uma abordagem do tipo imagética (tendência às imagens simbólicas), estimulando gradualmente os demais sentidos. O trabalho pode parecer um pouco mais lento, pois, neste tipo de aluno, a construção do mapa corporal (integrando os demais sentidos) é mais complexa.
- *Prioridade auditiva:* este tipo de aluno tende a focar nas modificações produzidas no som emitido. Entretanto, há muitos alunos auditivos, com ouvidos absolutos, inclusive, que não percebem *nuances* de timbre (apesar disto ser um tipo de organização complexa de frequências). Outros ouvem o som, fraseiam musicalmente, baseados na imitação, mas não percebem o que estão realmente fazendo. Costumam ser afinados, mas têm dificuldade de perceber as sensações das vibrações desses sons nos ossos do corpo (*palestesia*).[15] Este tipo de aluno prefere uma linguagem mais voltada para informações sonoras do tipo: Você percebe que este som "está feio", "anasalado" ou "gritado"? E outras informações de natureza auditiva. É o tipo mais comum na minha prática docente.
- *Prioridade tátil-cinestésica:* conforme visto no Capítulo 2, os receptores táteis captam principalmente sensações de tato e pressão. Os receptores cinestésicos estão distribuídos em três tipos que se encontram principalmente nas cápsulas e ligamentos próximos às articulações. São chamados mecanorreceptores e são estimulados pelo deslocamento mecânico de alguns tecidos específicos do corpo. Esses mecanorreceptores transmitem ao cérebro informações de movimentos em geral, assim como a sensação de espaço interno, contração e relaxamento da musculatura. É a própria linguagem corporal. Este tipo de aluno tende a compreender com maior facilidade imagens associadas a sensações do tipo: "expanda a garganta", "sinta o céu da boca subir", "tente afastar os ombros das orelhas", "alongue sua coluna", e outros tipos de sugestões que se relacionem a movimentos e sensações táteis. Quero relembrar aqui o conceito de corporeidade.[5] Sem uma filosofia do corpo, que perpasse tudo na educação, qualquer teoria da mente, da inteligência, do ser humano global será falaciosa.

Construção de Linguagem Otimizada

Ao observar que a maioria dos alunos de canto é prioritariamente auditiva, tenho trabalhado na direção da "corporeidade", ou seja, da participação corporal mais intensa, mais presente, aguçando o sentido tátil- cinestésico associado ao devido embasamento científico que fundamenta tal compreensão. Para compreender o corpo é necessária uma base sólida em anatomia, fisiologia e mecanismos neurológicos básicos, que é a proposta deste livro. Por fim, ao definir o tipo de aluno que se está orientando, as informações apresentadas neste livro se tornam fundamentais para o estabelecimento de um processo de ensino individualizado, customizado.

ENSINO-APRENDIZAGEM HOJE

O mundo contemporâneo está imerso em informações diversas desde fatos científicos e até os mais abstratos, incluindo conceitos espiritualistas e quânticos. O homem de hoje pode escolher como nunca na história e, ao mesmo tempo, está submetido a uma avalanche de informações confiáveis, assim como por muitas *fake news*. Essas informações falsas, com origem em todos os campos de conhecimento, acabam por confundir os leitores e por difundir conceitos equivocados. A velocidade com a qual a informação é transmitida nas redes sociais e a liberdade que qualquer pessoa tem para montar um canal na *web* e difundir qualquer tipo de informação podem ser causas de insegurança. Até o momento em que escrevi este livro, ainda não existia uma ação institucional para controlar a informação. Se por um lado há um espaço democrático com total liberdade de expressão nas redes sociais e *web*, este mesmo homem contemporâneo vai ter de aprender a escolher. Vai precisar buscar critérios de avaliação dos fatos e terá que assumir uma conduta de autorresponsabilidade.

Dentro desse panorama, a pedagogia vocal também está inserida nesta trama. A literatura acadêmica sobre voz praticamente já ofereceu a grande maioria das informações que um cantor (principiante ou profissional) precisa saber. Já é aceito pela maioria dos professores de canto e cantores profissionais a importância do conhecimento dos fenômenos fisiológicos e acústicos envolvidos no canto, assim como a otimização do uso da voz cantada com base nos fenômenos de ressonância vocal. Nos grandes centros urbanos, onde se encontram os grandes teatros e salas de concertos e *shows*, já é aceito o fato de que é preciso estudar fisiologia. Na verdade, a maior evidência de que o estudo é ferramenta necessária em um mundo tão competitivo é a grande procura por aulas de canto nas metrópoles mais relevantes do planeta. Além disso, um grande número de cantores também é professor, tanto dentro quanto fora do nosso país. Nos Estados Unidos, por exemplo, é frequente que instituições estimulem seus professores a reduzirem sua carga docente e aumentarem sua carga como *performers*, entendendo a importância de se manter contato com o mercado de trabalho e visibilidade nas mídias.

Outro tema que eu quero trazer à discussão é a questão do gosto estético. Por mais que cada um de nós tenha suas preferências musicais e técnicas, vivemos num mundo plural e globalizado. Obviamente, somos organizados em "tribos", não apenas por causa de nossas escolhas artísticas, mas também por conta de nossas escolhas, sejam políticas e filosóficas, ou no que se refere aos nossos valores pessoais. Inclusive, discussões sobre o "belo" necessitam de estudos filosóficos profundos e não é o caso desse trabalho.

Na verdade, os seres humanos agrupam-se naturalmente por afinidades e isso corrobora ainda mais a teoria das inteligências múltiplas de Howard Gardner e os fundamentos da neurociência. Os estudos, nestas áreas, mostram como o comportamento mental do ser humano e suas funções neurológicas são impactadas pelo estímulo externo. Os aspectos mentais referentes às múltiplas inteligências, que se relacionam com as preferências desenvolvidas por conta dos estímulos recebidos, acabam levando as pessoas a se agruparem por tais afinidades mentais. Não estou defendendo esses agrupamentos, estou apenas apontando o que é hoje um fato científico.

CONCLUSÃO

Pedagogia Vocal é um termo pouco utilizado no Brasil e estamos engatinhando nesse assunto, principalmente, considerando o tamanho do país. Neste livro, procurei agrupar as bases para o ensino-aprendizagem do canto de forma responsável. Não se pode ensinar canto de maneira empírica. Muitos estudos apontam informações científicas de peso para respaldar tanto nosso estudo pessoal quanto no aspecto docente. Por que não consultá-los e adotá-los? Entretanto, como dito na introdução deste livro, a grande maioria dos livros da área estão escritos em idioma estrangeiro, daí a decisão de escrever este trabalho.

Discutir pedagogia vocal é abrir uma enorme porta para inúmeros cantores e professores de canto de todos as partes desse país. Aqui está apenas o início dessa jornada. Cantar é uma atividade complexa, mas apresenta um *modus operandi*. E o conhecimento desse funcionamento nos traz as ferramentas para explorar a arte do canto de modo pleno e consciente.

No próximo e último capítulo, sintetizei de forma objetiva as principais competências de um cantor-ator-professor do mercado de trabalho atual que servem como seu roteiro de estudo.

REFERÊNCIAS BIBLIOGRÁFICAS

1. Guyton AC. *Tratado de fisiologia médica*. 5. ed. Rio de Janeiro: Interamericana; 1977.
2. Fonseca V. *Introdução às dificuldades de aprendizagem*. 2. ed. Porto Alegre: Artes Médicas; 1995.
3. Carvalho IM. *O processo didático*. 4. ed. Rio de Janeiro: Fundação Getúlio Vargas; 1982. p. 33.
4. Hagans WW. *Musicians' learning styles, learning: strategies, and perceptions of creativity*. 2004 (Graduate Studies at Oklahoma State University. Doctor of Education).
5. Assmann H. *Reencantar a educação – rumo a sociedade aprendente*. Petrópolis: Vozes; 2000.
6. Guyton A. *Neurociência básica*. Rio de Janeiro: Guanabara Koogan; 1993. Cap. 19.
7. Fonseca V. *Introdução às dificuldades de aprendizagem*. 2. ed. Porto Alegre: Artes Médicas; 1995. p. 141.
8. Guyton AC. Tratado de fisiologia médica. 5 ed. Rio de Janeiro: Interamericana; 1977. p. 664.
9. Guyton AC. Tratado de fisiologia médica. 5 ed. Rio de Janeiro: Interamericana; 1977. p. 661-5
10. Chedid K. Neurociência e aprendizagem: além dos 5 sentidos. [Acessado em: 21 out. 2018.]. Disponível em:http://info.geekie.com.br/neurociencia-e-aprendizagem/. (FALTA DATA DE ACESSO)
11. Kolb DA. *Learning style inventory*. Boston, MA: TRG Hay/Mcber; 1999.
12. Busan AM. Learning styles of medical students - implications in education. *Curr Health Sci J* 2014 Apr-Jun;40(2):104-10.
13. Felder & Brent. Understanding student differences. *J Engin Educ* 94 (1):57-72, 2005.
14. Brown OL. *Discover your voice –how to develop healthy voice habits*. San Diego: Singular; 1996.
15. Guyton A. Neurociência básica. Rio de Janeiro: Guanabara Koogan; 1993. p. 104-14.

COMPETÊNCIAS VOCAIS: ROTEIRO DE ESTUDO

CAPÍTULO 12

Este capítulo foi elaborado para servir de roteiro de estudo para cantores de todos os níveis. O conhecimento dos mecanismos corporais envolvidos no canto são muitos e, sempre que entro em contato com eles, eu melhoro minha *performance*. Durante o período que escrevi esse livro, cerca de dois meses, eu estava em cartaz e minha técnica melhorou muito, justamente, porque eu estava mergulhada nessas informações e buscando uma forma de otimizar meu instrumento vocal. Organizei as informações em forma de questionário, cujas respostas são bem sucintas. Lembre, o conteúdo abaixo é apenas um roteiro de estudo, um ponto de partida. As bases estão desenvolvidas no decorrer de todo o livro.

O termo **Competência,** usado neste capítulo, pode soar pedagógico e formal, mas quero usá-lo para mostrar sua importância crucial na prática do canto. As quatro **Competências** aqui dispostas tiveram como ponto de partida a minha dissertação de mestrado, cujos dados foram cruzados com a literatura sobre o assunto, e com minha experiência pessoal. Procurei agrupá-los por assuntos afins para facilitar o seu estudo. A seguir estão listadas as **Competências** fundamentais para o canto excelente:

I. Mecanismo respiratório e postura.
II. Mecanismo laríngeo e fonação.
III. Ressonância e amplificação.
IV. Articulação e dicção.

COMPETÊNCIA I
Mecanismo Respiratório e Postura[1-7]
O que é respiração e para que serve?
A palavra tem origem no latim *respiratio.onis* que significa *re* de novo, *spiratio* expirar, ou seja, "expelir novamente". Há dois tipos de respiração no corpo humano, a **respiração celular** e a **respiração pulmonar**, termos estes que causam muita confusão.

A **respiração celular** ou verdadeira respiração é um fenômeno bioquímico intracelular que ocorre nas mitocôndrias (Fig. 12-1). Dentro da bioquímica, de forma bem simplificada, a **respiração celular** é o processo pelo qual nossas células obtêm energia para executar todas as funções intracelulares. Isso ocorre por meio de ligações químicas ricas em energia que são liberadas para construir e movimentar proteínas, multiplicar células, digerir material tóxico, construir e destruir substâncias, e tudo que requer energia no corpo. As mitocôndrias são nosso arsenal primário de energia. As reações químicas podem ser **aeróbicas** (dependentes de oxigênio) e **anaeróbicas** (independentes de oxigênio). O importante a guardar dessas informações é que quanto mais núcleos (onde estão as mitocôndrias)

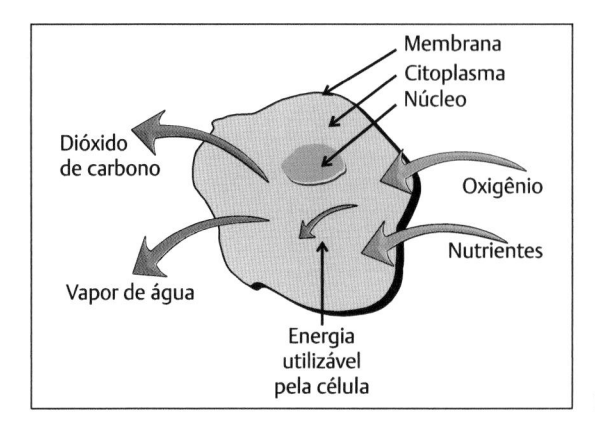

Fig. 12-1. Respiração celular.

uma determinada célula tem, significa que esta célula demanda muita energia, o que é o caso da célula muscular, por exemplo, a mais importante célula da ação e movimento do corpo humano. Um corpo que não tem boa nutrição global não oferece os nutrientes para as suas células e, portanto, não terá energia para cantar.

A **respiração pulmonar** ou **ventilação** (Fig. 12-2) é a parte mecânica que executa duas ações: 1) a **entrada** do ar atmosférico para dentro dos pulmões pelos músculos inspiratórios, gerando uma pressão negativa intratorácica que permite a entrada passiva do ar e 2) a **saída** dos gases resultantes da respiração celular para fora dos pulmões.

O último aspecto sobre a respiração é a **troca gasosa** nos alvéolos pulmonares. O ar atmosférico aquece e é purificado nas cavidades nasais, e percorre o trajeto faringe-laringe-traqueia-brônquios-bronquíolos-árvore brônquica-alvéolos (Fig. 12-3). Nos alvéolos, totalmente circundados por capilares arteriais e venosos, ocorre a troca de O_2 externo pelo CO_2 interno (resultado da **respiração celular**). O oxigênio é o principal combustível celular (além de outros nutrientes) e o dióxido de carbono é o resultado das reações químicas celulares que precisa ser eliminado do organismo.

Qual a relação da postura com a respiração?
Eu afirmaria: TOTAL. O alinhamento postural é um dos aspectos mais importantes para a saúde global do ser humano. Não está apenas relacionado ao canto – mas à vida. Muitos

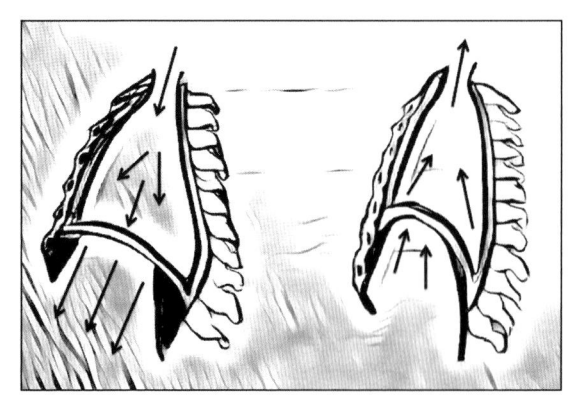

Fig. 12-2. Ventilação pulmonar.

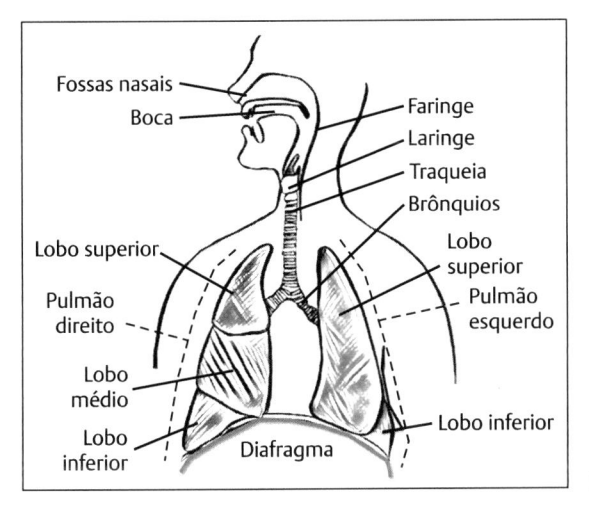

Fig. 12-3. Trajeto do ar até os alvéolos.

problemas de saúde são afetados por posturas inadequadas. Este não é o foco principal desse livro (seria necessário um tratado sobre o assunto), por isso vou focar no que se deve observar ao buscar a postura ideal para o canto.

1. A parte posterior do diafragma relaciona-se com o meio do abdome, exatamente no nosso centro gravitacional. As fibras mais longas do diafragma estão inseridas na porção mais interna das três primeiras vértebras lombares (L1, L2, L3). Inspirar tem impacto na postura e vice-versa.
2. Os músculos respiratórios mais fortes estão inseridos na superfície interna da coluna lombar.
3. Os músculos da postura relacionam-se com as pernas e pelve por meio dos músculos psoas maior e menor (Fig. 12-4), dentre outros.
4. As cadeias musculares se entrelaçam e interferem diretamente umas nas outras, formando uma grande rede interdependente.
5. A musculatura abdominal é responsável por sustentar e manter a estabilidade da coluna vertebral.

Ou seja, a postura adequada é **crucial** para a boa respiração e para o canto profissional excelente.

O que fazer para obter uma boa postura?

Dois aspectos precisam ser considerados: (a) qual deve ser a postura mais adequada e (b) que atividades colaboram para a boa postura. Na literatura, a indicação de boa postura é descrita, a seguir, com foco na Técnica de Alexander:[1-7]

1. A cabeça direcionada para o alto e para frente.
2. Os ombros relaxados.
3. A coluna vertebral alongada mantendo as curvaturas naturais das regiões cervical e lombar.
4. A posição do osso esterno deve ser ligeiramente alta, correspondendo a uma posição de elegância apenas.

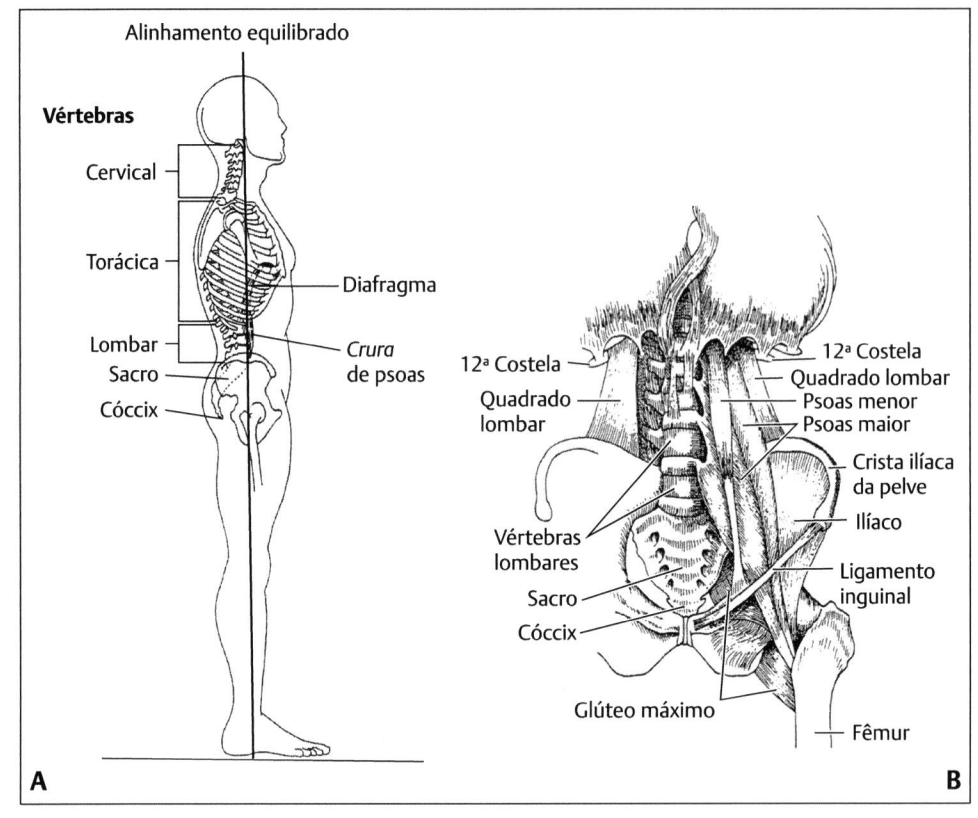

Fig. 12-4. Alinhamento postural (**A**) e psoas maior e menor (**B**). (Adaptado de Brown.)[8,9]

5. A pelve deve ser mantida ligeiramente basculada para frente, sem trancar os músculos glúteos ou retificar a curva da lombar.
6. Os joelhos não devem estar tensos ou trancados, nem empurrados para trás.
7. Os pés devem estar abertos criando uma base adequada para o corpo, como se fosse um "pé de pato" usado pelos nadadores.

Que exercícios são aconselháveis para a boa postura?

Quatro exercícios fundamentais têm me ajudado a ajustar a postura:

1. Posição semisupina usada na Técnica de Alexander (Fig. 12-5A) – deitar com o abdome para cima, com as pernas semiflexionadas. Descansar as duas mãos sobre a borda das costelas. Apoiar a cabeça sobre um livro de cerca de 3 a 4 cm de espessura, acomodado exatamente na saliência chamada crista occipital externa, cerca de quatro dedos acima da nuca. Esta posição acomoda as vertebras longitudinalmente e alonga toda a coluna, trazendo uma consciência corporal sutil e redirecionando o corpo gradualmente para essa nova posição. Ficar nessa posição por cerca de 5 minutos, pelos menos, uma vez ao dia.

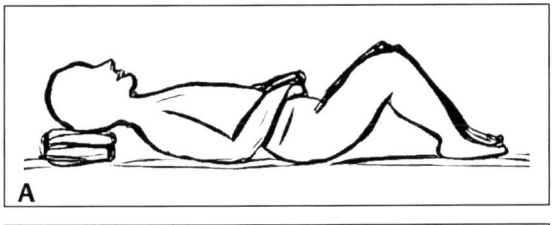

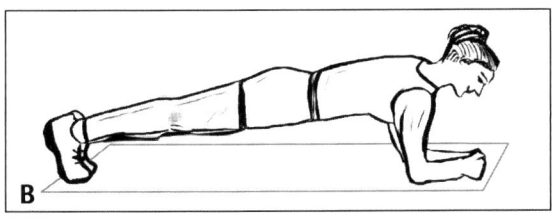

Fig. 12-5. Semisupina (**A**) e prancha (**B**).[1-7]

2. A prancha – este exercício fortalece toda a musculatura posterior da coluna vertebral com grande trabalho do abdome, braços e pernas. Apoiar-se de bruços sobre os braços e ponta dos pés com toda a coluna e pernas em uma linha reta com a cabeça. Ficar nessa posição por 15 segundos e repetir três vezes (Fig. 12-5B).
3. O equilíbrio postural na ponta do pé da ioga – subir na ponta dos pés com os braços alongados acima da cabeça com as palmas das mãos unidas. Fazer cinco respirações lentas nessa posição, pelo menos, uma vez ao dia (Fig. 12-6).

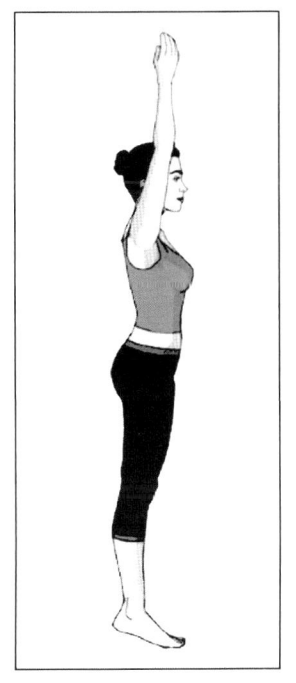

Fig. 12-6. Equilíbrio postural da ponta do pé.

4. Ajuste postural espontâneo – com os pés paralelos no chão, durante a inspiração, elevar os braços com os dorsos das mãos tocando um ao outro. Expirar descendo os braços lentamente, trazendo as mãos até o quadril de cada lado, com as palmas viradas para fora e depois para baixo. Observar onde o corpo ficou e buscar manter a postura obtida dessa posição. Fazer essa sequência três vezes seguidas, pelo menos, uma vez ao dia e sempre antes de cantar.

Quais são os tipos de respiração?

Há três tipos básicos de respiração: 1) **clavicular**; 2) **costoabdominal** e 3) **abdominal**. São divididos didaticamente, mas estão interligados na prática. Não conseguimos separá-los totalmente, mas conseguimos compreender a predominância de um tipo sobre o outro (Fig. 12-7).

1. A **respiração abdominal** é realizada com a expansão do abdome. O diafragma contrai na inspiração, desce e empurra as vísceras abdominais para baixo e para frente. É a respiração original dos bebês e também muito utilizada na ioga e em exercícios de respiração profunda.
2. A **respiração costoabdominal** é realizada com a expansão das costelas e a cinta abdominal. O peito (osso esterno) sobe ligeiramente, a circunferência do tórax expande-se lateralmente, assim como a cintura abdominal próxima à costela, e o pulmão fica cheio de ar. Essa é a respiração usada no canto. Pode ocorrer uma tendência para uma respiração mais alta (costal) ou mais baixa (abdominal). Depende da natureza do cantor e de seu tipo vocal. O *appoggio* defendido por Miller é costoabdominal central.
3. A **respiração clavicular** é uma respiração alta na qual o indivíduo inspira subindo os ombros e a clavícula. Essa inspiração é usada apenas na respiração forçada e é inadequada para o canto saudável por sobrecarregar a região da musculatura de ombros e pescoço.

A respiração que deve ser adotada no canto é a respiração costoabdominal (Fig. 12-7B): uma mistura equilibrada do uso da expansão costal e abdominal em harmonia com as demandas laríngeas. Eu costumo dizer que devemos respirar como se tivéssemos uma cinta costoabdominal que ocupa toda a nossa circunferência do tronco.

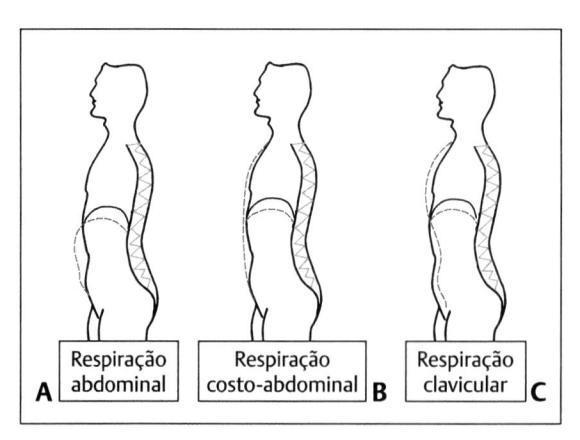

Fig. 12-7. Tipos de respiração: (**A**) abdominal, (**B**) costoabdominal, (**C**) clavicular.

Devo treinar minha respiração?

Com certeza. A respiração é treinável e "ampliável". Vários exercícios melhoram a respiração como, por exemplo: 1) exercícios que aumentam a capacidade respiratória; 2) exercícios que organizam e estabilizam a saída do ar (o canto é uma expiração altamente treinada) e 3) exercícios que desenvolvem a coordenação fonorrespiratória.

1. Para aumentar a capacidade respiratória, eu adoto o [s] longo no qual se deve inspirar e liberar o fonema [s] por pelo menos 30 segundos. Esse exercício não causa vibração das pregas vocais e amplia o tempo de expiração, promovendo o desenvolvimento da competência de administrar a saída de ar.
2. Os exercícios que organizam, além do [s], são os que já possuem alguma função fonorrespiratória (ver adiante), pois trabalham com a vibração das pregas vocais. Meus prediletos são sustentação do [v] e [β] (misto de b e v) em notas paradas sustentadas ou deslizando (*glissando*) por vários tons do grave ao agudo e retornando ao grave;
3. Os exercícios com "impedância retroflexa" (resistência contrária à direção do ar) são: a) exercícios com tubo na água – usar uma garrafa de 500 mL e encher até a metade com água, usar um tubo de vidro próprio para exercícios fonorrespiratórios e assoprar sutilmente sons graves sustentados longos, com o tubo ajustado na metade da água utilizada e b) colocar três dedos verticalmente sobre os lábios quase completamente fechados e emitir um som sustentado na região da fala (de A2-C3 para as mulheres, e de C1-E1 para homens). Perceber a contrarresistência que se estabelece na direção da laringe.

   ATENÇÃO: Esses exercícios devem ser feitos com a supervisão de um professor de canto ou fonoaudiólogo especializado em cantores. É preciso manter um *feedback* permanente do uso de exercícios com retroflexão.

Exercícios físicos melhoram a respiração?

Certamente. No Capítulo 3, você encontra uma discussão sobre sistema estrutural e treinamento. Para o cantor profissional, exercícios globais, com uma boa quantidade de aeróbicos, são fundamentais para o desenvolvimento de uma boa competência respiratória. As atividades físicas são de escolha pessoal, mas algumas são indubitavelmente prioritárias, a meu ver. Eu indico três atividades altamente aeróbicas, que são:

1. **Natação:** por sua ação sistêmica global e demanda respiratória médio-alta. Para mim, este esporte é o que apresenta a relação mais benéfica quanto ao **melhor** efeito corporal positivo e **baixa** lesão corporal.
2. **Corrida:** por sua ação no aumento da resistência física. Entretanto, a corrida oferece um alto impacto nos joelhos e pés, que nem todos os indivíduos podem suportar. É um exercício muito bom, mas exige acompanhamento de um especialista.
3. *Spinning* **ou** *biking:* estes esportes apresentam grande ação aeróbica com menos impacto sobre a coluna, joelhos e pés. São atividades de alto consumo calórico, também indicados para perda de peso.

Também indico três atividades menos aeróbicas, mas de grande efeito para o tônus global e harmonia corporal:

1. **Ioga:** a mais antiga das três. As bases da ioga, em termos de harmonização global do corpo, na minha opinião, são as mais adequadas para o cantor. Obviamente, alguns

movimentos muito complexos podem causar sobrecarga ou danos nas articulações. Logo, é muito importante ter um instrutor consciente e especializado no trabalho com cantores-atores.
2. **Técnica de Alexander:** esta técnica (ver mais detalhes no Capítulo 1 deste livro) foi criada para o desenvolvimento de um alinhamento postural ideal e conceitos de auto-observação permanente e mudança de hábitos com inteligência. Trata-se de um trabalho de consciência corporal a serviço do cantor-ator que libera as tensões excessivas da respiração e redireciona nossa maneira de lidar com o corpo.
3. **Pilates:** Pilates, para mim, é uma evolução da ioga e da Técnica de Alexander com o uso de máquinas. Esta técnica foi desenvolvida com o uso de molas das camas dos leitos do período da guerra para a realização de fisioterapia nas vítimas de combate. As molas com diversos pesos promovem um tremendo fortalecimento geral. É um excelente recurso de tonificação global e consciência corporal.

Novamente, a escolha da atividade física é individual. Já usei as três atividades em períodos diferentes da minha carreira. Hoje, opto pela ioga por uma questão de identidade e praticidade, pois é possível praticá-la várias vezes ao dia, em qualquer lugar, se necessário, sem a necessidade de máquinas, pesos ou demais elementos usados em academias. Mas nem todos se identificam com a ioga. Não importa a atividade que você escolher, mas, se você quer ser um profissional excelente, precisa praticar exercícios físicos regulares.

O que é apoio?

Um assunto muito polêmico. O conceito de apoio/suporte/controle respiratório para o canto, ou qualquer outro nome que seja dado a essa atividade, refere-se a um estado de prontidão e uma "tensão" (no sentido tônus ideal) de origem muscular abdominal e intercostal, que sustenta a coluna de ar. Na verdade, como já foi dito, postura e respiração estão absolutamente intrincadas como função, e os músculos laterais e dorsais do tórax são os grandes protagonistas do apoio para o canto (Fig. 12-8).[8,9]

Apoiar a voz ou sustentar a coluna de ar é uma arte complexa, mas não precisa ser complicada. Durante o estudo do canto, cada cantor acaba adotando sua própria percepção. Entretanto, um aspecto é comum à maioria dos cantores profissionais: a sensação de **fazer nada** que se sente quando todo o sistema está em equilíbrio.

O mais importante é saber que há tendências entre os cantores e professores de canto de se referirem a um apoio para dentro e outro para fora (ver mais adiante). Estes dois extremos poderiam ser considerados o preto e o branco, sendo que entre um e outro há "cinquenta tons de cinza". Ou seja, o apoio responde às demandas vocais e interpretativas, e deve respeitar a natureza vocal de cada cantor.

É muito importante aprofundar esse assunto lendo com atenção o conteúdo do Capítulo 4 deste livro.

O diafragma é usado para cantar?

NÃO! O diafragma só INSPIRA! Logo... NÃO CANTA! Um dos maiores equívocos da técnica vocal é o uso de termos como: "Cantar **com** o diafragma" ou "Cantar **no** diafragma". A literatura afirma[14] o seguinte: o diafragma está inativo durante a expiração, seja ela silenciosa ou sonora. Uma vez que não apresenta sensação **proprioceptiva**, pois não há receptores

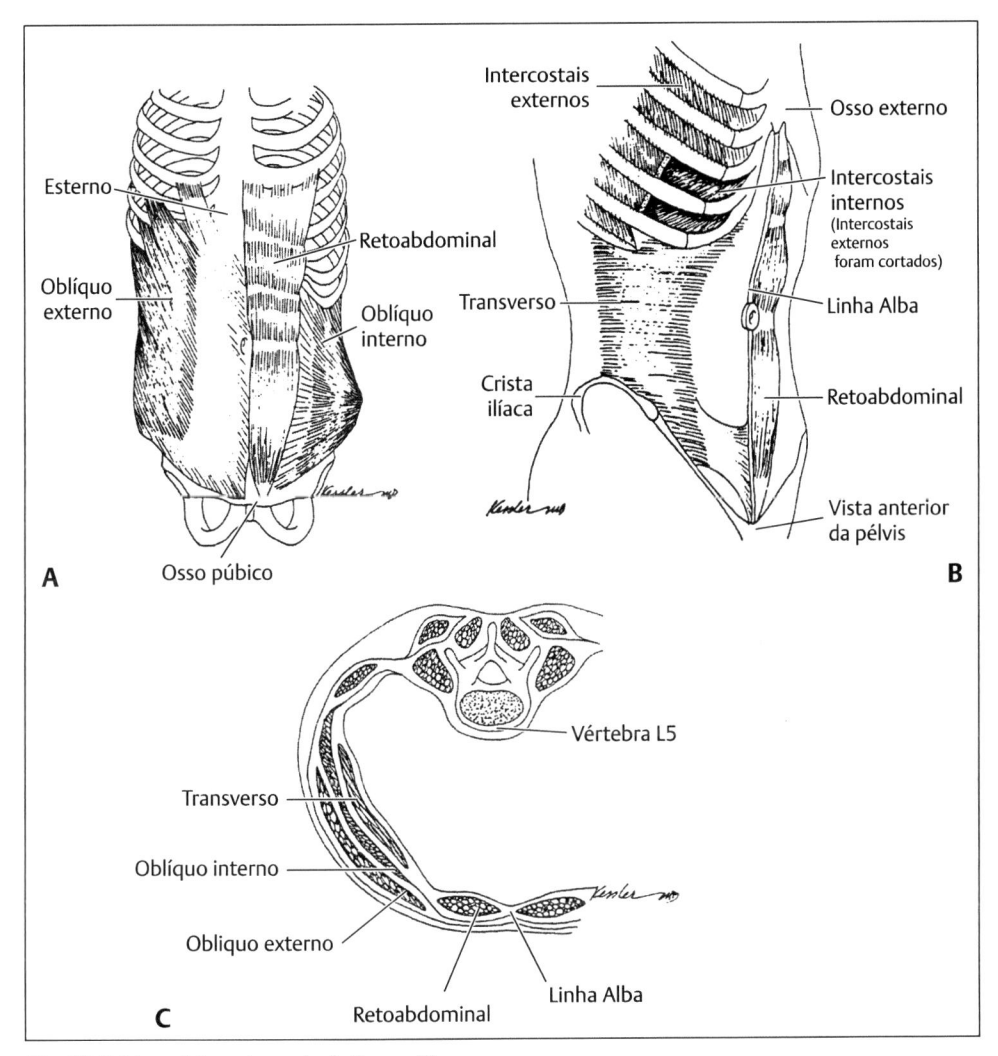

Fig. 12-8. Musculatura do apoio de Brown.[8,9]

sensoriais de movimento nessa área, os movimentos do diafragma não podem ser sentidos. Uma vez que está estendido horizontalmente entre os pulmões e os intestinos, o diafragma NÃO PODE ser visto pelo lado de fora do corpo. O que pode ser observado na inspeção externa é somente a ação dos MÚSCULOS ABDOMINAIS (Fig. 12-8). É uma falta de noção quando qualquer cantor ou professor de canto afirma: "Olhe o meu diafragma" ou "Coloca aqui a mão no meu diafragma". Isso não é possível.
Não há atividade muscular do diafragma durante o canto!

Testes de **E**letro**m**iografia (**EMG**) foram feitos e comprovaram que não há ação eletromiográfica durante o canto. Ele está ativo apenas na inspiração e o ato de cantar é EXPIRATÓRIO.

Quais são os tipos de apoio?
Um dos maiores problemas para explicar apoio é a percepção peculiar de cada indivíduo. Nossos sentidos são **enganosos**, como afirma F. M. Alexander (ver Capítulo 1), e, por isso, nós tendemos a descrever nossas sensações "do nosso jeito". Há duas tendências extremas na questão do apoio:[10,11] 1) o grupo dos que percebem o apoio como sendo uma tensão abdominal "para dentro" (*Belly In*); 2) o grupo dos que percebem o apoio como sendo uma sensação mais baixa, na altura da cintura, de expansão "para fora" (*Belly Out*). Entre um extremo e outro há muitas *nuances*, e tais *nuances* acabam sendo colocadas, todas, como se fossem um mesmo padrão. O apoio defendido pelos autores mais conceituados na literatura (liderados por Richard Miller) afirmam que o *appoggio*, conceitualmente falando, é um conjunto de ações que envolve músculos expiratórios e inspiratórios, juntamente com músculos posturais, em perfeito equilíbrio antagônico. Tais músculos em equilíbrio, aliados ao osso esterno ligeiramente elevado e a laringe ligeiramente abaixada, levam a uma utilização otimizada e flexível dos ressonadores acima da laringe. A coordenação fonorrespiratória é estabelecida de modo integrado e livre.

Como estudar apoio?
O estudo do apoio, em minha opinião, deve ser feito depois do estabelecimento de uma boa compreensão do funcionamento dos articuladores e ressonadores, ou seja, do "instrumento vocal" no trato respiratório alto. Apesar de o sistema fonatório estar todo interligado, o estudo do apoio em um instrumento desajustado resulta na intensificação de tais desajustes. Depois de estabelecidas as competências fundamentais do instrumento (ressonância e articulação), pode-se dar mais atenção ao apoio. Obviamente, o professor consciente já estará observando a respiração de seu aluno e dando algumas direções para melhorar a sua *performance* respiratória. Mas o foco direto no apoio deve ser feito *a posteriori*. Essa opinião é defendida por muitos autores e pedagogos vocais que tenho consultado.[8,32]

Os exercícios iniciais para estimular o apoio são os exercícios em *staccato* (do italiano: destacado, notas curtas). Podem ser feitos com ou sem fonação. Sem fonação são os exercícios que usam consoantes surdas (atualmente chamadas de não vozeadas, *unvoiced*), tais como [s] de **seu**, [f], de **faca**, [ʃ] de **chuva** e [p] de **pedra**. O uso de consoantes sonoras (agora chamadas vozeadas, *voiced*), além do trabalho do apoio, é também um trabalho de exercícios de caráter fonorrespiratório.

O que é coordenação fonorrespiratória?[12-14]
Coordenação fonorrespiratória é coordenação entre a fonação e a respiração. O ar expirado, apoiado, ao passar pelas pregas vocais **aduzidas** (aproximadas), produz o **som fundamental** na **fonte** (pregas vocais), e, a seguir, é enriquecido e amplificado no **filtro** (trato vocal). Em resumo, a coordenação fonorrespiratória é a integração entre **apoio** e **fonação**. A falta de boa coordenação fonorrespiratória resultará em uma voz dura e sem harmônicos, pois o ataque e liberação do som são mal realizados.

O que é ataque do som (onset) e liberação do som (release)?[15-17]

A maneira como se "ataca" ou "dispara" um som vocal define a maneira como ele será "liberado" (*released*). Para o treinamento lírico, este refinamento técnico é primordial, enquanto, no estudo do canto popular, esta competência vai caracterizar o refinamento e o controle técnico do cantor. Vozes bem treinadas apresentam um ataque mais equilibrado e, principalmente, um controle voluntário sobre ele.

Mara Behlau[19] considera duas características da emissão vocal: o **ataque (*onset*)** e a **estabilidade**. Dentro da descrição da fonação, o ataque vocal é como se inicia o som e está relacionado com a configuração glótica (desenho do espaço entre as pregas vocais) no momento da emissão. O ataque vocal pode ser classificado em: 1) **isocrônico** (suave, equilibrado ou normal), no qual a fase expiratória coincide com o início da vibração da mucosa das pregas vocais; 2) **brusco** (com tônus muscular elevado no momento da adução – aproximação das pregas vocais) e 3) **soproso** (com coaptação insuficiente – aproximação frouxa – das pregas, e com grande perda de ar).

Richard Miller[17] considera o ataque vocal decisivo não só na frase musical, mas em todo o trabalho do cantor, que deve priorizá-lo em seus exercícios diários de treinamento. O ataque ideal, preconizado pelo autor, é o **equilibrado**, que demonstra o equilíbrio dinâmico da musculatura da laringe e sua elasticidade. Os tipos de ataques apresentados por Miller são: 1) suave (*soft*); 2) duro (*hard*) e 3) equilibrado (*balanced*). O autor sugere que se desvincule a ideia de ataque com agressividade e se pense em *onset* ou início – preservarei o termo ataque com essa ressalva. No **ataque duro** (golpe de glote, clique glótico, plosivo), as pregas encontram-se fechadas antes da fonação, gerando grande pressão abaixo das pregas vocais, ocorrendo o estalo na liberação brusca dessa pressão (exemplos: grito e grunhido). O **ataque suave** corresponde ao aspirado e de baixo tônus referido por Behlau, no qual o ar sai antes do som vocal (p. ex., na voz do aluno iniciante). Miller denominou o **ataque equilibrado** de "regulação pré-fonatória" (*prephonatory tuning*) da musculatura da laringe, uma sintonia que acontece não somente no ataque, mas em todo o canto e na fala.

Conclusão de respiração e apoio

O mecanismo respiratório, o ataque do som, o apoio, integrados na coordenação fonorrespiratória, são competências fundamentais para o canto excelente. Muitos autores defendem que não se deve buscar o controle respiratório obsessivamente no início dos estudos, mas procurar encontrar uma respiração que responda às demandas artísticas e de fraseado. Logicamente, cada um de nós terá uma preferência corporal e mental no seu processo, e isso deve ser respeitado. Mas, a literatura e a experiência de professores e cantores profissionais de muitos anos de carreira certamente servem para apresentar atalhos relevantes para o cantor iniciante.

Muitos músculos e mecanismos mentais estão envolvidos no processo da respiração artística. Para aqueles que pretendem ensinar, pesquisar e aprofundar seu próprio conhecimento nesse assunto, há várias indicações feitas aqui e em outras partes deste livro. Há uma seção especial sobre sistema respiratório (Capítulo 4) e sistema estrutural (Capítulo 3) que complementam este pequeno roteiro para seu estudo da respiração. Além disso, na seção Corpo Integrado (Capítulo 1) e na seção Neuroplasticidade e Aprendizagem (Capítulo 2), há uma discussão sobre a maneira cerebral de se pensar o estudo do canto, tema este que foi a grande inspiração para minha carreira artística.

COMPETÊNCIA II
Mecanismo Laríngeo e Fonação
O que é sistema fonatório e por que mudaram o nome (antes era aparelho fonador)?

O nome aparelho fonador tornou-se um termo inadequado, pois não há UM aparelho, mas sim um SISTEMA formado por várias partes funcionais do organismo que colaboram para que ocorra a fonação. O **sistema fonatório** pega emprestado estruturas do sistema digestório (que também mudou de nome), sistema respiratório, assim como do sistema que eu denominei, nesse livro, de estrutural (musculoesquelético).

O sistema fonatório, na verdade, tem a função "ancestral" de impedir que alimentos sólidos penetrem nos pulmões. Mas o homem pré-histórico resolveu gritar, depois falar, começou a cantar, descobriu os agudos e agora decidiu cantar em regiões desumanas. O sistema fonatório tem também a função de, pela aproximação das pregas vocais, produzir os sons tanto da fala quanto do canto. É um sistema único com vários possíveis **ajustes** que nos permite falar de diversas maneiras (como, por exemplo, os dubladores e ventrílocos) e cantar em diversos gêneros e estilos. Mas lembre que os princípios físicos desse instrumento são os mesmos para qualquer técnica, os **ajustes** acústicos é que mudam.

O sistema fonatório é desprovido de sensibilidade tátil e de dor. Por isso, as alterações por alergias, alterações hormonais, traumas ou outras causas, manifestam-se pela alteração da qualidade vocal, não pela sensação de dor. As sensações de "dor de garganta" ocorrem, em geral, na faringe ou na musculatura extrínseca (do pescoço em torno da laringe). Guarde bem essa informação.

O instrumento vocal, principal elemento do Sistema Fonatório, é formado pelas pregas vocais (**fonte glótica**) e pelo trato vocal (**filtro**), este último é um tubo de paredes variáveis que se estende desde as pregas vocais até os lábios, incluindo a cavidade nasal (principalmente na emissão de fonemas nasais). Neste tubo ocorrem os principais fenômenos acústicos da fonação: desde o som fundamental, produzido na **fonte**, até a produção de todos os demais harmônicos (parciais) e seus formantes no **filtro** (Fig. 12-9).[18]

O que é importante saber sobre a fisiologia da laringe?

Se você é um professor, eu diria tudo. Se você é cantor profissional, eu diria o bastante para que você tenha um grande controle técnico vocal e autoconhecimento para saber suas possibilidades e limites vocais e físicos. Muitas vezes, nós nos subestimamos ou abusamos da voz por falta de informação. Se você é fonoaudiólogo, mais do que tudo. Se você é otorrinolaringologista, praticamente o dobro do tudo.

O importante é ter uma noção clara da estrutura do sistema fonatório (ossos, cartilagens e músculos intrínsecos e extrínsecos), conhecer os mecanismos laríngeos de peso e leveza, conhecer a acústica do instrumento vocal e os ajustes possíveis, conhecer as alterações mais frequentes por mau uso da voz, e saber cuidar do seu instrumento. Enfim, as bases que governam todo esse sistema e saber "dirigi-lo".

A seguir, você vai ter um resumo do assunto por meio das imagens das estruturas principais para começar a entender esse mecanismo e, no Capítulo 5, você encontrará uma explicação mais detalhada sobre este assunto (Fig. 12-10).

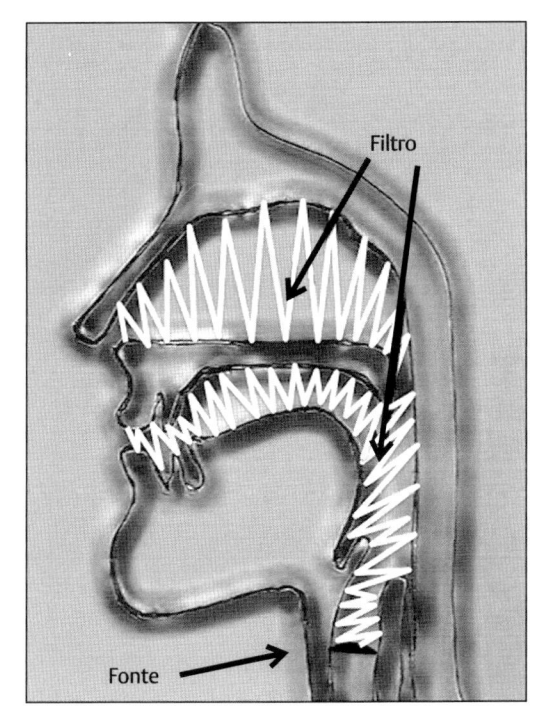

Fig. 12-9. Trato vocal: fonte e filtro.[18]

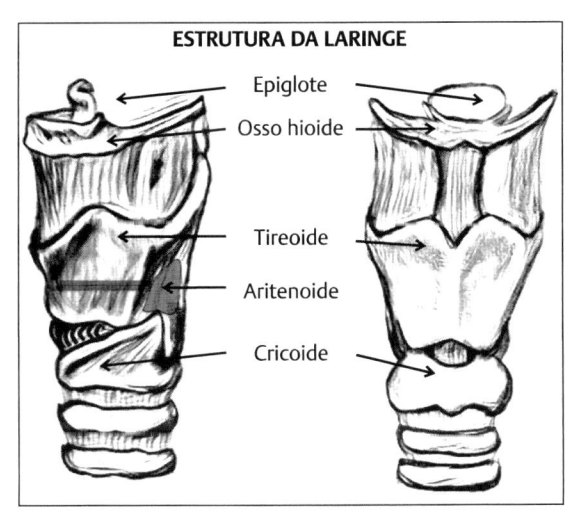

Fig. 12-10. Estrutura da laringe: ossos e cartilagens principais.

Quais são os músculos intrínsecos da laringe e sua função?

Vou descrever os músculos intrínsecos de forma resumida. Pense que sua laringe é um tubo, fechado na frente e semiaberto atrás, em conexão com a faringe, por onde passam os alimentos. Sempre digo que **faringe** é por onde passa **farofa** (se passar pela laringe, o risco de asfixia é muito alto). Os pequenos e delicados músculos laríngeos estão dispostos de maneira a executar as seguintes ações: **tensionar, afastar** e **aproximar,** assim como **adelgaçar** e **espessar** as pregas vocais. É comum que professores de canto foquem na função de dois músculos principais que são o **TA** e o **CT**. O **TA** é o músculo **T**ireo**a**ritenóideo que forma o corpo da prega vocal, o músculo de carga, de trabalho físico, de peso. Por outro lado, o **CT** é o músculo **C**ricotireóideo que faz com que a prega vocal se alongue e fique delgada, é o músculo da leveza, do agudo. Entretanto, estes músculos não trabalham sozinhos – vários músculos em conjunto realizam os vários ajustes **dentro** da laringe, por essa razão são chamados de **intrínsecos**.

Os outros músculos intrínsecos são o **CAP,** que tem a função de afastar (**abduzir**) as pregas vocais, o **CAL** e o **AA,** que aproximam (**aduzem**) as pregas vocais. O músculo **AA** ajuda a fechar as pregas vocais na parte de trás (posterior) e, por fim, o **AE** que não ajuda diretamente na produção do som fundamental, mas é primordial para a produção dos ajustes de *belting* e do canto lírico (Fig. 12-11).[19] O importante é reconhecer que há um mecanismo de peso e leveza e que vários músculos estão envolvidos nesses ajustes na própria laringe. Também é relevante considerarmos que são treináveis como qualquer músculo voluntário do corpo humano. O estudo da técnica vocal é uma atividade muscular e exige conhecimento e domínio dessa competência.

O que é mecanismo de peso e mecanismo de leveza?

Mecanismo de peso é aquele onde a predominância de ação está a cargo do músculo tireoaritenóideo (**TA**). O mecanismo de leveza é aquele onde a predominância de ação está a cargo do músculo cricotireóideo (**CT**). Preste atenção no conceito de predominância de ação – eles não fazem tudo sozinhos.

Entretanto, ocorre uma negociação permanente entre os músculos de peso e leveza para cada região da voz. Os músculos de todo o corpo apresentam diversas funções e um mesmo músculo ora pode estar numa posição de contração, suporte, ou em posição de alongamento. Podem agir como agonistas, antagonistas ou de apoio. Essas funções são trocadas entre eles de maneira muito integrada. No caso da voz, pense em um grupo de músculos, liderados pelo TA, que tem a incumbência de suportar carga, sustentação, tensão. Um outro grupo, liderado pelo CT, tem a incumbência de alongar, adelgaçar, flexibilizar. Do conjunto desses dois grupos, nós teremos os ajustes graduais, desde o som mais pesado até o mais leve. Mas atenção, quando produzimos alterações de timbre, estaremos usando as paredes do trato vocal e os articuladores (isso está explicado, em detalhe, nos Capítulos 5 e 6 deste livro). As cores e nuances vocais dependem dos músculos laríngeos intrínsecos e extrínsecos e do desenho que se estabelece no trato vocal. É um conjunto de fatores. Observe o gráfico na Figura 12-12 sobre a transição dos mecanismos de peso e leveza: enquanto a ação do TA é mais intensa no grave e decresce para o agudo, a ação do CT cresce na mesma direção. Jamais o TA estará inativo no agudo e jamais o CT estará inativo no grave. Ambos estão ativos em toda a extensão vocal.[18]

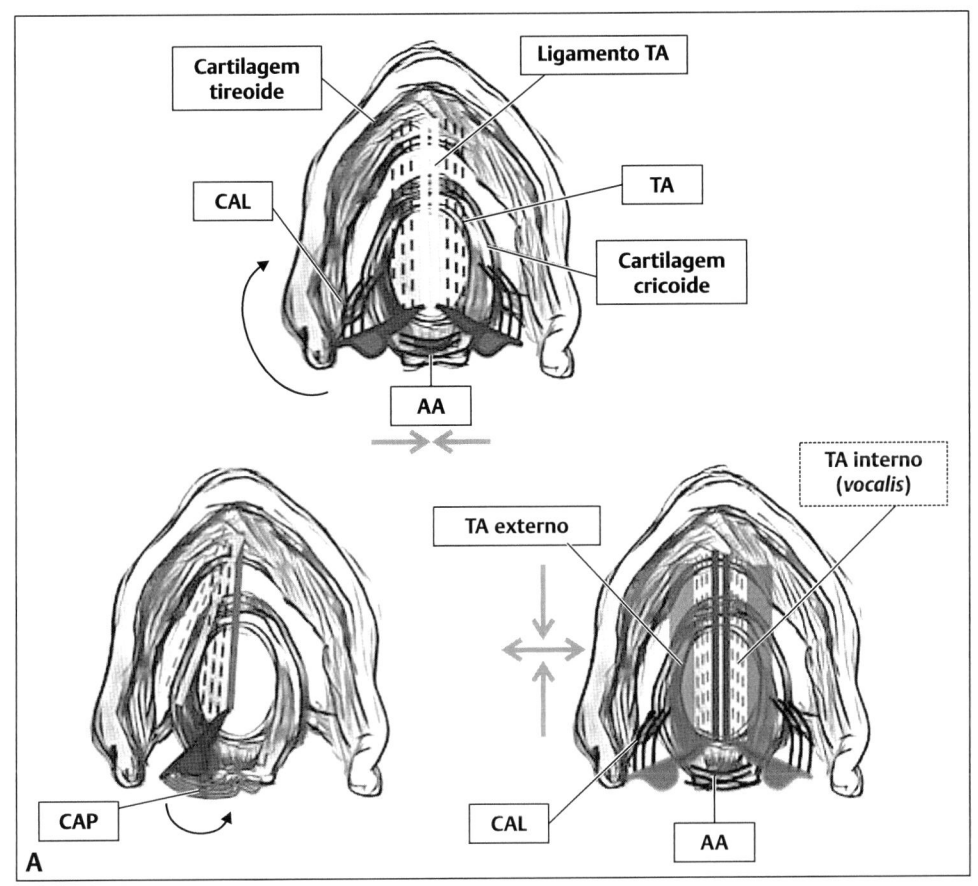

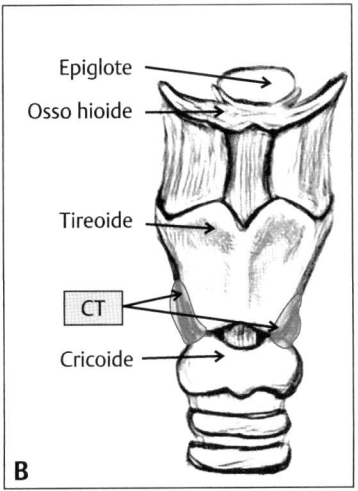

Fig. 12-11. (**A**) Músculos intrínsecos da laringe; (**B**) CT – visão anterior (adaptada de Behlau).[19]

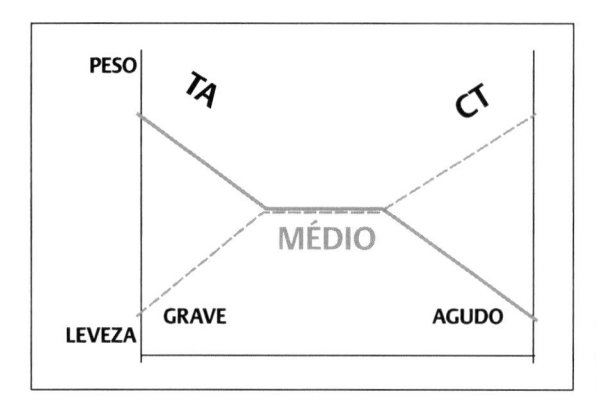

Fig. 12-12. Peso e leveza (adaptada de Pinho e Pontes). Os músculos TA e CT em equilíbrio para produzir o registro médio.[18]

Quais são os músculos extrínsecos da laringe e sua função?

Os músculos extrínsecos recebem este nome porque estão no entorno da laringe, não participam da fonação diretamente, mas são músculos estruturais e fundamentais para a boa fonação. São divididos em **supra-hióideos** (acima do osso hioide) e **infra-hióideos** (abaixo do osso hioide). Os "supra" elevam o hioide e, por consequência, a laringe. Os "infra" abaixam o hioide e a laringe. Como a posição ideal da laringe é uma posição intermediária, esses músculos, em perfeito antagonismo, procuram equilibrar a laringe nessa posição. Algumas posições laríngeas muito usadas pelos cantores são: a) lírico com excesso de abaixamento; b) lírico com ajuste médio ideal; c) *belting* com ajuste médio-alto ideal e d) *belting* com ajuste excessivamente alto. Nos casos dos ajustes para a técnica do *belting*, este último caso é desnecessário. O importante é saber reconhecer a posição média da laringe. Eu defendo que uma laringe estável é uma laringe que está "pendurada" na gravidade. Abaixamentos forçados causam estresse sobre a musculatura delicada do sistema. É muito possível cantar tanto na técnica lírica, sem tanto abaixamento, quando na técnica do *belting*, sem tanta elevação.

Como funcionam as pregas vocais normais?

As pregas vocais normais, de forma bem simplificada, são compostas por um corpo (músculo vocal) e por uma cobertura (borda livre). A borda livre é a estrutura que vibra, enquanto o corpo dá a estrutura, o desenho, o suporte interno para que as pregas vocais possam tomar certa forma e gerar um determinado som.

Se o corpo está encurtado e espessado, a borda livre produzirá um som grave. Se o corpo estiver alongado e adelgaçado, a borda livre produzirá um som agudo. Estes são os princípios dos dois registros principais – grave e agudo (ver detalhes no Capítulo 7). Entre os dois extremos grave e agudo da extensão vocal, podemos produzir inúmeras *nuances*, mas a maioria delas depende mais diretamente dos ajustes de trato vocal (filtro).

Para que haja a vibração das pregas vocais, elas precisam se aproximar por ação dos músculos intrínsecos. O ar expiratório, que vem dos pulmões, passa no espaço entre elas (glote) e promove mais aproximação pelo efeito Bernoulli (uma pressão negativa entre as mucosas) que causa um fechamento com vibração das mucosas. Da vibração das pregas vocais é produzido o som fundamental, que, a seguir, é reforçado (enriquecido) no seu trajeto até irradiar pela boca e demais ressonadores.

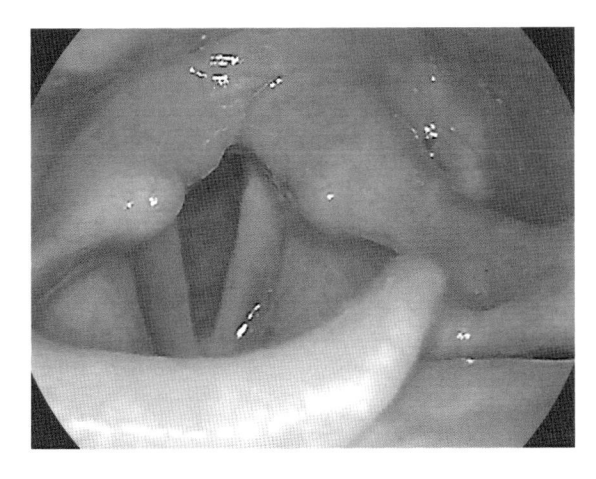

Fig. 12-13. Pregas vocais normais.

As pregas vocais normais são róseas, com bordas livres maleáveis e superfície lisa, aparência gelatinosa, brilhosa (Fig. 12-13). Estes aspectos caracterizam uma boa hidratação, bom fechamento e ausência de edema e lesões.

Quais são as alterações vocais mais comuns no cantor-ator profissional?

O cantor-ator profissional apresenta uma grande demanda, frequentemente comprometido com várias *performances* por semana. No caso do canto lírico, o mercado toma cuidado com o agendamento de *performances* separadas por um dia, pelo menos. No teatro musical, no Brasil, pode haver *performances* seguidas até de seis dias consecutivos (nos EUA são ainda mais dias). Mas as grandes produções procuram manter um quadro de substitutos, alternantes e o cantor *swing* (substituto de personagens diversos). No caso dos cantores de *rock*, *pop*, sertanejo e axé, principalmente, a demanda vocal é imensa, pela quantidade excessiva de *shows*. Esse quadro de sobrecarga leva a duas consequências mais frequentes: 1) o **espessamento** das pregas vocais, com ou sem desenvolvimento de **nódulos** (que é a progressão do espessamento) e 2) a **fadiga muscular**. Devido a um impacto brusco do uso vocal, tipo um grito, podem surgir também um ou mais **pólipos**. Se o cantor-ator faz uso de bebida alcoólica e fuma, uma alteração muito frequente é o **Edema de Reinke**. Estas alterações são causadas por algum mau uso vocal ou maus hábitos.

Há também alterações congênitas como **cistos epidermoides** e **sulcos**, que, em geral, são acompanhados por profissionais especialistas da área. Na prática, os cantores tornam-se adaptados e aprendem a conviver com estas lesões, tendo carreiras normais, apesar de apresentarem ruído, principalmente, na emissão da voz falada.

O importante é saber que, quando há qualquer ruído vocal, que chamamos genericamente de "voz rouca", é necessário averiguar a causa para estabelecer a conduta mais adequada a cada caso. Muitos cantores profissionais apresentam alterações de borda livre, encontram um otorrinolaringologista que acompanha seus casos e possuem carreiras brilhantes. Mas estes cantores conhecem seus limites e os cuidados que devem tomar. A grande maioria nem sequer percebe que está "rouca" e, por isso, não pede ajuda. Nossa voz é nosso instrumento de trabalho, merece todo cuidado.

O que é registro vocal e quais são as teorias sobre registros?
Registro vocal é um grupo de notas consecutivas que são executadas de uma maneira semelhante no aspecto mecânico e apresentam timbre semelhante no aspecto acústico.[20]

Existem várias teorias: 1) **registro único**, no qual a extensão vocal é percebida como uma única sensação, como se fosse um ajuste único; 2) **dois registros**, nos quais são considerados o registro grave (peso) e o registro agudo (leveza); 3) **três registros**, onde se considera o registro misto entre o grave e o agudo e 4) Há, ainda, a teoria que existe um **ajuste único** para cada nota. Eu encaro as teorias como descrições das etapas do estudo. No início, percebemos nota por nota, ou pequenos grupos de notas (**minirregistros**). A seguir, descobrimos que há duas sensações distintas: grave e aguda, onde geralmente ocorre uma quebra bem perceptível (no cantor iniciante). Mais tarde, notamos que é possível mesclar o grave e o agudo se fizermos um ajuste intermediário, que parece unificar os dois. E, com muita prática, começamos a ter a sensação subjetiva de que tudo é uma coisa só. Na verdade, eu costumo dizer, que nós esquecemos tudo que passamos durante o processo de estudo, e passamos a achar que não há mais sensações de mudança de registro (passagens ou quebras). Elas estão lá, mas como resultado de um treinamento acurado, não as percebemos mais.

O que são passagens ou quebras?
As passagens, também chamadas de quebras, são notas ou regiões onde são perceptíveis as trocas de registros, acompanhadas da sensação de mudança de timbre. Dependendo do gênero que se canta, as quebras são, mais ou menos, evidentes. Por exemplo, no canto lírico, as vozes masculinas mesclam registros com mais facilidades porque estão, a maior parte do tempo, no registro de peito. No caso das vozes femininas, no canto lírico, é perceptível a primeira passagem do grave para o médio. Já do médio para o agudo, será perceptível no início dos estudos, mas, no cantor avançado, o agudo feminino apresenta menor mudança de timbre do que na passagem do grave para o registro médio.[33]

No caso do teatro musical, nas vozes femininas que usam *speech level singing*, se forem bem treinadas, a mistura de voz da cabeça e peito é tão bem misturada (*mix*) que se torna imperceptível qualquer passagem. Na verdade, não se pode generalizar essas informações. Os ajustes vocais apresentam inúmeras possibilidades de pessoa para pessoa e de gênero para gênero musical. O importante é saber reconhecer a sensação física e auditiva do fenômeno e explorar ao máximo o nosso próprio instrumento enquanto artistas. Mais detalhes sobre registro estão no Capítulo 6 e no meu método, apresentado no Capítulo 10.

O que é unificação ou equalização de registros?
Ocorre a unificação ou equalização dos registros quando um cantor, com a voz treinada, consegue ter a sensação de que toda a sua extensão vocal não apresenta passagens ou quebras perceptíveis. Como eu disse, elas estão lá, mas são imperceptíveis ao ouvido da plateia. O que faz com que os registros se unam é praticamente uma emissão mista (*mix*) de peso e leveza. Por isso, deve-se buscar um ajuste que não abuse nem do peso nem da leveza. Os equívocos mais comuns no treinamento dos cantores são dois: 1) se a escala do vocalize ou da canção é **ascendente**, ocorre quebra quando há excesso de peso na direção do agudo e 2) se a escala do vocalize ou da canção é **descendente**, ocorre quebra quando há excesso de leveza na direção do grave, que resulta em um registro médio frágil. Muitas mulheres relatam que a voz soa "rouca" e pequena. Isso, em geral, é falta de ajuste de peso ao retornar para registro grave.

Como os conceitos de voz de cabeça e voz de peito causam muita confusão, uma vez que há voz de cabeça no grave e voz de peito no agudo, eu passei a usar outros termos. Quando uma emissão tem mais leveza, eu a chamo de "voz cantada", quando a emissão tem mais peso, eu a chamo de "voz falada" ou "declamada". Quando a emissão soa mais do que "declamada", pode-se considerá-la "gritada". Obviamente, há inúmeras gradações entre o mais suave e o gritado, e muitas dessas cores podem e devem ser usadas na expressão teatral. O importante é saber conscientemente quando cada uma delas deve ser usada.

O que é falsete?

O termo **falsete** é originário do italiano *falsetto* e significa "tom falso". Foi criado para designar o registro de voz aguda do homem, que soava feminino, por isso o termo falso, não verdadeiro/autêntico da voz masculina.

Há muita confusão em relação ao uso desse termo. Primeiro, que é usado para vozes masculinas e femininas, e só seria aplicável à voz masculina. Segundo, que a definição fisiológica do falsete não corresponde ao que a maioria de nós chama de falsete. Na verdade, a voz aguda tanto masculina quanto feminina de cantores treinados definitivamente é ajuste de cabeça. Como o termo "voz de cabeça" também é controverso, terminamos numa salada de termos confusos. Vamos compreender isso com clareza.

Falsete fisiológico é produzido com o alongamento máximo do músculo vocal, criando uma **borda livre** bem fina, praticamente tendo como estrutura apenas o **ligamento vocal**.

Voz de cabeça é produzida quando, além do ligamento vocal formando a estrutura para a borda livre, existe alguma massa muscular, mesmo que delgada. A presença dessa massa muscular vai produzir um desenho tal de **borda livre** que haverá a produção de harmônicos que resultam em um som agudo agradável, delicado e leve, mas cheio de **ressonância**.

Se há **ressonância**, há **massa** e se há **massa**, não poderá ser chamado de **falsete**.

O que é o registro do assobio/whistle/frageolet?[21]

O registro de assobio é um **ajuste** feito no **trato vocal** de modo que são produzidos harmônicos na faixa acima de 1.046,5 Hz, ou o C_5 (dó cinco). Em geral, em vozes treinadas, percebe-se a sensação de assobio quando as vozes femininas emitem sons acima de E_5 (mi cinco – 1.318,5 Hz) pela mesma razão do falsete masculino. A percepção auditiva de um fenômeno nem sempre é descrita do mesmo modo por várias pessoas. Daí tamanha confusão no uso desses termos no estudo do canto. A Figura 12-14 ilustra toda a extensão mais comum dos cantores, tanto para voz masculina quanto feminina, indicando as frequências de cada nota (considerando o instrumento temperado, de afinação fixa, com base no Lá – 440 Hz).

O que é o belting?[22]

Belting é o nome dado a um tipo de ajuste vocal que gera um canto vigoroso de alta projeção. É um ajuste muito associado à estética dos musicais da Broadway, mas que, também, é encontrado em muitos outros estilos. A literatura, com frequência, nomeia esse ajuste de "canto metalizado" como "canto estridente".

A responsável pelo início do uso desse ajuste foi a cantora de musicais Ethel Merman (1908 –1984),[23] que passou a cantar com uma voz muito potente na década de 1940 para competir com as orquestras de metais e vozes masculinas possantes. Os musicais da época eram levados em grandes teatros e sem uso de microfones. Atualmente, este termo está em desuso pela associação que se faz a ele com danos vocais por abuso de força. Hoje em dia, adota-se o termo cantar no nível da fala *Speech Level Singing* (SLS), ou seja, pensar **declamado**.

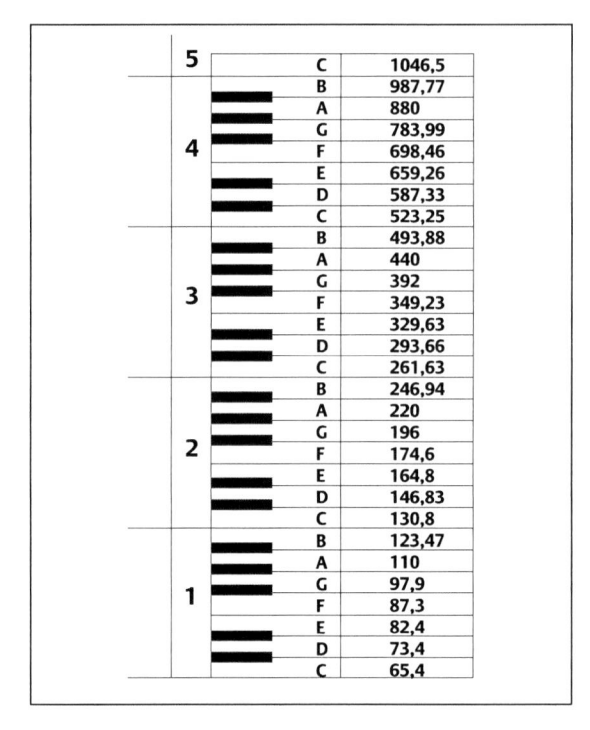

Oitava	Nota	Frequência (Hz)
5	C	1046,5
	B	987,77
	A	880
	G	783,99
4	F	698,46
	E	659,26
	D	587,33
	C	523,25
	B	493,88
	A	440
	G	392
3	F	349,23
	E	329,63
	D	293,66
	C	261,63
	B	246,94
	A	220
	G	196
2	F	174,6
	E	164,8
	D	146,83
	C	130,8
	B	123,47
	A	110
	G	97,9
1	F	87,3
	E	82,4
	D	73,4
	C	65,4

Fig. 12-14. Escala, oitavas e suas frequências em Hertz (Hz).

O que é Speech Level Singing (SLS)?

Cantar no Nível da Fala significa emitir um som que seja próximo à sensação da voz declamada. Marvin Keenze, com quem estudei, chama de "*calling voice*". Quando se emite um som, este pode soar mais flutuado, suave, com mais mistura de registro de leveza ou soar mais firme, forte, projetado, declamado, com mais mistura de mecanismo de peso. Essa sensação subjetiva de estar "cantando a fala" ou "falando a nota" cria a sensação do SLS.

O que é vibrato? É possível estudar o vibrato?

O *vibrato* é uma modulação da frequência. Se um determinado som é medido em um aparelho que capta frequências, este aparelho indicará qual é a frequência em Herz (Hz) deste determinado som. O *vibrato* é uma espécie de oscilação dessa frequência principal, podendo soar em torno de, no máximo, meio tom para cima e para baixo do tom principal. O *vibrato* pode ser lento, ideal ou rápido. O lento é associado a senilidade vocal ou excesso de peso. O *vibrato* ideal deve ocorrer em torno de 6,5 oscilações por segundo. O *vibrato* rápido ou caprino é, na verdade, um excesso de tensão do sistema. Um sistema equilibrado produzirá um *vibrato* equilibrado. E exige treino.

Como saber minha extensão vocal?

Pode-se considerar **extensão vocal** todas as notas, desde o extremo grave ao extremo agudo, que um cantor consegue emitir algum som. Entretanto, o termo **tessitura** refere-se às notas realmente utilizáveis no repertório de um cantor. Geralmente, nas vozes treinadas, a **tessitura** é ligeiramente mais curta que a **extensão vocal** total.

No início dos estudos de canto, ambas são curtas. Com o desenvolvimento da técnica vocal, ambas vão ampliando. Extensão não é sinônimo de classificação vocal. O que define uma classificação é a **tessitura** juntamente com o **timbre** e adequação de repertório. Somente depois de, pelo menos, dois anos de treinamento no *pop* e uns quatro a seis anos no lírico, começamos a compreender onde nossa voz fica confortável. E só assim somos capazes de definir nossa classificação vocal. Seja paciente.

Qual a diferença do ajuste lírico para o popular em geral?
As diferenças entre os ajustes são diversas, dependendo do gênero que se canta. O canto popular possui inúmeras variações, mas há alguns ajustes mais frequentes. No canto lírico, são necessários os seguintes ajustes para realizar a amplificação natural, sem microfone: 1) laringe mais baixa; 2) faringe mais expandida; 3) articulação mais intensa dos fonemas; 4) postura bem tonificada; 5) apoio costoabdominal bem estruturado, às vezes, um pouco mais baixo e 6) fazer uso do *vibrato* para aumentar o giro vocal para a projeção. No canto popular, observa-se o seguinte: 1) laringe mais alta; 2) faringe mais natural; 3) articulação dos fonemas menos intensa, para não dar *puffs* no microfone; 4) postura confortavelmente tonificada; 5) apoio costoabdominal bem estruturado, porém mais orgânico e um pouco mais alto e 6) evitar o *vibrato* para a projeção, mas usá-lo com parcimônia de acordo com cada estética.

O que é um cantor crossover?
Um cantor **crossover** é aquele que consegue transitar com conforto entre vários gêneros. Em geral, usa-se esse termo para definir o cantor lírico que consegue cantar música popular sem a influência perceptível de seu "acento" lírico. Corresponde ao bailarino clássico que consegue executar uma dança contemporânea sem a rigidez da estética do balé clássico.

Conclusão sobre mecanismo laríngeo
O mecanismo laríngeo e a fonação são as bases da compreensão dos fenômenos acústicos que ocorrem no instrumento vocal. É fundamental compreender que o **som fundamental** produzido nas pregas vocais, ou **fonte glótica**, é enriquecido no trato vocal ou **filtro**. Dependendo do desenho imprimido nas paredes móveis e controláveis do trato vocal, e das conformações laríngeas, os diversos ajustes serão obtidos. Muita confusão ocorre em relação aos termos, no estudo do canto, pela falta de conhecimento real dos fenômenos e pela tendência que temos de generalizar informações, sem uma definição científica embasada.

O instrumento vocal é um instrumento de paredes móveis, sujeitos a muitas possíveis alterações que alteram o timbre sem, entretanto, descaracterizar a voz original de cada indivíduo. As medidas do espectro vocal (conjunto dos harmônicos de cada voz) são únicas para cada pessoa tal como uma impressão digital vocal.

Os registros e passagens também estão intimamente correlacionados com as funções musculares laríngeas e conformação do trato vocal. Esse assunto é abordado no Capítulo 7 deste livro.

COMPETÊNCIA III
Ressonância e Acústica Vocal
O que é ressonância?[24,25]

Toda matéria (dentro da física newtoniana) tem uma frequência própria e natural de vibração. Por exemplo, se você medir a vibração de uma mesa de madeira ou um copo de vidro ao percuti-los ou vibrá-los (fenômeno da excitação), eles terão cada um sua própria frequência fundamental (**fonte**). Um ressonador (aquele que faz soar de novo) será qualquer objeto com cavidades ocas capaz de entrar em **ressonância** com o objeto original que foi excitado de algum modo. Quando a frequência do objeto original é próxima da frequência de seu ressonador, ocorrerá o fenômeno de ressonância naquele sistema.

No caso da voz humana, o som original próprio do sistema será o som fundamental produzido no espaço glótico (entre as pregas vocais), chamado de **fonte**. E o principal ressonador do corpo humano é o trato vocal (**filtro**) que é responsável por reforçar ou abafar os harmônicos (também chamados parciais), produzidos nas pregas vocais. A cavidade nasal e as cavidades ósseas, tanto dos seios frontais como dos seios da face, assim como todos os ossos do corpo, colaboram parcialmente com o fenômeno, mas apenas pela percepção de irradiação da ressonância.

Basicamente é o fenômeno da ressonância o principal responsável pela amplificação do som vocal (obviamente com os ajustes laríngeos e respiratórios adequados). Acusticamente falando, a ressonância pode ser associada a termos como giro da voz, brilho e ponta, tão usados pelos cantores e professores de canto. A amplificação vocal é uma competência tão incrível que algumas pessoas frequentemente perguntam como pode uma mulher de estatura pequena produzir sons tão fortes. A resposta é simples: são sons ricos em ressonância e essa pequena pessoa aprendeu a usar seu instrumento vocal de forma inteligente e otimizada.

O que é trato vocal?

Do latim *tractus*, significa espaço, região, intervalo ou percurso. Eu digo que é o "trajeto" da voz. O **trato vocal** é o ressonador principal onde ocorrem os fenômenos acústicos mais relevantes da produção vocal (Fig. 12-9). É composto pela cavidade oral (incluindo teto, assoalho, lábios, bochechas e orofaringe), cavidade nasal (fossas nasais e nasofaringe) e laringe (cavidade infra e supraglótica, epiglote, laringofaringe). Estas estruturas formam o revestimento das paredes deste **tubo ressonador**, e são todas paredes móveis (com exceção do palato duro) e controladas pela vontade. Ou seja, são treináveis.

O que é teoria fonte e filtro?

A teoria fonte e filtro foi criada por Fant (1960) na qual ele declara que a voz que ouvimos emitida é composta pelo som gerado nas pregas vocais (**fonte**) que foi modificado pela ação de todo o trato vocal (**filtro**).[26] A voz produzida através do fluxo de ar vibrando as pregas vocais aproximadas, é amplificada (enriquecida) nas cavidades de via aérea superior e pescoço, principalmente laringe, faringe, cavidade oral, cavidade nasal e os seios paranasais. Este sistema de ressonância, quando em equilíbrio, resulta em uma emissão com ajuste perfeito, uma qualidade sonora difusa, e perfeito equilíbrio em todas as regiões do sistema fonatório.

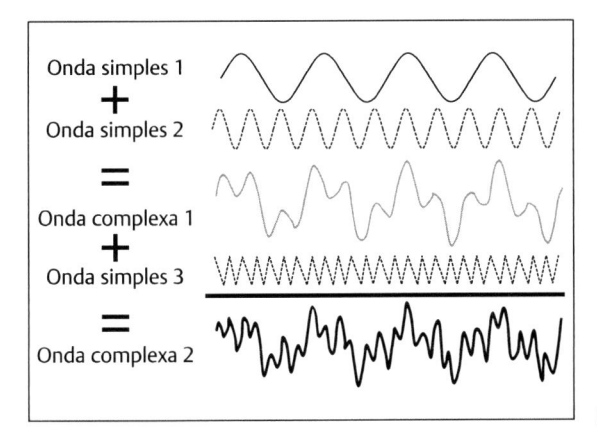

Fig. 12-15. Onda simples e complexa.

O que é onda simples e onda complexa?

Onda simples é a onda senoidal na qual está representada a compressão (curva superior positiva) e a rarefação (curva inferior negativa) das partículas do ar. A onda simples é produzida por objetos muito simples, tais como um diapasão. Há diversos tipos de onda, quanto ao formato de propagação. No caso da voz humana, é importante registrar que o som vocal é produzido por ondas que se propagam longitudinalmente e que são ondas complexas.

Onda complexa é a onda que é formada por diversas ondas simples de frequências e amplitudes diversas, formando uma onda secundária chamada complexa. A Figura 12-15 ilustra visualmente a formação das ondas complexas.

O que são harmônicos ou parciais?[27]

A melhor maneira de entender os harmônicos é pensando na escala harmônica do piano. Se você tocar, por exemplo, a nota Lá$_2$ (220 Hz) em um piano acústico (por causa da caixa oca do piano, que é o seu ressonador), esta nota chamada **fundamental** vai gerar uma série de notas agudas que guardam uma relação matemática com a nota fundamental e, sucessivamente, em relação ao harmônico anterior. No caso da série harmônica do piano, você vai obter a seguinte sequência de harmônicos: uma oitava + uma quinta justa + uma quarta justa + uma terça maior + uma terça menor + uma segunda maior + uma segunda menor (e outros harmônicos mais agudos). O nome harmônico ou parcial tem o mesmo significado. O termo harmônico pode ser associado à "harmonia" intervalar entre cada harmônico e o som fundamental, enquanto o termo "parcial" pode ser associado à relação matemática estabelecida entre eles (Fig. 12-16).

O que são formantes?[28]

Para representar um determinado som é preciso considerar a frequência das ondas sonoras produzidas (se graves e agudas) e a amplitude dessas ondas (intensidade). No caso do som vocal, os harmônicos caracterizam a identidade de cada indivíduo, e é preciso representar visualmente cada harmônico com sua frequência em Hz (Herz) e sua amplitude em dB (decibéis). A maneira de registrar os harmônicos, mais usada na literatura, é a que mostra a Figura 12-17.

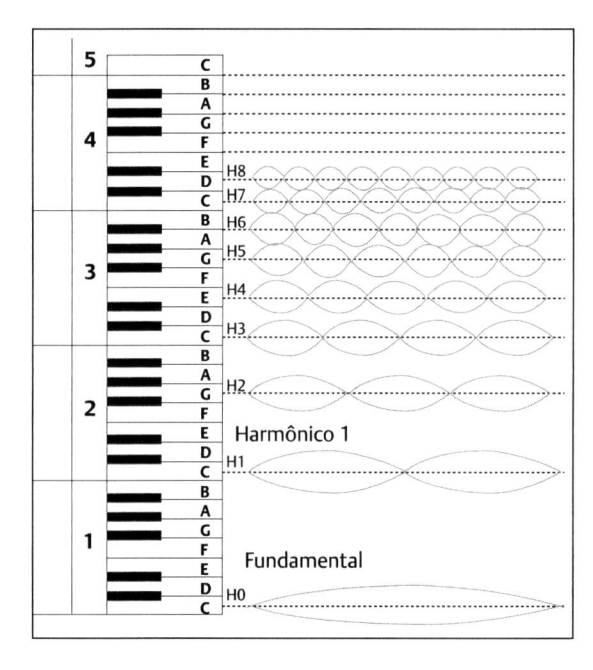

Fig. 12-16. Série harmônica.

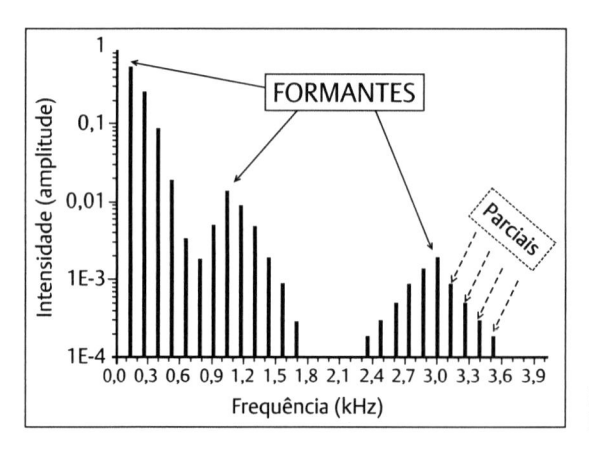

Fig. 12-17. Formantes: picos dos harmônicos mais intensos.

Os picos de um ou mais harmônicos de maior intensidade são os **formantes** (Fig. 12-17). Para cada pico da frequência, da mais baixa para a mais aguda, numera-se os formantes com o código F1, F2, F3 etc. No caso da voz humana, os primeiros dois formantes F1 e F2 definem a vogal falada ou cantada. Os formantes F3, F4, F5, em geral, são os formantes que imprimem brilho na voz, colaborando para a sua projeção. São conhecidos pelo nome de **formantes do cantor**[3,4,5]. Cantores líricos, que não possuem esse formantes bem executados, terão baixa projeção vocal.

Como a acústica do ambiente interfere na voz e na sua percepção?

É muito importante para o cantor profissional reconhecer e explorar o local no qual vai cantar, com ou sem amplificação artificial. Todos os cantores populares têm a oportunidade de realizar a passagem de som antes de seus *shows* (pelo menos deveriam), não apenas para equalizar o equipamento, mas também para se adaptarem à acústica própria do espaço físico. Há grandes diferenças entre as salas fechadas e locais aberto. A falta de retorno adequado causa muita insegurança para o cantor popular profissional. É praticamente habitual que haja passagem de som em *shows* de música popular amplificada.

Em contrapartida, no caso dos cantores líricos que, na maioria das vezes, cantam sem microfone, é necessário experimentar a sala da *performance* para se fazer reconhecimento da acústica ambiente. Algumas salas menos reflexivas causam incômodo ao cantor lírico pois lhes falta a reverberação habitual das salas de concerto. Parte da amplificação da voz do cantor lírico está na sala onde canta, que se torna um ressonador acessório à sua voz natural.

Ao cantar em locais abertos com amplificação artificial, é necessário realizar a passagem de som e buscar a menor distorção possível no timbre original. E isso depende do equipamento, utilizando desde um microfone muito bom até um PA (*power amplification*) de ótima qualidade.

Eu tenho cantado das duas maneiras, com e sem amplificação, e procuro não confiar na minha audição externa. Tenho organizado minha percepção da voz por meio da audição interna, ou seja, eu foco na sensação vibratória óssea da voz. Desta forma, não me deixo perturbar pela acústica local. Obviamente, cantar em salas com boa acústica natural levam a uma grande economia de energia mental, o que contribui para que a *performance* seja plenamente artística.

Como praticar ressonância?

Durante meu estudo, encontrei informações claras para várias competências, principalmente aquelas que dependiam de ações mecânicas mais facilmente treináveis, principalmente respiração, articulação e base musical. Esses aspectos eu podia estudar sozinha: 1) exercícios respiratórios para aumentar a capacidade pulmonar; 2) exercícios de dicção e línguas estrangeiras e 3) a parte musical só dependia do meu próprio preparo e estudo sistemático. Entretanto, depois de cerca de quatro anos de estudo, reparei que faltava amplificação, uma estética lírica mais plena e maior flexibilidade em notas sustentadas, principalmente nas mais agudas. Parti para pesquisar o que eu precisava desenvolver e me deparei com a questão da **ressonância**. Para haver amplificação vocal adequada, eu precisava conhecer melhor a parte acústica do meu instrumento vocal.

O elemento mais importante de coordenação fonorrespiratória a favor da ressonância é o conceito de impedância retroflexa. Como o objetivo do estudo do canto é otimizar a produção vocal nas pregas vocais e no trato vocal, a impedância retroflexa é a competência vocal que desenvolve ajustes laríngeos, faríngeos e respiratórios de modo que, pelo aumento da contrarresistência de todo sistema, aumentamos a pressão sonora e economizamos ar devido a um fechamento glótico mais eficaz.

A melhor maneira de desenvolver essa competência é por meio de exercícios vocais que desenvolvem a musculatura global do sistema fonatório, que são os exercícios de semioclusão do trato vocal: 1) vibração de lábios; 2) vibração de língua; 3) uso do "v", "z" e "b" prolongados; 4) *bocca chiusa* e 5) fonação em tubos, dentre outros. Assim, tenho conseguido uma melhor *performance* e aumento da amplificação vocal.

Conclusão sobre ressonância
A grande maioria dos cantores-atores e professores de canto precisa ter estímulo para o estudo da física e acústica, de maneira a fazer uma leitura palatável sobre o assunto, e que é possível focar no que é realmente relevante nessa área e obter-se ótimos resultados vocais com base nesse assunto. Compreender os fenômenos da ressonância vocal, seus mecanismos e exercícios para melhorar sua execução são as bases para o desenvolvimento de uma voz profissional excelente.

    Considere que nosso instrumento tem uma fonte primordial de som, que é pequeno e limitado, que precisa de um tubo ressonador para amplificá-lo. Junto a isso, os articuladores e o sistema respiratório e postural oferecem as bases estruturais para o instrumento. Um treinamento sistemático do tubo ressonador, sabendo dar energia às suas paredes de forma a aumentar a contrarresistência ao fluxo de ar expiratório, transforma esse instrumento em uma máquina que amplifica, expressa e controla seu som para qualquer ambiente, favorável ou não. Vale muito a pena mergulhar nos fenômenos acústicos da voz, sem jamais perder a sensibilidade artística, pode ter certeza disso.

COMPETÊNCIA IV
Articulação, Fonética e Dicção

O que é fonética?
Fonética é uma disciplina que foca nos sons produzidos pelo ser humano, assim como estuda as articulações e o comportamento acústico do sistema fonatório em cada determinado idioma.

O que é dicção?
Dicção é a competência de articular os fonemas de modo a manter a perfeita inteligibilidade e sua colaboração para com a qualidade vocal cantada e falada, contribuindo positivamente para a amplificação vocal.

Quais são os articuladores responsáveis pela produção dos fonemas?
Considerando o sistema fonatório, são cinco os articuladores principais: 1) lábio superior e inferior; 2) dentes; 3) palato duro e alvéolos dentários; 4) língua e 5) véu palatino, incluindo a úvula. As pregas vocais não são consideradas articuladores, pois constituem a **fonte glótica**. Os articuladores em conjunto assumem a produção de todos os fonemas, e aproveito para apontar a importância das bochechas e paredes faríngeas no desenho do trato vocal, influenciando a forma das vogais e de sua boa emissão.

O que é o IPA ou AFI?
Significa *International Phonetic Alphabet* em inglês e **A**lfabeto **F**onético **I**nternacional em português. É um conjunto de símbolos onde cada um representa um único som. Letras podem apresentar sons fonéticos diferentes. Logo, representar som das letras com um símbolo fonético garante quase 100% da compreensão daquele som. Perde-se acuidade total devido a sotaques peculiares de cada língua e da região em que esta é falada. Por exemplo, a letra "s" (uso aspas para representar letras), no português brasileiro, pode soar [s] de **sua** ou [z] em **casa**, ou mesmo [ʃ] em **poste** (no dialeto do Rio de Janeiro). Por aí pode-se perceber a inconstância das letras em um idioma, e, portanto, o uso do IPA reduz o risco de se executar pronúncias equivocadas. O IPA é de grande relevância principalmente no

estudo de idiomas estrangeiros e, no caso do português, tem sido muito útil para as discussões de pronúncia regional neste vasto país e no estabelecimento de uma pronúncia neutra como foi estabelecido no 4º Encontro Brasileiro de Canto – "O Português Brasileiro Cantado" (São Paulo, fevereiro de 2005), na Unesp.[29]

Quais são as vogais do português?
O português brasileiro (PB) possui sete vogais cardeais (principais),[30] considerando as letras [i], [e], [ɛ], [a], [ɔ], [o], [u] (alguns autores incluem o [ɑ], "a" escuro). De forma muito simplificada, são consideradas as vogais puras, sem mistura ou nasalidade (como algumas vogais do Francês, por exemplo). Além das vogais cardeais, o PB possui cinco nasais [ɐ̃], [ẽ], [ĩ], [õ], [ũ].

E as consoantes do português?
As consoantes do PB são discutidas a fundo no Capítulo 8 deste livro.[30] Elas podem ser classificadas de várias maneiras e, para o canto, os **pontos** e o **modo** de articulação são as mais relevantes:

1. Segundo os **pontos de articulação**: Podem ser bilabiais, labiodentais, linguodentais, alveolares, palatoalveolar, palatal, velar, glotal (ver Fig. 8-1 e Quadro 8-1).
2. Segundo os **modos de articulação**, que descrevem o grau de constrição:
   - Plosivas: de fechamento completo, que são [p], [b], [t], [d], [k], [g]
   - Contínuas: consoantes com som prolongado, podendo subdividir-se em duas categorias: vozeadas: a) produzidas com vibração das pregas: [v], [z], [ʒ], [l], [r], [m], [n], [ɲ]; e b) não vozeadas: não há vibração das pregas: [f], [s], [ʃ], [h].

Que idiomas um cantor lírico precisa saber?
Um cantor lírico pode saber quantos idiomas quiser. Considerando-se o português brasileiro como língua nativa, quatro idiomas estrangeiros são básicos para o estudo do canto lírico, nesta ordem de prioridade: 1) **italiano** (o berço da ópera e do *bel canto*); 2) **francês** (pelos benefícios técnicos que esse idioma traz à voz, *chanson* e *opéra*); 3) **alemão** (repertório necessário a todos os cantores líricos, principalmente por conta do *Lied* alemão, as bases da técnica vocal excelente) e 4) **latim** (por causa do repertório de oratório). Além desses, serão bem-vindos conhecimentos de pronúncia do inglês, espanhol, russo, hebraico, dentre outros. E o IPA é a grande ferramenta de aprendizagem dessas pronúncias, pois o cantor pode executar a pronúncia com perfeição mesmo sem ter domínio gramatical do idioma que está cantando.

Como estudar idiomas estrangeiros?
Os cantores podem adotar duas possibilidades ao estudar idiomas estrangeiros: saber realmente o idioma, incluindo a gramática e o vocabulário, ou estudar apenas a pronúncia por meio do IPA. Há inúmeros guias de pronúncia em idioma estrangeiro disponíveis no mercado. Basta ter acesso a eles e estudar quantos idiomas quiser.

Como tirar o sotaque dos cantores de musical no português brasileiro?
Por conta dos inúmeros cursos que tenho ministrado, onde os cantores apresentam muito sotaque, organizei uma lista dos principais equívocos na pronúncia do português cantado nos musicais no Brasil.

1. *Excesso de volume e metalização* na execução de música genuinamente brasileira.
2. *Sílabas tônicas não brasileiras.* Deslocamento da sílaba tônica por influência de outros idiomas, principalmente o inglês.
3. *Ataque aspirado* das consoantes plosivas [p], [t], [k]. As consoantes plosivas do português brasileiro **nunca** são aspiradas.
4. *Vogais curtas e neutras.* Os cantores habituados a cantar em inglês acabam, com frequência, fazendo o uso das vogais curtas [ɪ] de *sit* ou [ʊ] de *book* no lugar das vogais puras [i] de *vida* ou [u] de *sagu*, assim como a vogal neutra [ə] de *father*.
5. *Choro do Tenor.* A manobra do "choro do tenor," é o termo que eu adoto para definir o ajuste da passagem do agudo masculino. Esta manobra é usada na técnica do *belting* e fica inadequada, principalmente, quando o musical é genuinamente brasileiro.
6. *Abuso de melismas.* A influência da música *pop* americana nos jovens brasileiros e estrangeiros é um fato. E nada caracteriza mais esse gênero do que a inclusão de melismas (sequências de notas rápidas e leves que preenchem o tempo das notas mais longas). Adequação de estilo é a palavra de ordem.
7. *Abuso do* vibrato. *Vibrato* é um elemento necessário e a evidência de uma técnica equilibrada com um sistema fonatório flexível. Um instrumento vocal bem ajustado vibra espontaneamente. No teatro musical mais moderno, a "tradição" é atacar uma nota longa lisa e vibrar apenas mais perto do seu final. No caso do teatro musical genuinamente brasileiro, o *vibrato* deve ser reduzido ao mínimo necessário para se executar um bom fraseado.
8. *Cantar no tempo (*on beat*).* No caso da MPB ocorre um fenômeno peculiar: a banda toca no tempo e os intérpretes "patinam" mais para trás ou mais para frente em relação ao tempo exato. A melhor maneira de se aprender esses recursos é consultar um especialista daquele gênero, ou ouvir inúmeros cantores diferentes e observar atentamente os recursos de fraseado que eles usam. Na música brasileira, o estilo mais comum é cantar ligeiramente depois do tempo.

É praticamente impossível uma pessoa dominar todos os estilos, pois é necessária muita prática para se desenvolver uma alta *expertise* em cada um deles.

O que é o ajuste/distorção (aggiustamento) de fonema nas regiões agudas?[31]

Esta é uma manobra que depende principalmente da abertura mandibular, gerando um aumento do espaço oral e deixando a ressonância mais plena pela flexibilização da vogal, o que pode reduzir sua precisão. O *aggiustamento* é muito necessário no canto lírico, mas, se usado com exagero, pode gerar uma voz tão distorcida que nem parece a mesma pessoa que acabou de cantar a frase anterior. É possível ajustar e distorcer sutilmente com estudo sistemático (ver Capítulo 8).

CONSIDERAÇÕES FINAIS

O grande objetivo deste livro é oferecer conhecimento abrangente dentro de uma abordagem voltada para o canto. A maioria dos livros escritos em português foca em linguagens médicas ou para a área da fonoaudiologia. Busquei traçar uma analogia interdisciplinar, traduzindo tudo que fosse possível para a linguagem do canto. Obviamente, certos assuntos são realmente complexos em qualquer área, mas tenho certeza de que muitos cantores e professores podem se beneficiar do conteúdo desse livro por trazer, justamente, uma discussão da nossa área.

A literatura consultada abrange uma vida de leituras que foram resumidos nesse livro. Desde 1996, quando fiz o concurso para professora universitária, a minha trajetória como pesquisadora começou. Na verdade, estando ou não no ambiente acadêmico, o estado de pesquisa permanente é a atitude de qualquer profissional que deseja permanecer atualizado em sua área.

O Capítulo 12 é um grande *brainstorming* das bases do canto excelente. Os Capítulos 1 a 11 percorrem todas as competências sinalizadas no Capítulo 12 em mais profundidade de detalhe. Use o Capítulo 12 como seu ponto de partida na leitura. Para quem quer ir mais fundo ainda, os anexos trazem informações complementares aos demais capítulos deste livro.

Em hipótese nenhuma minha intenção é escrever um tratado sobre técnica vocal, mas, sim, trazer discussões atuais que abrangessem a realidade do mercado brasileiro, tanto no que diz respeito ao ensino-aprendizagem do canto quando às questões profissionais que envolvem o cantor no Brasil.

Este é o primeiro de muitos livros que pretendo escrever, pois a pesquisa é praticamente um vício, um vício saudável e positivo. Espero que você seja positivamente contaminado por ele também.

REFERÊNCIAS BIBLIOGRÁFICAS

1. Miller R. *The structure of singing – system and art in vocal technique.* New York: Schirmer Books; 1986. p. 259-78.
2. Brown O. *Discover your voice: how to develop healthy voice habits.* San Diego: Singular; 1996. p. 17-36.
3. Bunch M. *Dinamics of the singing voice.* New York: Springer-Verlag; 1982. p. 157-70.
4. Sullivan J. *The phenomena of the belt/pop voice.* 4th. Logos; 1996. p.51-74.
5. Doorn I. *Singing from the inside out.* Arnhem: ArtEZ Press; 2009. p. 49 52.
6. Alexander FM. *O uso de si mesmo.* Rio de Janeiro: Martins Fontes; 1984.
7. Yamada AK, Junior TPS, Preira B. Treinamento de força, hipertrofia muscular e inflamação. *Arq Mov* 2010;6(1).
8. Brown O. *Discover your voice: how to develop healthy habits.* San Diego: Singular; 1996. p. 17-36.
9. Bunch M. *Dinamics of the singing voice* New York: Springer-Verlag; 1982. p. 157-70.
10. Miller R. *The structure of singing – system and art in vocal technique.* New York: Schirmer Books; 1986. p. 20-39.
11. Sullivan, J. *The phenomena of the belt/pop voice.* 4th. Print. Logos, 1996. p.51-74.
12. Luchsinger et al. *Voice, speech and language.* Belmont, CA: Wadsworth Publishing; 1965. p.149. In: Miller, 1986.
13. Bouhuys A. ed. *The phisiology of breathing.* London: Grune & Stratton; 1977. In: Miller, 1986.
14. Miller R. *The structure of singing – system and art in vocal technique.* New York: Schirmer Books; 1986. p. 262-3.
15. Behlau M. (org.) *Voz: o livro do especialista.* Rio de Janeiro: Revinter; 2001. 2 v. p. 106.
16. Pinho S, Pontes P. *Músculos instrínsecos da laringe e dinâmica vocal.* Rio de Janeiro: Revinter; 2008.
17. Miller R. *The structure of singing – system and art in vocal technique.* New York: Schirmer Books; 1986. p. 1-19 (Ataque/Onset).
18. Pinho S, Pontes P. *Músculos instrínsecos da laringe e dinâmica vocal.* Rio de Janeiro: Revinter; 2008.
19. Behlau M. org. *Voz: o livro do especialista.* Rio de Janeiro: Revinter; 2001. 2 v. p. 106.
20. Gardner A. (org.) *Anatomia.* Rio de Janeiro: Guanabara Koogan; 1976.

21. Sundberg J. *The science of singing voice.* Dekalb, Illinois: Northern Illinois UP; 1987.
22. Moço, M. *Belting: uma visão videolaringoscópica.* [Dissertação de Mestrado] – UFRJ; 2010.
23. Kenrick J. *Music theatre: a history.* New York: Continuum Int. Publ.; 2012.
24. Henrique LL. *Acústica musical.* Lisboa: Fundação Calouste Gulbenkian; 2002. p. 85.
25. Henrique LL. *Instrumentos musicais.* Lisboa: Fundação Calouste Gulbenkian; 2004. In: Martins. J. *Aspectos acústicos e fisiológicos do sistema ressonantal vocal como ferramenta para o ensino-aprendizagem do Canto Lírico.* [Dissertação de Mestrado] – UNIRIO; 2010. p. 24-5.
26. Fant G. Glottal flow: models and interaction. *Journal of Phonetics,* 14. 1986. p. 393-9. In: Martins, 2010.
27. Fant G. *Acoustic theory of speech production.* The Netherlands: Mouton and Co.; 1960. In: Martins, 2010.
28. Gusmão C de S, Campos PH, Maia ME. O. O formante do cantor e os ajustes laríngeos. Belo Horizonte. *Per Musi.* 2010. n. 21.
29. Kayama A (org.) PB Cantado: Normas para a Pronúncia do Português Brasileiro no Canto Erudito. Revista OPUS. 2007. v. 13, n. 2, dez.
30. Cristófaro ST. *Fonética e fonologia do português: roteiro de estudos e guia de exercícios.* São Paulo: Ed. Contexto; 2005.
31. Miller, R. *The structure of singing – system and art in vocal technique.* New York: Schirmer Books; 1986.

ANATOMOFISIOLOGIA DOS MÚSCULOS

ANEXO 1

É fundamental o conhecimento dos tipos de músculos do corpo humano e os tipos de fibra muscular, e seu desenvolvimento pelo treinamento adequado. Esse conhecimento ajuda ao cantor profissional, um verdadeiro atleta, a cuidar de sua voz como cuida de seu físico na academia, além de entender a importância de uma nutrição adequada. Por meio de uma alimentação adequada pode-se obter a *performance* máxima dos músculos. Apesar de não ser o foco deste anexo, quero reforçar que a demanda vocal de um cantor-ator é tão alta que é aconselhável manter um nutrólogo e um bom *personal trainer* que saiba dos cuidados específicos dos cantores.

Existem três grupos de músculos no corpo humano:[1] 1) **voluntários** ou **estriados**, que são controláveis pela vontade e representam cerca de 40% do nosso corpo; 2) **involuntários** ou **lisos**, que são automáticos, não conscientes e 3) **cardíacos**, também automáticos e especializados. Músculos lisos e cardíacos constituem apenas 5 a 10% do corpo humano (ver resumo no Quadro 1).

Os voluntários, que serão nosso foco, são chamados **músculos esqueléticos**. Os músculos involuntários estão na maioria das vísceras e vasos. E o músculo cardíaco, que tem função específica, relaciona-se indiretamente com a atividade física, pois é a bomba que faz o sangue circular nos vasos, mas não tem ação direta na fonação, respiração e postura.

Os músculos voluntários ou estriados são classificados em:[2] 1) *agonistas* – que levam diretamente ao movimento desejado; 2) *antagonistas* ou *oponentes* – que cooperam à ação dos agonistas, ora se opondo, ora estabilizando a ação do seu agonista correspondente; 3) *fixadores* – geralmente estabilizam articulações ou parte delas, mantendo a postura, enquanto o agonista age (muito importantes para nosso estudo) e 4) *sinergistas* – classe especial de fixadores que evitam ações indesejáveis de articulações intermediárias.

Os músculos esqueléticos são massas que se inserem em nossos ossos através de tendões e são responsáveis pelos movimentos voluntários do corpo. São os músculos voluntários que comandamos para executar todas as atividades relacionadas ao canto, seja falar,

Quadro 1. Tipos de Músculos do Corpo

Tipo	Função	% corporal
Estriado ou esquelético	Ação voluntária	40%
Liso	Ação involuntária	5 a 10%
Cardíaco		

cantar, atuar, andar, apoiar o fluxo de ar. Absolutamente tudo relativo a ação e movimento depende desses músculos.

As articulações podem ligar os ossos de quatro maneiras principais: 1) osso-osso; 2) osso-ligamento; 3) osso-aponeurose e 4) ligamento-ligamento. O osso hioide, onde está pendurada a laringe, é o único osso do corpo humano que não articula com outro osso: apenas por ligamentos e músculos. Essa informação é muito importante, pois se um osso precisa de mobilidade, suas extremidades precisam ter a flexibilidade dos ligamentos, músculos ou aponeuroses. Tendões estão presentes na ligação dos músculos de alta carga e estabilidade postural.

Os músculos esqueléticos podem ter diversos formatos, dependendo da sua função mecânica. A Figura 1 mostra um resumo dos desenhos mais comuns de músculos esqueléticos. Esta informação é rara de ser encontrada, por isso resolvi incluir neste anexo.

Apesar de apresentarem *designs* diferentes, como visto anteriormente, em sua maioria, os músculos estriados voluntários apresentam uma estrutura fisiológica básica semelhante: 1) o **grande músculo**, é a massa avermelhada que é o que nós geralmente chamamos simplesmente de músculo; 2) os **feixes** formam o grande músculo e 3) a **fibra muscular** é a **célula muscular** (a literatura usa os dois termos de forma muito confusa). O **grande músculo** e seus **feixes** são vistos a olho nu. Já a **fibra** ou **célula muscular,** somente com microscópio. A **célula muscular** possui muitos núcleos, todos próximos à membrana celular, o que é indicativo de alta atividade energética. Quanto mais núcleos, mais energia está sendo produzida. É dentro da fibra ou célula muscular que estão as **miobrilas**, que são os conjuntos de proteínas que vão agir para a contração muscular propriamente dita.

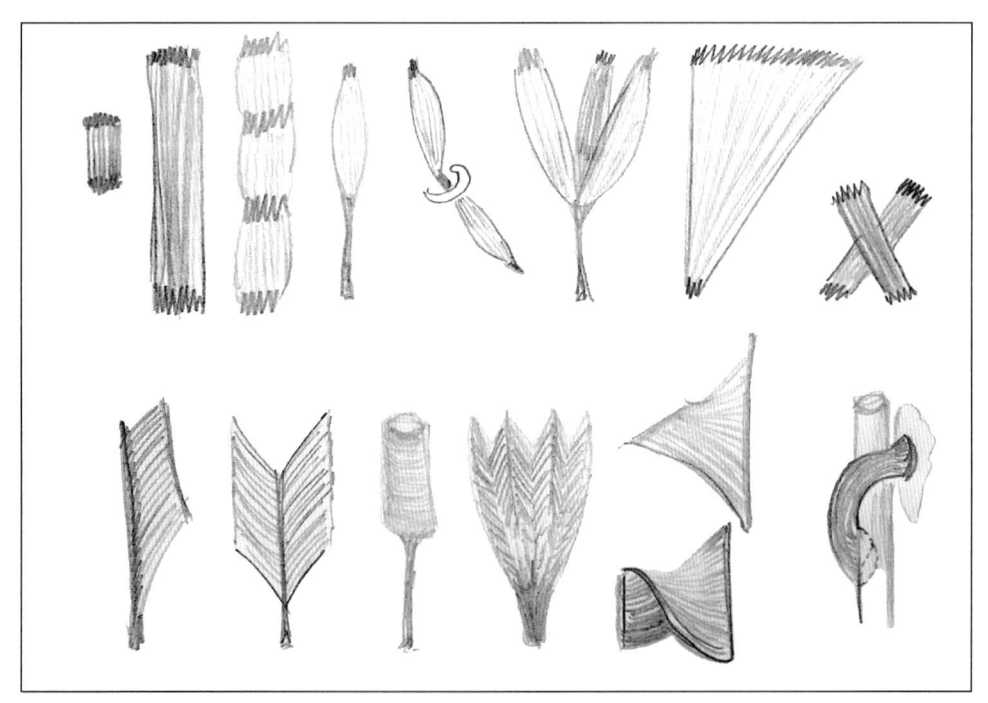

Fig. 1. Formas dos músculos esqueléticos.

FISIOLOGIA MUSCULAR

Fisiologicamente falando, cada **músculo** é formado por **feixes,** que são formados por inúmeras fibras ou **células musculares,** e cada fibra é formada por centenas a milhares de **miofibrilas.**[3]

Na Figura 2, você encontra um esquema básico que resume as relações músculo-feixe-célula-miofibrilas, que me ajudou muito a compreender o seu funcionamento.

Cada fibra recebe uma inervação única que se encontra na sua região mediana, que será administrada pela área motora cerebral, conforme visto no Capítulo 2. Cada fibra é formada por uma membrana chamada **sarcolema** (do Grego *sarkós*, "carne", mais *lemma*, "concha, casca") e por **miofibrilas** (filamentos das macroproteínas **actina** e **miosina**, e demais proteínas funcionais e estruturais que compõem o sistema funcional da contração). As proteínas deslizam entre si alterando o comprimento do músculo. O esquema apresentado na Figura 3 ilustra as proteínas agindo na contração muscular. Observe que os filamentos finos se aproximam reduzindo o tamanho do sarcômero, como se fosse uma sanfona inteligente. Há proteínas que conectam os filamentos delgados aos espessos, assim como há também proteínas estruturais que servem de sustentação para as demais. A partir dessa estrutura multiproteica "inteligente" a fibra muscular é capaz de se encurtar, alongar e retesar.

A contração muscular é estabelecida principalmente pela ação das proteínas Actina e Miosina que funcionam como dois elásticos inteligentes, movidos pela energia dos mecanismos provenientes do ATP celular. Quando se fala em tipo de fibra, considera-se a forma como essa fibra obtém energia para agir. No Capítulo 3, no Quadro 3-1, há um detalhamento global, mas quero discutir aqui o conceito de glicolítico e aeróbico.

Observe que, em termos de treinamento muscular, o tipo I demanda grandes quantidade de oxigênio, o que implica em dizer que exercícios aeróbicos colaboram para o desenvolvimento dessas fibras. Em contrapartida, o tipo II demanda altas quantidades de glicose, proveniente dos nutrientes e das reservas de glicogênio muscular. Estes dados são extremamente relevantes para o treinamento vocal e corporal. Um atleta completo precisa equilibrar suas demandas aeróbicas e nutricionais para que seus músculos funcionem de

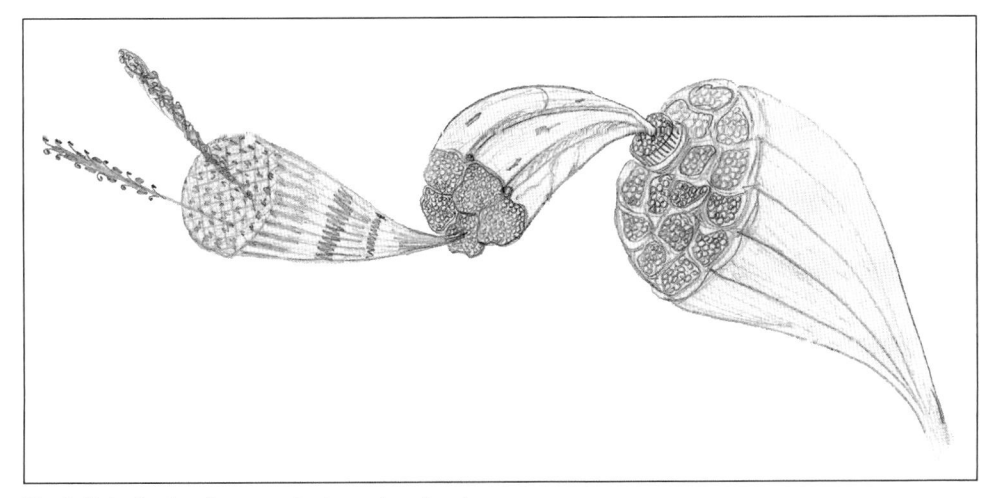

Fig. 2. Relação das diversas estruturas do músculo.

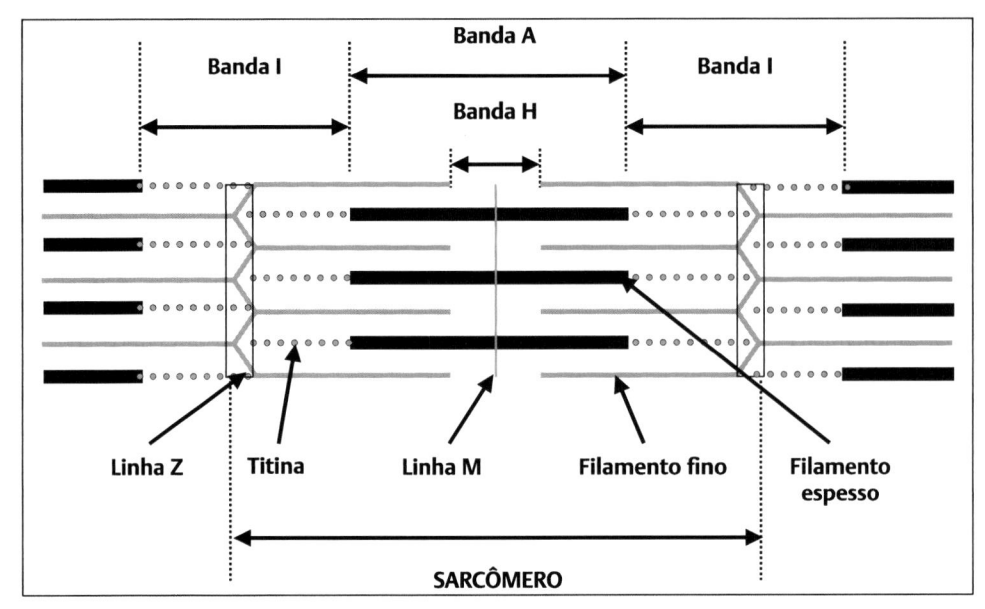

Fig. 3. Sarcômero: a unidade de contração muscular.

Quadro 3-1. Tipos de Fibras de Acordo com Aspectos e Função[5]

Tipo I	Tipo IIa	Tipo IIx
Vermelha	**Intermediária**	**Branca**
Altamente irrigada	Menos irrigada que a do Tipo I	Pouco irrigada e adaptativa
Altamente resistentes à fadiga	Resistentes à fadiga	Contração muito rápida. Baixa resistência à fadiga
Diâmetro reduzido	Diâmetro normal	São as de maior diâmetro
Contração lenta	Contração rápida	Contração muito rápida
Metabolismo aeróbico oxidativo; muitas mitocôndrias. Energia é O_2	Metabolismo principalmente oxidativo; algum consumo de glicose	Metabolismo aeróbio por glicose, baixos níveis de enzimas oxidativa; alto consumo de glicogênio
Caminhar, malhar, exercícios aeróbicos	Maratonas, natação, ciclismo	Levantamento de peso, 100 metros rasos
Alta resistência vocal para sustentação e longo uso vocal	Voz flexível, adaptável para sustentação e agilidade	Baixa resistência vocal para sustentação e facilidade para agilidade

modo ideal. E, por incrível que pareça, os artistas negligenciam essas duas modalidades. Por essa razão, muitos cantores-atores sofrem de fadiga vocal, simplesmente por não seguirem os princípios mais básicos do funcionamento do sistema estrutural: glicose e O_2, ou seja, alimentação balanceada e exercícios físicos regulares.

REFERÊNCIAS BIBLIOGRÁFICAS
1. Gardner E, et al. *Anatomia*. Rio de Janeiro: Guanabara Koogan; 1971. p. 27.
2. Guyton A. *Fisiologia médica*. Rio de Janeiro: Ed. Interamericana; 1977. p. 117-21.
3. Pinho S, Pontes P. *Músculos intrínsecos da laringe e dinâmica vocal*: Série Desvendando os Segredos da Voz. Rio de Janeiro: Revinter; 2008. v. 1, p. 62-6.

VOT, PISTAS E INFORMAÇÕES ACÚSTICAS DOS SONS DA FALA DO PORTUGUÊS BRASILEIRO, SEGUNDO A FAIXA DE FREQUÊNCIAS DO AUDIOGRAMA[1]

ANEXO 2

Um achado no meu processo de estudo foi o conceito do *VOT*,[1] *Voice Onset Time* – o tempo entre a soltura da oclusão de uma consoante plosiva e o início da sonorização da vogal. Um VOT zero significa que os dois fenômenos foram concomitantes. Um VOT negativo significa que houve sonoridade laríngea antes da soltura (consoantes vozeadas). Um VOT positivo significa que houve um atraso na sonoridade laríngea após a plosividade da consoante (ocorre nas não vozeadas).

Em geral, na fala normal, a articulação da consoante vem muito próxima à vogal (VOT negativo ou zero), são praticamente simultâneas para o ouvinte, constituindo a concepção de uma sílaba, em vez da percepção de dois fonemas distintos. Apesar do conceito VOT se referir a consoantes plosivas, eu inferi o mesmo conceito em relação às consoantes contínuas, nas quais, ao prolongar-se o tempo de duração dessas consoantes antes de emitir a vogal que a segue, a dicção será muito mais inteligível. Esta atitude também foi descrita por Lili Lehamnn em seu livro *How to Sing*,[3] que já abordava o assunto em 1902.

Observe o Quadro 1, onde os dados foram obtidos de coletas do português brasileiro.[1] O relatório final da pesquisa em questão aponta que as frequências dos Formantes 1 e 2, que são responsáveis pela formação e inteligibilidade das vogais, estão em constante competição entre si (observe as faixas de frequência). Quando se trata de canto, a projeção da voz e a intensidade da vogal travam uma competição sonora com as consoantes, que passam a não ser compreendidas pelo ouvinte por estarem em faixas de frequência competitivas. Como os formantes F3, F4, F5, chamados de **Formantes do Cantor**, em torno de 3 a 5 KHz,[2] são responsáveis por criar o brilho (*ring*) da voz cantada projetada, a competição é realmente desleal. Tenho certeza que uma análise minuciosa desta tabela pode dar margem a muitas pesquisas nessa área, além de se fazer necessária uma pesquisa com diversos níveis de pressão sonora na voz cantada. Deixo aqui minha sugestão.

Quadro 1. Pistas e Informações Acústicas dos Sons da Fala do Português Brasileiro, Segundo a Faixa de Frequências do Audiograma[1]

Faixa de frequências	Pistas e informações acústicas (arredondadas)
125 Hz	■ F_0 da maioria das vozes masculinas 110 Hz = láb$_1$
250 Hz	■ F_0 da maioria das vozes femininas 220 Hz = lá$_2$ ■ Pistas sobre o traço de sonoridade ■ F_0 de crianças até a puberdade 290 Hz = ré$_3$ ■ Murmúrio nasal [m, n, ɲ] = 330 Hz = mi$_3$ ■ F_1 da lateral [l] = 392 Hz = sol$_3$ ■ F_1 das vogais [i, ɪ, u, ʊ]
500 Hz	■ Ruído das plosivas [p, b] ■ Pistas primárias do modo de articulação da maioria das consoantes ■ F_1 das laterais [r, ʎ] = 550 a 600 Hz (entre dó$_4$ a mib$_4$) ■ F_1 das vogais [o, ẽ, e, õ, ɛ, ɔ, ã, a] = 612 a 950Hz (entre mib$_4$ a sib$_4$)
1.000 Hz	■ Pistas adicionais do modo de articulação das consoantes ■ F_2 das vogais [õ, o, u, ɔ, ʊ, a, ã] = 1.199 a 1.637 Hz (entre ré$_5$ a láb$_5$) ■ F_1 da líquida [R] = 1.200 Hz (mib$_5$) ■ F_1 das plosivas [k, g] = 1.500 a 1.700 Hz (entre solb$_5$ a lá$_5$)
2.000Hz	■ Pistas primárias sobre os pontos de articulação das consoantes e pistas adicionais sobre o modo de articulação ■ F_2 das vogais [ɛ, ẽ, e, i, ĩ] = 2.377 a 2.898 Hz (entre ré$_6$ a fá#$_6$) ■ Ruído de turbulência de fricativas [ʃ, ʒ] = 2.500 Hz (mib$_6$) ■ F_3 das vogais [u, ũ, ɔ, o] = 2.549 a 2.758 Hz (entre mib$_6$ e fá$_6$)
3.000 Hz	■ F_3 das vogais [ɛ, ẽ, e, i, ĩ] = 3.081 a 3.682 Hz (entre sol$_6$ e sib$_6$)
4.000 Hz	■ Pistas secundárias dos pontos de articulação das consoantes ■ Ruídos das plosivas [t,d] = 4.000 Hz (si$_7$) ■ Faixa superior de harmônicos de vozes faladas ■ Ruídos das turbulências das fricativas [ʃ, ʒ] = 4.500 Hz (réb$_7$)
6.000 Hz	■ Ruídos das turbulências das fricativas [f, v] = (não constava)
8.000 Hz	■ Limite superior de ruído de turbulência das fricativas

REFERÊNCIAS BIBLIOGRÁFICAS
1. Behlau MS, Russo I. *Percepção da fala: análise acústica*. São Paulo: Lovise; 1993. p. 49-50.
2. Gusmão C de S, Campos PH, Maia MEO. O formante do cantor e os ajustes laríngeos. Belo Horizonte: PerMusi; 2010. n. 21, p.43-50.
3. Lehmann L. *How to sing*. New York: Macmillan Company; 1902.

TEATRO MUSICAL E MERCADO DE TRABALHO HOJE

Mirna Rubim

Antes de mais nada, este artigo está longe de ser uma discussão plena do teatro musical brasileiro. Neste caso, concentrei-me nos principais fenômenos que ocorreram de 1980 para cá. Estou certa que há muito mais do que isso a ser dito, pois foi escrito em 2010, mas espero que vocês curtam.

Acredito na teoria aplicada à prática e a serviço dela, por isso tenho concentrado minha carreira em óperas e musicais, para ter contato com o *modus operandi* dessas atividades. Por meio de diversas oficinas de teatro musical, onde aplico o que tenho aprendido nos palcos, conto com especialistas das outras áreas que me ajudam a desenvolver um conceito de excelência na arte do teatro musical.

Uma vez que falo de dentro do mercado em si, talvez meu discurso fique um pouco autocentrado, mas minha intenção é, efetivamente, dividir com o leitor uma realidade que interessa àqueles que já estejam engajados nesta área e querem se desenvolver, e àqueles que pretendem ingressar nela.

SONHO

O sucesso dos musicais de hoje se deve à superação das dificuldades que se verificavam anteriormente à década de 1980, tais como: a recente produção das pesquisas em voz falada e cantada com base científica comprovada (o primeiro livro do grande pedagogo vocal Richard Miller foi publicado em 1986, apesar de outros livros áridos e complexos terem sido publicado anteriormente), uma economia instável (falta de patrocínios e consciência de uma política cultural), a informática incipiente* (hoje temos *Google*, *Youtube*, *Facebook* e computadores de alta velocidade para transferência de imagens e sons) e uma elevação do nível técnico mundial como decorrência de toda essa evolução intelectual e tecnológica. Aliás, apesar da disponibilidade da internet, nós ainda não temos um acesso fácil a informações como, por exemplo, o número de bacharelados em canto públicos e privados no país. Para consultar um relatório de cursos disponíveis de bacharelado em canto no país é preciso consultar uma lista de todas as universidades públicas e privadas e vasculhar lentamente uma por uma.

O preparo dos músicos brasileiros também é recente. Por exemplo, eu me graduei em 2004 no doutorado em *Voice Performance* pela Universidade de Michigan e, naquele momento, eu era a sexta doutora em canto no país e a única no Rio de Janeiro. Também é muito recente a disponibilidade dos professores de canto em ensinar o canto popular. Mas

---

* Em agosto de 1981 surgiu a versão original do computador pessoal que deu origem aos IBM-PC compatíveis e liquidou os computadores domésticos. O primeiro Macintosh foi lançado em 1984.

essa dificuldade, até mesmo um preconceito, não é só uma característica do nosso país. Em 1997, estive em Londres no IV ICVT (Quarto Congresso Internacional de Professores de Canto). Lá me surpreendi com uma palestra da renomada professora e pesquisadora Jo Estill (ver Indicações Bibliográficas) na qual ela explicava como ensinava a técnica do *belting* e constatei que a maioria dos professores lá presentes, representantes de todo o mundo, tinham dúvidas a respeito da técnica e de como ensiná-la.

Recentemente a professora Jeannette LoVetri ofereceu alguns conselhos para aqueles que pretendem se candidatar a um curso de bacharelado em Teatro Musical nos EUA e apontou:

As escolas geralmente gostam de ouvir alguém que tem um treinamento clássico tradicional (ou seja, alguém capaz de cantar canções de câmara), mas também eles querem ouvir frequentemente canções líricas e outros estilos também. A maioria das escolas realmente não gosta do que nós chamamos de belting e não se impressionam com rock, pop, jazz e outros estilos. A escola de música de Berklee em Boston, entretanto, parece ser diferente, já que eles são uma escola de jazz onde permitem aos alunos cantar em todos os estilos de MCC*. Você deve escolher o repertório que eles exigem e eles todos apresentam exigências específicas, mas não necessariamente as mesmas. [...] Se você fosse para Berklee, você seria treinado prioritariamente como um músico de jazz que canta. Não há treinamento para dança ou drama.** (LoVetri, 2010, por e-mail).

A professora LoVetri esteve aqui no Brasil recentemente e tem sido muito respeitada nos EUA e por todos os alunos que tiveram contato com ela. Seu trabalho é cuidadoso, consciente e ela mantém um *blog* (ver Notas) sempre com informações atualizadas sobre técnica vocal. Tive acesso à sua apostila do nível 1 de seu curso e ela é objetiva e coerente. Segundo LoVetri, os cursos dos EUA preferem que o aluno tenha um treinamento lírico e ela se refere a *"legit"* que é a redução de *"legitimate voice,"* termo usado para o tipo de treinamento que usa a técnica lírica. Efetivamente, para que o cantor de musical tenha uma técnica sólida, acompanhada de resistência vocal e consciência, é necessário passar pelo treinamento chamado "clássico" ou "lírico."

Do ponto de vista histórico, o país tem observado uma evolução clara dos musicais que tiveram seu início no século XIX, ainda sob influência das companhias francesas que aqui vinham para se apresentar para a corte. Durante meados do século XX, o Brasil vivenciou

---

* The schools usually like to hear someone who has traditional classical training (meaning someone able to sing classical art songs) but often they want to hear "legit" songs and other styles as well. Most of the school don't really like what we would call belting and are not impressed with rock, pop, jazz or other styles. Berklee School of Music in Boston, however, might be different, as they are a jazz school where they allow students to sing all CCM2 styles. You must choose the repertoire they request and they all have specific, but not necessarily the same, requirements. You should be able to find out what they need if you look. If you went to Berklee, you would be trained primarily as a jazz musician who sings. There is no acting or dancing training CCM – Contemporary Commercial Music (http://lovetri-post.blogspot.com)

** You must choose between being trained as a classical singer who may get some acting training or an actor who might get some singing training. Some of the schools do a "balanced" program of training in three disciplines (acting, singing, dancing) but most are either voice-oriented or acting oriented. All of the teachers of singing are classical and some know how to work with music theater styles like rock and pop and some do not. There is no way to know ahead of time, so it is just pure luck whether or not you end up with a teacher who has a clue or not. I don't know how to tell you to determine whether or not the teacher is good before you get to the school and get assigned to someone's studio.

diversas formas de teatro musical, sendo o principal a Revista, que tinha como principal função a difusão de modos e costumes, um retrato sociológico da época. As peças eram alegres, os textos eram irônicos e cheios de duplo sentido. As canções eram consideradas "apimentadas" e Arthur Azevedo foi o ícone mais relevante desse gênero. O teatro de revista recebeu a contribuição de compositores ilustres como Carlos Gomes e Chiquinha Gonzaga.

Em um segundo momento, um novo equilíbrio se estabelece entre quadros cômicos, crítica política, números musicais e fantasia. A revista começa a utilizar o recurso de grandes nomes que chamam mais público para o teatro, o que ocorre também atualmente. Hoje é difícil se ter um musical de sucesso sem alguns ícones de teatro e TV para atingir o grande público.

Por fim a revista entra em decadência por apelar para o escracho, para o nu explícito, deixando de lado sua principal característica – a comicidade. Neyde Veneziano aponta que:

Ao se falar em teatro de revista, que nos venham as ideias de vedetes, de bananas, de tropicália, de irreverência e, principalmente, de humor e de música, muita música. Mas que venha também a consciência de um teatro que contribuiu para a nossa descolonização cultural, que fixou nossos tipos, nossos costumes, nosso modo genuíno do "falar à brasileira". Pode-se dizer, sem muito exagero, que a revista foi o prisma em que se refletiram as nossas formas de divertimento, a música, a dança, o carnaval, a folia, integrando-os com os gostos e os costumes de toda uma sociedade, bem como as várias faces do anedotário nacional combinadas ao (antigo) sonho popular de que Deus é brasileiro e de que o Brasil é o melhor país que há (Veneziano, 2002).

REALIDADE

A decadência do teatro de revista, em torno de 1960, acompanhou a evolução de um novo período. No início da década, o teatro recebe algumas montagens de musicais da Broadway e duas grandes atrizes reagem a esse movimento – Bibi Ferreira e Marília Pêra. Mais adiante, dentro de severo regime militar, outros musicais apresentam caráter de resistência política como **Roda Viva**, **Calabar**, **Gota D'Água** e **Ópera do Malandro** (todos de Chico Buarque). Na década de 1980, a atriz Cláudia Raia introduz novas tentativas de se criar um musical, a princípio com jeito americano, e, depois, tenta dar um tempero mais nacional. Mas o que realmente mudou a história dos musicais brasileiros foi a criação dos Musicais Biográficos, inicialmente com o **Lamartine para inglês ver** (1989), seguido por diversas montagens, das quais destacamos **Metralha** (1996), texto e direção de Stella Miranda, sobre a vida de Nelson Gonçalves; **Somos Irmãs**, de Sandra Louzada (1998), sobre a vida das cantoras Linda e Dircinha Batista; **Ô Abre Alas** (1998), de Maria Adelaide Amaral, sobre Chiquinha Gonzaga; e **Chico Viola** (1998), de Luiz Arthur Nunes, sobre Francisco Alvez, garantindo que se trata de um nicho de mercado.

Antonio De Bonis e Fátima Valença descobrem a fórmula do sucesso garantido: destacar um ídolo do passado, contar episódios de sua história e usar músicas de seu repertório – nascem **Dolores** (1999), de Douglas Dwight e Fátima Valença, sobre Dolores Duran; **Crioula** (2000), de Stella Miranda, sobre Elza Soares; e **Orlando Silva, o Cantor das Multidões** (2004).

Concomitantemente, o sucesso de bilheteria de *Les Misérables* (2001), *Chicago* (2004) e **Fantasma da Ópera** (2005), em São Paulo, dá margem a um novo momento econômico para o teatro musical no Brasil. Nós viramos mercado internacional e os cantores brasileiros começam a vislumbrar o momento onde as audições, dentro dos moldes da Broadway, começam a acontecer de forma mais sistemática e profissional. A procura por preparo também é um fator marcante da década de 1990, e os professores e alunos de canto que estudaram fora do país começam a compartilhar e demonstrar seu conhecimento, influenciando a qualidade técnica dos novos espetáculos.

A dupla "Charles Moeller e Cláudio Botelho" começa a influenciar a história dos musicais no Brasil. Assim como a ópera só se estabeleceu na Inglaterra depois que foi vertida para o inglês, acredito que o mesmo aconteceu com os musicais no nosso país. Teatro é texto, história a ser contada. O Teatro Musical certamente deve seu sucesso às versões bem-sucedidas de Cláudio Botelho. A dupla começou seu trabalho com **As Malvadas** (1997), **Ó Abre Alas** (1998), **Candide, Cole Porter – Ele nunca disse que me amava** (2000) e **Company** (2000). Segundo o próprio Charles, **Cole Porter** foi o seu primeiro grande sucesso e deflagrou uma cascata de novos sucessos tanto no lançamento de musicais como de grandes cantores. Dentre outros inúmeros espetáculos da dupla, destacamos **Ópera do Malandro**, sucesso no Brasil e no exterior (2003); *Lupicínio e outros amores*, **Tudo é Jazz** e *Cristal Bacharach* (2004); **Lado a lado com Sondheim** (2005); *Sweet Charity* (2006); **Sassaricando e 7 – O Musical** (2007); **Beatles num Céu de Diamantes**, *A Noviça Rebelde* e **Gloriosa** (2008); **Avenida Q** e **O Despertar da Primavera** (2009); *Gypsy* e *Hair* (2010), dentre outros que ainda estão por vir.

Miguel Falabella colaborou fortemente para o sucesso de diversos musicais como, por exemplo, *South American Way* (2001), o autoral **Império** (2006) e os recentes sucessos **Os Produtores** (2008), *Hair Spray* (2009) e **A Gaiola das Loucas** (2010).

Em São Paulo, além das citadas acima, que tiveram ou terão sua temporada certa nesta capital, novas produções também estão sendo montadas: **O Rei e Eu**, *Cats*, *Jekyll and Hyde* e *Mamma Mia*, todas em 2010.

Graças ao progresso técnico o comercial, aliado ao momento econômico favorável do Brasil e ao estabelecimento de infraestruturas de produção mais eficazes, o Brasil é hoje um mercado efetivo de teatros musicais. Os profissionais da área estão vivendo um momento raro na história e vislumbrando efetivamente uma carreira sólida nesta direção. Há mais produções que teatros de porte para recebê-las. Isto é o maior indicador do aquecimento deste mercado.

Quanto aos profissionais, hoje vemos atores-cantores como Miguel Falabella, Diogo Vilella, Marília Pêra, Totia Meireles, Cláudia Raia, Estela Miranda, Adriana Garambone, Edson Celulari, Daniele Winits, Murilo Rosa, Wladimir Brichta, dividindo palco com cantores-atores como Alessandra Maestrini, Sandro Christopher, Soraya Ravenle, Kiara Sasso, Alessandra Verney, Gottsha, Sara Sarres, Ester Elias, Saulo Vasconcelos, Frederico Silveira, André Dias, Sabriana Kogut, Ivana Domenico, Simone Gutierrez, Cláudia Netto, Cris Gualda, dentre muitos outros.

O espaço de trabalho está crescendo, a qualidade vem subindo vertiginosamente e o público está começando a entender o que é realmente bom, seja no aspecto estético, técnico, artístico e de produção como um todo. Os artistas também estão encontrando um processo de preparo e estudo que será o foco do restante deste artigo.

FORMAÇÃO PROFISSIONAL

Estando dentro do mercado, tanto nos palcos como na preparação de diversos atores e cantores atuantes, gostaria de dividir com o leitor algumas facetas da realidade com que me deparo. Nas oficinas de teatro musical da CAL, nas aulas da UNIRIO e nas aulas particulares, percebo que os alunos e professores que estão fora do mercado apresentam algumas características comuns: 1) a falta de comprometimento; 2) falta de senso de competitividade saudável e adequada; 3) falta de noção do que é bom e o porquê; 4) acesso restrito ao conhecimento embasado e científico (tudo bem recente: da década 1980 para cá as publicações puderam ter mais respaldo científico com a evolução dos equipamentos de medição computadorizada da voz e o avanço da videolaringoestroboscopia) e 5) divergências entre os professores.

Quando me refiro à falta de comprometimento, estou falando da falta de um processo de estudo eficiente. Um cantor-ator de musical, como diz Charles Moeller, é um atleta da voz. Ele precisa de preparo físico em todos os sentidos. Tônus muscular global que pode ser obtido por exercícios aeróbicos leves constantes (corrida, *bike*, natação), musculação de baixo peso (nada de bombas ou hipertrofias exageradas, isso se reflete na voz – ela soa tensa), e trabalhos de reeducação postural e consciência corporal que são bem vindos, sempre com moderação (RPG, Pilates, Técnica de Alexander, Gyrotonic – cuidado apenas com excesso de tensão abdominal, o apoio pode ficar muito rígido). Indispensável ao ator-cantor de musical é a aula de dança (de preferência *ballet* clássico, seguido das outras modalidades mais comuns ao musical – *jazz*, sapateado e dança contemporânea).

O ator-cantor de musical que não estuda música pode vir a ter restrições na sua carreira. Os musicais apresentam seções de conjuntos (*ensembles*) que por vezes são complexas e vários candidatos não passam nas audições por causa disso. Quem quer entrar no mercado ou ficar nele por muito tempo deve tomar aulas de algum instrumento harmônico e de percepção musical (teoria musical básica, reconhecer intervalos e acordes).

Quanto aos cuidados específicos com a voz, o ator-cantor de musicais precisa conhecer seu aparelho fonador, suas limitações e ter uma técnica muito sólida. Não é possível cantar 5 a 7 espetáculos por semana sem um autoconhecimento vocal (nos EUA, às vezes, chegam a 9). O cantor deve ter uma equipe de otorrino/alergista, fonoaudiólogo e professor de canto/*coach* vocal. Como os grandes centros Rio e São Paulo são extremamente poluídos e os teatros são empoeirados e mofados, a maioria dos cantores está mais exposta às alergias. Sem o cuidado sistemático da voz e uma supervisão médica adequada, o cantor profissional corre o risco de cancelar espetáculos e perder credibilidade no mercado. Falta de comprometimento é falta de compromisso consigo mesmo, com seu instrumento vocal único e especial.

Mas o principal preparo que um ator-cantor deve buscar é o da interpretação. Tenho visto vários alunos cantores sendo reprovados nas audições por não terem treinamento teatral adequado. Muitos não sabem nem andar, falar, articular. Outros gesticulam de maneira excessiva, equivocada, não sabem o que é base e foco. A maioria não recebe nenhum tipo de instrução nessa direção. O preparo técnico teatral é a base do teatro musical, porque antes de ser musical, é teatro – texto, história, vida.

Competitividade tem dois aspectos: a competição com o outro e a competição consigo mesmo. Competir é saudável quando o artista está em busca de sua própria excelência pessoal, estudando adequadamente todos os aspectos descritos anteriormente. Se um ator-cantor de musical almeja reconhecimento, deve buscar a excelência. Em algum momento da carreira ele receberá seus louros, não importa quando.

A competição com os colegas é egocêntrica e dispensável. Para existir um musical são necessários protagonistas, atores coadjuvantes e coro. Não há espaço para todos serem protagonistas. E quanto maior a responsabilidade do papel, menor é a liberdade pessoal do cantor, e mais restrições ele terá. São escolhas. Protagonistas devem tomar cuidados redobrados com a voz, com repouso e disciplina em geral. Os cantores que gostam de ter uma vida menos regrada (beber, fumar, virar noites) não devem pensar em papéis principais, a menos que queiram mudar de comportamento.

A falta de noção do que é bom ou ruim é um dos aspectos que leva muitos alunos a não procurarem preparo. O teatro musical admite estéticas diversas, admitindo diferentes níveis de exigência para atuação e canto. Com isso, o público passa a ter dificuldades em estabelecer parâmetros para criticar. Belas vozes podem impressionar, mas, se não houver verdade no texto, o público dispersa e deixa de se envolver com a história. O inverso também causa certo incômodo. Como o nível técnico dos cantores brasileiros vem crescendo, o público está começando a reconhecer bons cantores e exigindo que sejam bons atores também.

A carência de referências sobre técnica vocal impediu que o fenômeno do canto no mercado chegasse mais cedo. Primeiro, as grandes publicações sobre voz cantada com embasamento científico foram lançadas na década de 1980, todas em língua estrangeira. Aqui, no Brasil, pouquíssimos professores têm acesso a teóricos como Richard Miller (1986, 1993, 1996, 2000, 2004, 2008) e Johan Sundberg (1987), que são ícones internacionais em voz cantada.

O medo e o preconceito contra as técnicas do *belting* têm assombrado professores de canto no mundo afora. A técnica do *belting* foi desenvolvida para teatros sem amplificação. Trata-se de uma voz cantada projetada, estridente, que tem como objetivo a inteligibilidade do texto falado e cantado. Enquanto as vozes masculinas são naturalmente mais potentes que as femininas pela presença maciça de voz de peito em todas as regiões, o termo *belting* começou a ser utilizado para se referir às vozes femininas que colocavam o registro de peito até notas muito agudas (Eb4, por exemplo). Entretanto, hoje, as pesquisas defendem que o *belting* deve ser obtido pela manipulação do trato vocal com o intuito de produzir a estridência do *belting* sem uma carga de peso na laringe (voz de peito) como era pensado anteriormente. Daí surgiu o conceito de *Healthy Belting*, utilizado nos musicais modernos, que evita danos vocais. Conceitos como "*Speaking Quality*" e "*Healthy Belting*" têm sido introduzidos no linguajar dos cantores de musicais contemporâneos. Jan Sullivan, no seu livro *The Phenomena of Belt/Pop Voice*, justifica a evolução do comportamento dos professores de canto atuais. Ela argumenta que a falta de conhecimento foi a grande causa do medo e do preconceito criado contra essa técnica. A grande pesquisadora, Jo Estill, defende as múltiplas possibilidades de produção vocal saudável e ensina as diversas estéticas de canto. Jeannette LoVetri tem um processo de ensino que fornece subsídios técnicos para os cantores do que ela denomina Música Comercial Contemporânea (MCC). As pesquisas evoluíram e mais professores de canto têm se atualizado do conhecimento científico para embasarem o ensino do canto. Para maiores informações, oferecemos uma sugestão bibliográfica no final desse artigo.

Como escolher um bom professor e um lugar adequado para estudar? Que critérios se devem usar? LoVetri nos dá algumas dicas sobre o comportamento nos EUA que podem servir como uma primeira orientação:

Você deve escolher entre ser treinado como um cantor lírico que deve receber algum treino como ator ou um ator que deve receber algum treino de canto. Algumas das instituições oferecem um programa "equilibrado" de treinamento das três disciplinas (teatro, canto, dança), mas a maioria delas é direcionada principalmente para voz ou para teatro. TODOS os professores de canto são de formação erudita e alguns sabem como trabalhar com os estilos de teatro musical, como rock e pop, e alguns não sabem. Não há como saber antecipadamente, é realmente uma questão de sorte se você vai encontrar um professor que sabe ou não do assunto. Eu não sei como te dizer como determinar se um professor será bom ou não até se inscrever para uma aula com ele*. (por e-mail).

Um aspecto para se escolher um bom professor são seus frutos. Os alunos de um professor apontam sua competência. Um professor confiável certamente tem sólidos conhecimentos de fisiologia da voz. Ele saberá explicar todos os aspectos relativos a uma boa técnica: alinhamento postural, apoio respiratório, foco laríngeo, coordenação fonorrespiratória, ressonância (amplificação vocal), articulação (fonemas e seu comportamento), registros e passagens, expressão e emoção, atuação integrada.

Para buscar preparo, gostaria de dar algumas dicas e o leitor deve usar os parâmetros acima para escolher um lugar ou com quem estudar. Os cursos mais bem equipados para o estudo de teatro musical estão nos EUA e Inglaterra (ver adiante), pois são os berços deste gênero. No Brasil, ainda não há bacharelados de teatro musical (pelo menos até o momento da confecção desse artigo) e os primeiros cursos de pós-graduação em Teatro Musical foram lançados na UNIRIO e UNIVERCIDADE no Rio de Janeiro, mas não perduraram. Quanto a cursos livres, alguns de forte reputação se concentram em São Paulo (4ACT, OPERARIA, Escola Wolf Maia) e no Rio de Janeiro (CAL, CEFTEM, CESGRANRIO, Escola Wolf Maia, Estúdio VOCE, TERG, Cininha de Paula).

Centros de excelência reconhecida nos Estados Unidos são: University of Michigan, NYU-Tisch School of the Arts, Penn State School of Theatre, University of Oklahoma, Weitzen-hoffer School of Musical Theater, Boston Conservatory, Carnegie Mellon, University of Texas (Austin), Elon University, University of Cincinnati College-Conservatory of Music, University of Arizona. Na Inglaterra as melhores indicações obtidas de profissionais que estudaram lá são: Guildhall School of Music and Drama, Royal Academy of Dramatic Art, LAMDA, Central School of Speech and Drama, Drama Centre, e a Arts Educational School que aprova muitos artistas para mercado de trabalho.

BIBLIOGRAFIA

Alexander FM. *O uso de si mesmo*. Rio de Janeiro: Martins Fontes; 1984.
Appelman R. *The science of vocal pedagogy*. Indiana: Indiana University Press; 1986.
Behlau M. *Voz: o livro do especialista*. Rio de Janeiro: Revinter; 2005. v. 1 e 2.
Brown OL. *Discover your voice: how to develop healthy habits*. San Diego: Singular; 1996.
Carvalho T. *Charles Moeller e Claudio Botellho: os reis dos musicais*. São Paulo: Imprensa Oficial; 2009.
Macksen L. Em busca de um sotaque nacional. Jornal do Brasil 2007 Março (14).
Miller R. *The structure of singing: system and art in vocal technique*. New York: Schirmer Books; 1986.
Miller R. *Training tenor voices*. New York: Schimer Books, Macmillan; 1993.
Miller R. *On the art of singing*. New York: Oxford University Press; 1996.
Miller R. *Training soprano voices*. Nova York: Oxford University Press; 2000.
Miller R. *Solutions for singers: tools for performers and teachers*. New York: Oxford University Press; 2004.

---

* You must choose between being trained as a classical singer who may get some acting training or an actor who might get some singing training. Some of the schools do a "balanced" program of training in three disciplines (acting, singing, dancing) but most are either voice-oriented or acting-oriented. ALL of the teachers of singing are classical and some know how to work with music theater styles like rock and pop and some do not. There is no way to know ahead of time, so it is just pure luck whether or not you end up with a teacher who has a clue or not. I don't know how to tell you to determine whether or not the teacher is good before you get to the school and get assigned to someone's studio.

Miller R. *Securing baritone, bass-baritone, and bass voices*. New York: Oxford University Press; 2008.

Rubim M. *Pedagogia vocal no Brasil: uma abordagem emancipatória para o ensino-aprendizagem do canto*. Rio de Janeiro.[Dissertação de Mestrado] – UNIRIO, PPGM; 2000.

Sullivan J. *The phenomena of belt/pop voice*. Print. Logos; 1985.

Sundberg J. *The science of the singing voice*. Dekalb, Illinois: Northern Illinois University Press; 1987.

Veneziano N. *Não adianta chorar: teatro de revista brasileiro, oba!* Campinas: Editora da UNICAMP; 2002.

SITES PARA CONSULTA COMPLEMENTAR
Estill, J. http://www.trainmyvoice.com/
Lovetri J. http://www.thevoiceworkshop.com/lovetri.html

REPERTÓRIO PARA AUDIÇÃO DE TEATRO MUSICAL EM INGLÊS

ANEXO 4

Esta lista foi preparada com base em minha vivência nas oficinas de teatro musical e algumas fontes indicadas no fim desse anexo. Tenho certeza que será um ótimo ponto de partida para seu estudo.

1. **Operettas Inglesas (1870-Anos 20)**
   Gilbert & Sullivan, Franz Lehar, Sigmund Romberg, Victor Herbert;
2. **Standards da Era do Jazz (Anos 20-40)**
   Cole Porter, George Gershwin, Rodgers & Hart, Kurt Weill, Noel Coward, Harold Arlen, Irving Berlin, Jerome Kern;
3. **Standards dos Anos Dourados (Anos 40-60)**
   Rodgers & Hammerstein, Lerner & Loewe, Leonard Bernstein, Frank Loesser, Jule Styne, Bock & Harnick, Adler & Ross, Burton Lane, Meredith Wilson, Harold Rome, Jerry Ross, Cole Porter (últimos *shows*), Irving Berlin (últimos *shows*);
4. **Standards Pós Anos Dourados (Anos 60-70)**
   Kander & Ebb, Cy Coleman, Jerry Herman, Harvey Schmidt, David Shire, Charles Strouse;
5. **Canções de Stephen Sondheim (Anos 60-presente)**
   Stephen Sondheim (algumas canções de Adam Guettel, Michael John LaChiusa, Jeanine Tesori ou Scott Frankel podem funcionar para essa categoria);
6. **Canções Pop de Teatro Musical (Anos 60-presente)**
   Older Style: Stephen Schwartz, Marvin Hamlisch, Henry Krieger, Alan Menken, Andersson & Ulvaeus, Andrew Lloyd Webber (alguns *shows*), Ahrens & Flaherty, William Finn, Frank Wildhorn;
   Newer Style: Jason Robert Brown (alguns *shows*), Lin-Manuel Miranda, Marc Shaiman, Robert Lopez, Jeanine Tesori (alguns *shows*), David Yazbek, Pasek & Paul, Kerrigan & Lowdermilk, Adam Gwon;
7. **Canções Rock de Teatro Musical (Anos 60-presente)**
   Older Style: Gal MacDermot, Elton John, Richard O'Brien, David Bryan;
   Newer Style: Jonathan Larson, Michael Friedman, Tom Kitt, Laurence O'Keefe, Paul Scott Goodman, Stephen Trask, Duncan Sheik, Joe Iconis, Ryan Scott Oliver;
8. **Canções Pop-Opera (Anos 80-presente)***
   Andrew Lloyd Webber (alguns *shows*), Boublil & Schönberg, Maury Yeston, Frank Wildhorn (alguns shows), Lucy Simon, Jill Santoriello;
9. **Canções tipo Jukebox/Radio (Anos 50-presente)**
   Podem ser canções de teatro musical tipo *jukebox*, *shows* de rádio, filmes, televisão, etc. Escolha canções de várias décadas com foco em música comercial contemporânea do tipo *pop, rock, country, hip-hop, r&b*, etc.);

10. **Canções de Walt Disney (Anos 30-presente)**
    Alan Menken, Sherman Brothers, Elton John, Robert & Kristen-Anderson Lopez, Phil Collins, David Nessim Lawrence, Randy Newman.

BIBLIOGRAFIA

https://musicaltheatreresources.com/2014/06/11/ 10-styles-of-musical-theatre-songs-for-your-audition-book/. Consulta em 17/10/2018.

HAL.LEONARD COLLECTION: THE SINGER'S MUSICAL THEATRE ANTHOLOGY – "16-BAR" AUDITION: é uma antologia que abrange todos os tipos vocais. https://mollysmusic.org/blog/what-songs-should-be-in-your-musical-theatre-audition-repertoire/. Consulta em 7/2/2019.

ÍNDICE REMISSIVO

Números acompanhados pelas letras f e q indicam figuras e quadros respectivamente.

A
Acetilcolina, 20
Acústica vocal, 186
   considerações sobre, 80
Alexander
   técnica de, 8, 10, 12, 43, 51
      praticantes da, 52
Alfabeto fonético internacional, 107
Apoio, 46
   conceito de, 172
   estudo do, 174
   tipos de, 174
Araricídio, 144
Áreas cerebrais funcionais, 30
   função motora, 31
   função sensorial, 31
Audições
   estratégia de repertório para, 140
   repertório para
      de teatro musical em inglês, 211
   técnicas de, 141
      mercado de trabalho e, 141
Audiograma
   frequências do, 201

B
Belting, 90, 183
Bernoulli
   efeito, 65, 71
Brasil
   pedagogia vocal no, 155

C
Canto artístico, 150
Cantor *crossover*, 185
Cartilagens, 37
Categorias vocais, 3

Cérebro
   localização e função, 33q
   parte, 33q
Chiaroscuro, 84
Cognição e aprendizagem, 32
Competências vocais
   roteiro de estudo, 165
      competência I, 165
         mecanismo respiratório e postura, 165
      competência II, 176
         mecanismo laríngeo e fonação, 176
      competência III, 186
         ressonância e acústica vocal, 186
      competência IV, 190
         articulação, fonética e dicção, 190
Consoantes, 114
   definição, 114
   modos de articulação das, 114
   pontos de articulação das, 114
Cores vocais, 145
Corpo integrado, 1
   descrição das ferramentas de integração, 2
   discussão sobre inteligências múltiplas, 4
   mapeamento corporal, 11
   sistema integrado, 1
   técnica de Alexander e voz, 8
   técnica de Alexander e os hábitos, 10
      estratégia de estudo, 10

D
Destino celular
   mapa do, 2q
Diafragma
   movimento do, 57f
   não canta, 56
Dicção, 105
   definição, 190
Dopamina, 20

E
Efeito Bernoulli, 65, 71
Endorfinas, 21
Esquema corporal vocal, 11
Estruturas e movimentos da respiração, 11

F
Falsete
  o que é, 183
Ferramentas de integração
  descrição das, 2
Fonação, 75
Fonética e dicção
  as ferramentas fundamentais do canto, 105
    alfabeto fonético internacional, 107
    considerações, 105
    consoantes, 114
    estratégias para estudo, 116
    português brasileiro, 107
    pronúncia americanizada no teatro musical no Brasil, 118
    vogais, 109
  definição, 190
Formantes, 187

G
GABA, 21
Gardner
  teoria de, 2
Gêneros musicais
  e ajustes vocais, 132

I
Integração
  ferramentas de
    descrição das, 2
Inteligência(s)
  cinestésica, 5, 7
  de Gardner
    resumo das, 5q
  linguístico-verbal, 4
  musical-rítmica, 4
  técnica vocal, 5, 7
Inteligências múltiplas
  teorias das, 4
    de Gardner, 4
      resumo das, 5q

K
Keleman
  anatomia emocional de, 42

L
Laringe
  camadas da prega vocal, 70
  desenvolvimento da, 61
  estrutura, 63
  fisiologia da, 176
  funcionamento, 62
  músculos, 64
    extrínsecos, 68, 180
      função dos, 180
    infra-hióideos, 68q
    intrínsecos, 64, 67f, 178
      função dos, 178
    supra-hióideos, 68q

M
Mapeamento corporal, 11
  de Conable, 12
Mecanismo de peso e leveza, 89
Mecanismo respiratório, 52
Medicamentos
  e seu impacto na voz do cantor-ator, 130
    ansiolíticos, 131
    antibióticos, 131
    anti-histamínicos, 131
    carbolitium, 131
    corticoides, 130
Método Mirna Rubim, 143
  estudo com base nas referências individuais, 151
    referência customizada pelo aluno, 153
    referência fonética, 151
    referência pela percepção do *design* do trato vocal, 152
    referência pelo fraseado, 152
    referência pelo texto, 152
    referência por registro, 152
  história pessoal profissional, 143
  princípios do, 144
    araricídio, 144
    canto artístico, 150
    cores vocais, 145
    intensidade e dinâmica, 146
    registros, 148
Músculos, 37
  anatomofisiologia dos, 195
    fisiologia muscular, 197
  da respiração, 54
Música brasileira, 135
  axé, 136
  forró, 136
  funk, 136
  gospel, 136
  MPB e bossa nova, 136

ÍNDICE REMISSIVO

Números acompanhados pelas letras f e q indicam figuras e quadros respectivamente.

A
Acetilcolina, 20
Acústica vocal, 186
  considerações sobre, 80
Alexander
  técnica de, 8, 10, 12, 43, 51
    praticantes da, 52
Alfabeto fonético internacional, 107
Apoio, 46
  conceito de, 172
  estudo do, 174
  tipos de, 174
Araricídio, 144
Áreas cerebrais funcionais, 30
  função motora, 31
  função sensorial, 31
Audições
  estratégia de repertório para, 140
  repertório para
    de teatro musical em inglês, 211
  técnicas de, 141
    mercado de trabalho e, 141
Audiograma
  frequências do, 201

B
Belting, 90, 183
Bernoulli
  efeito, 65, 71
Brasil
  pedagogia vocal no, 155

C
Canto artístico, 150
Cantor *crossover*, 185
Cartilagens, 37
Categorias vocais, 3

Cérebro
  localização e função, 33q
  parte, 33q
Chiaroscuro, 84
Cognição e aprendizagem, 32
Competências vocais
  roteiro de estudo, 165
    competência I, 165
      mecanismo respiratório e postura, 165
    competência II, 176
      mecanismo laríngeo e fonação, 176
    competência III, 186
      ressonância e acústica vocal, 186
    competência IV, 190
      articulação, fonética e dicção, 190
Consoantes, 114
  definição, 114
  modos de articulação das, 114
  pontos de articulação das, 114
Cores vocais, 145
Corpo integrado, 1
  descrição das ferramentas de integração, 2
  discussão sobre inteligências múltiplas, 4
  mapeamento corporal, 11
  sistema integrado, 1
  técnica de Alexander e voz, 8
  técnica de Alexander e os hábitos, 10
    estratégia de estudo, 10

D
Destino celular
  mapa do, 2q
Diafragma
  movimento do, 57f
  não canta, 56
Dicção, 105
  definição, 190
Dopamina, 20

E
Efeito Bernoulli, 65, 71
Endorfinas, 21
Esquema corporal vocal, 11
Estruturas e movimentos da respiração, 11

F
Falsete
   o que é, 183
Ferramentas de integração
   descrição das, 2
Fonação, 75
Fonética e dicção
   as ferramentas fundamentais do canto, 105
     alfabeto fonético internacional, 107
     considerações, 105
     consoantes, 114
     estratégias para estudo, 116
     português brasileiro, 107
     pronúncia americanizada no teatro musical no Brasil, 118
     vogais, 109
   definição, 190
Formantes, 187

G
GABA, 21
Gardner
   teoria de, 2
Gêneros musicais
   e ajustes vocais, 132

I
Integração
   ferramentas de
     descrição das, 2
Inteligência(s)
   cinestésica, 5, 7
   de Gardner
     resumo das, 5q
   linguístico-verbal, 4
   musical-rítmica, 4
   técnica vocal, 5, 7
Inteligências múltiplas
   teorias das, 4
     de Gardner, 4
       resumo das, 5q

K
Keleman
   anatomia emocional de, 42

L
Laringe
   camadas da prega vocal, 70
   desenvolvimento da, 61
   estrutura, 63
   fisiologia da, 176
   funcionamento, 62
   músculos, 64
     extrínsecos, 68, 180
       função dos, 180
     infra-hióideos, 68q
     intrínsecos, 64, 67f, 178
       função dos, 178
     supra-hióideos, 68q

M
Mapeamento corporal, 11
   de Conable, 12
Mecanismo de peso e leveza, 89
Mecanismo respiratório, 52
Medicamentos
   e seu impacto na voz do cantor-ator, 130
     ansiolíticos, 131
     antibióticos, 131
     anti-histamínicos, 131
     carbolitium, 131
     corticoides, 130
Método Mirna Rubim, 143
   estudo com base nas referências individuais, 151
     referência customizada pelo aluno, 153
     referência fonética, 151
     referência pela percepção do *design* do trato vocal, 152
     referência pelo fraseado, 152
     referência pelo texto, 152
     referência por registro, 152
   história pessoal profissional, 143
   princípios do, 144
     araricídio, 144
     canto artístico, 150
     cores vocais, 145
     intensidade e dinâmica, 146
     registros, 148
Músculos, 37
   anatomofisiologia dos, 195
     fisiologia muscular, 197
   da respiração, 54
Música brasileira, 135
   axé, 136
   forró, 136
   funk, 136
   gospel, 136
   MPB e bossa nova, 136

pop, 135
samba, 135
sertanejo, 135
Música comercial contemporânea (MCC), 133
jazz, 134
pop, 134
rock, 134
teatro musical, 133

N
Neurônios, 15
Neuroplasticidade, 10
Neurotransmissores, 20
definição, 20
funções, 20
Noradrenalina, 21

O
Onda
complexa, 187
simples, 187
Ossos, 37

P
Pedagogia
vocal no Brasil, 155
considerações sobre aprendizagem, 155
ensino-aprendizagem hoje, 163
memória e aprendizagem, 160
sistemas de processamento de conteúdo, sensorial e cognitivo, 157
Percentagem de recrutamento motor de Henneman, 41
Percepção sensorial enganosa, 10
Português brasileiro, 107
consoantes do, 108q, 191
vogais, 191
Postura
como ter uma boa, 167
discussão sobre, 45
princípios gerais, 45
estratégias para estudar, 45
exercícios para, 168
o que é e para que serve, 165
relação com a respiração, 166
Prega(s) vocal(is), 41
camadas da, 70
nódulos vocais, 70
funcionamento das, 180
Professor exemplar
concepção de um, 3

Propriocepção, 31
definição, 31

R
Registros e passagens
uma visão prática do instrumento, 89
belting, 90
definição de registro vocal, 89
discussão sobre, 101
estratégias para estudar, 102
literatura e as transições de registros, 99
mecanismo de peso e leveza, 89
registros auxiliares, 91
teoria dos registros, 90
registro grave, 92
registro lírico, 98
registro misto *legit*, 97
registro modal alto, 94
registro modal masculino, 92
registro modal principal, 92, 93
registro superagudo, 99
vogais e legato do canto, 101
unificação ou equalização de, 182
Repertório, 139
canto lírico, 139
MPB, 140
teatro musical, 140
Respiração
discussão sobre, 57
estratégias para estudar a, 58
discussão sobre apoio, 59
exercícios de, 59, 171
músculos da, 54
expiratórios, 54
descrição dos, 55q
inspiratórios, 54
o que é e para que serve, 165
relação com a postura, 166
tipos de, 54, 56f, 170
treinamento para, 171
Ressonância, 186
como praticar, 189
fonte, filtro, amplificação e vibrato, 75
chiaroscuro, 84
considerações sobre acústica vocal, 80
descrevendo, 75
fonação, 75
discussão sobre, 82
estratégias de estudo da, 87
imagens, 85
princípios gerais, 83
vibrato, 85

S

Serotonina, 20
Sinapse, 16
  definição, 16
Sistema estrutural
  anatomia, fisiologia, treinamento físico e postura, 37
  apoio, 46
  anatomia emocional de Keleman, 42
  desenvolvimento da voz, 37
  discussão sobre postura, 45
  estratégias para estudar postura, 45
  músculos, ossos e cartilagens, 37
  treinamento físico, 39
    propriocepção na prática, 42
Sistema fonatório, 2, 61
  como funciona, 62
  considerações sobre fisiologia da voz, 61
  desenvolvimento da laringe, 61
  estrutura da laringe, 63
  músculos da laringe, 64
  o que é, 176
Sistema nervoso, 21
  áreas cerebrais funcionais, 30
  central (SNC), 22
    cerebelo, 23
    cérebro, 23
    encéfalo, 22
    tronco encefálico, 24
      medula espinhal, 24
      neocórtex, 25, 27
  cognição e aprendizagem, 32
  fisiologia, cognição e aprendizagem, 15
    considerações sobre o corpo e a mente, 15
    funções eletroquímicas, 15
      neurônios, 15
      neurotransmissores, 20
      sinapse, 16
  periférico, 29
    gânglios, 30
    nervos, 29
      cranianos, 29
  propriocepção, 32
Sistema respiratório, 51
  considerações sobre respiração, 51
  diafragma não canta, 56
  discussão sobre respiração, 57
  estratégias para estudar respiração, 58
  exercícios de respiração, 59
  mecanismo respiratório, 52
  músculos da respiração, 54

Som
  ataque do, 174
  liberação do, 174

T

Teatro musical no Brasil
  e mercado de trabalho hoje, 203
    formação profissional, 206
    realidade, 205
    sonho, 203
  pronúncia americanizada no, 117
Técnica de Alexander, 2, 10, 12, 43, 51
  e os hábitos, 10
  e voz, 8
    definição, 8
    desenvolvimento, 8
    elementos importantes, 8
  praticantes da, 52
Teoria fonte, 187
Teoria de Gardner, 2
Teoria dos minirregistros, 91
Teoria dos registros, 90
Trato vocal, 177f
  definição, 186
Treinamento físico, 39
Tubo neural
  formação do, 3f

V

Vibrato, 85
  estudo do, 184
  exercícios para, 86
  fisiologia do, 86
  tsunami, 118
Vogal(is), 109
  características das
    resumo das, 111
  e *legato* no canto, 101
  mistas, 112
  modificada, 113
  neutras, 113
  nos idiomas português, inglês, italiano, alemão e francês, 108q
  segundo posição da língua e lábio, 110
Voz
  desenvolvimento da, 37
    voz adulta, 38
    voz jovem, 38
    voz madura, 38
    voz senil, 38
  fisiologia da, 61
  design da, 106

profissional cantada
  cuidados, gêneros, gestos e repertório, 121
    classificação vocal, 138
    demanda vocal, 122q
    discussão sobre, 121
      emoção no uso vocal, 124
      número de horas seguidas de uso, 123
      tamanho da sala, teatro, arena, 123
    equilíbrio emocional, 128
    equilíbrio físico e cuidados com a voz, 126
      alergias, 126
      alimentos, 126
      bebidas geladas, 126
      drogas recreacionais, 127
      hidratação, 126
      refluxo gastresofágico, 126
      tabagismo, 127
    equilíbrio sistêmico, 125
      emocional, 125
      espiritual, 125
      físico, 125
      intelectual, 125
    gêneros musicais
      e ajustes vocais, 132
    gestos vocais e fraseado, 137
    mercado de trabalho
      e técnicas de audição, 141
    música brasileira, 135
    música comercial contemporânea, 133
    outros parâmetros, 127
    repertório, 139
      estratégia para audições, 140
    treinamento clássico, 127
  técnica de Alexander e, 8, 10

Z
Zigoto, 2f